Michael Kremmel

E. J. Kremmel (Hrsg.)

Aufbereitung von Medizinprodukten

Das Buch

Die jüngsten Hygieneskandale zeigen, dass die Aufbereitung auch heute noch vernachlässigt wird und vielfach aus Kostengründen zu einem „Schattendasein" degradiert wird.

Es darf aber nicht übersehen werden, dass wichtig ist, was „hinten" herauskommt.

Rund um die Aufbereitung von Medizinprodukten wird viel publiziert und viel Verwirrung gestiftet. Zusätzliche Probleme bereiten immer mehr komplexe oder aus verschiedenen Materialien bestehende Instrumente oder auch minimalinvasive chirurgische Instrumente (MIC).

Aufbereitung heißt nicht nur Sterilisation, sondern ist mittlerweile – wenn auch nicht ganz korrekt – zu einem Sammelbegriff für alle notwendigen Tätigkeiten geworden, die mit dem Ablegen der Instrumente nach der Anwendung beginnen und mit dem Abliefern der geprüften, gewarteten, inspizierten, instandgesetzten und aufbereiteten Medizinprodukte im Lager enden.

Die hohe 1. und 2 Auflage dieses Buches haben gezeigt, dass starkes Interesse an einer ordnungsgemäßen Aufbereitung vorhanden ist. Deshalb ist es um so wichtiger, dass diese umfangreiche Sammlung zum Thema Aufbereitung fortgeführt wird. Daher begann mein Mann 2011 sein Werk um wichtige Erkenntnisse zu ergänzen. Leider konnte er aufgrund einer schweren Erkrankung dieses Werk nicht zu Ende führen. Ich habe deshalb auf seinen Wunsch die Herausgabe übernommen.

E. J. Kremmel (Hrsg.)

Der Autor

Michael Kremmel, Jahrgang 1964, Ingenieur, war 20 Jahre Technischer Aufsichtsbeamter bei der bayerischen Gewerbeaufsicht. Er widmete sich intensiv dem Thema Aufbereitung von Medizinprodukten, ob als Mitglied mehrerer Arbeitskreise, als Referent oder bei diversen Veröffentlichungen. Er bestimmte außerdem maßgeblich die Richtung der bayerischen Gewerbeaufsicht beim Vollzug zu diesem Thema.

Viel Spaß beim Lesen!   Gachenbach, 2012

Der Autor dankt allen Kollegen, Fachleuten, Institutionen und Firmen, die seine vielen Fragen beantwortet und ihn mit ihrem Fachwissen unterstützt haben.

Michael Kremmel

E. J. Kremmel (Hrsg.)

Aufbereitung von Medizinprodukten

Handlungshilfe für Anwender und Behörden

BoD - Books on Demand

Norderstedt

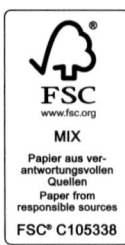

Bibliografische Information der Deutschen Nationalbibliothek

Die Deutsche Nationalbibliothek verzeichnet diese Publikation in der Deutschen Natio-nalbibliografie; detaillierte bibliografische Daten sind im Internet über http://dnb.d-nb.de abrufbar.

3. Auflage 2012

Redaktion und Herausgabe: E. J. Kremmel

Herstellung und Verlag: BoD - Books on Demand GmbH, Norderstedt

Irrtum vorbehalten! Dieses Handbuch wurde nach bestem Wissen erstellt, trotzdem ist es möglich, dass Veraltetes oder sogar Falsches beschrieben wird. Eine Haftung für Fehler kann deshalb nicht übernommen werden.

Die Nennung von Produkten in diesem Handbuch dient ausschließlich Informations-zwecken und stellt keinen Warenzeichenmissbrauch dar.

ISBN 978-3-837-00650-6

www.bod.de

Inhalt

Vorwort

Die gesetzlichen Vorgaben für die hygienische Aufbereitung von Medizinprodukten finden sich in § 4 der Medizinprodukte-Betreiberverordnung. In knappen Sätzen sind hier die entsprechenden Anforderungen formuliert. Der Gesetzgeber konnte dabei jedoch naturgemäß keine Detailregelungen zur Aufbereitung einzelner Medizinprodukte treffen. Dies wäre aufgrund der Vielzahl unterschiedlicher Instrumente und Aufbereitungsverfahren, die zudem ständig technisch weiterentwickelt werden, weder möglich noch sinnvoll. Stattdessen wurde der Betreiber verpflichtet, bei der Aufbereitung seiner Medizinprodukte die Angaben des jeweiligen Herstellers zu beachten und entsprechend geeignete, validierte Verfahren anzuwenden. Das sind Verfahren, die nachweislich in der Lage sind, die in der jeweiligen Einrichtung anfallenden Aufbereitungsaufgaben mit dem geforderten Ergebnis sicher reproduzierbar zu erfüllen. Damit verbunden ist auch die Forderung nach entsprechend sachkundigem Personal und nach für die Aufbereitung geeigneten Räumlichkeiten.

Damit der Aufbereitungsprozess diesen Anforderungen genügt, müssen bei den zur Anwendung kommenden Verfahren bereits im Vorfeld die möglichen Störgrößen ermittelt und eliminiert werden. Weiterhin muss sichergestellt werden, dass die auf diese Weise optimierten Verfahren auch regelmäßig ohne Abweichungen angewandt werden, denn nur dann kann auch von einem einwandfreien Aufbereitungsergebnis ausgegangen werden. Hierzu dienen zum einen entsprechende Arbeitsanweisungen, die die erforderlichen Arbeitsabläufe genau beschreiben und zum anderen eine Dokumentation, mit der belegt werden kann, dass auch tatsächlich nach diesen Vorgaben aufbereitet wurde.

Was hier in wenigen Sätzen allgemein zusammengefasst wurde, wirft im konkreten Einzelfall aber häufig Detailfragen auf. Auch die in der Betreiberverordnung ausdrücklich als Maßstab genannte "Gemeinsame Empfehlung der Kommission für Krankenhaushygiene und Infektionsprävention am Robert Koch-Institut und des Bundesinstitutes für Arzneimittel und Medizinprodukte zu den Anforderungen an die Hygiene bei der Aufbereitung von Medizinprodukten" enthält zwar umfassende Vorgaben, die aber naturgemäß nicht auf jeden Einzelfall zugeschnitten sein können.

Betreiber von Medizinprodukten sehen sich daher oftmals mit offenen Fragen konfrontiert, wenn es darum geht, die für den Patientenschutz wichtigen gesetzlichen Vorschriften zur hygienischen Aufbereitung in der Praxis umzusetzen. Das vorliegende Buch möchte hier Hilfestellung geben und anhand von Beispielen Umsetzungsmöglichkeiten aus der Sicht der Überwachungsbehörden aufzeigen. Es soll als Ratgeber dienen und kann als solcher die intensive Auseinandersetzung mit den gesetzlichen Vorgaben nicht ersetzen. Sie allein bleiben nach wie vor Maßstab für die vom Betreiber im Einzelfall realisierten Lösungen.

Dipl.-Ing. Hans-Georg Niedermeyer
Bayerisches Staatsministerium für Umwelt, Gesundheit und Verbraucherschutz
München

1. Allgemeines

Seit die ordnungsgemäße Aufbereitung im Jahr 2002 nicht nur in einer Empfehlung beschrieben wurde, sondern erstmalig rechtlich verbindlich in der Medizinprodukte-Betreiberverordnung festgeschrieben wurde, hat sich der Stand der „Sterilisation" wesentlich verbessert. Leider gibt es immer noch Einrichtungen, die dieses Thema stiefmütterlich behandeln und nicht erkannt haben, dass die Aufbereitung von Medizinprodukten mit vielfältigen Aufgaben (z.B. Beschaffung, Wartung, Reparatur der mitunter sehr teuren Instrumente) und dementsprechend hohen Anforderungen verbunden ist. Auch bleiben Fehler häufig unentdeckt und wirken sich manchmal erst aus, wenn das Instrument „ruiniert" oder eine Infektion aufgetreten ist. Dieses Buch soll die notwendigen Rahmenbedingungen für die Aufbereitung näher ´durchleuchten´.

1.1. Hohe Anforderungen an die Aufbereitung

Die heute verwendeten Medizinprodukte stellen hohe Anforderungen an die Aufbereitung, um einen hygienisch einwandfreien und auch störungsfreien Einsatz zu ermöglichen. Dadurch erhöht sich zwangsläufig auch das Risiko von Fehlern.

Neben technischen Mängeln, die zu sichtbaren Funktionsausfällen (z.B. durch Bruch) während Operationen führen können, zeigen sich hygienische Mängel häufig nicht so offensichtlich. Es können durch Verschmutzungen unter anderem Granulome und Verwachsungen entstehen, die Auswirkungen auf postoperative Komplikationen haben.[1] Verschmutzungen führen gar nicht so selten auch zu Funktionseinschränkungen oder auch Korrosion.

Medizinprodukte

Dies sind insbesondere **Instrumente**, die zur **Heilung, Linderung und Behandlung** von **Krankheiten** dienen. Hierzu gehören z.B. zahnärztliche, ärztliche, chirurgische Instrumente, Endoskope, Knochenraspeln, orthopädische Ersatzteile sowie aktive Medizinprodukte wie Beatmungsgeräte oder Überwachungsmonitore. Siehe auch Definition unter 2.3 Europäische Richtlinie ...

Risikominimierung

Um diese Risiken im Sinne des Patientenschutzes zu minimieren, ist ausreichend fachkundiges Personal notwendig. Siehe Kapitel XX Außerdem müssen die Aufbereitungsschritte mit geeigneten standardisierten bzw. validierten Prozessen in Räumlichkeiten mit entsprechender technischer Ausstattung durchgeführt werden.

War früher die zeitnahe Aufbereitung der üblicherweise massiven Instrumente relativ leicht durchführbar, so ist heute insbesondere durch die Entwicklung von minimal invasiven chirurgischen Techniken (MIC) und veränderten OP-Techniken die Aufbereitung mit einem wesentlich größeren Aufwand verbunden. Die Anpassung der Aufbereitung an diese Entwicklung hielt lange Zeit nicht Schritt.

Schon frühzeitig haben sich engagierte Menschen zu Arbeitskreisen und Vereinen zusammengefunden, um das Risiko unsachgemäß aufbereiteter Medizinprodukte zu verringern. Als Beispiele möchte ich hier den bereits 1976 gegründeten Arbeitskreis Instrumenten-Aufbereitung (AKI) nennen, die 1990 gegründete Deutsche Gesellschaft für Krankenhaushygiene (DGKH), die seit 1996 aktive Deutsche Gesellschaft für Sterilgutversorgung (DGSV) vertretend für die vielen weiteren regional oder auch international tätigen Gruppen.

Aufbereitung von Medizinprodukten
Dies ist ein Teilaspekt der **Instandhaltung** von Medizinprodukten, insbesondere **Reinigung, Desinfektion** sowie **Sterilisation**. Außerdem werden unter diesem Begriff auch weitere hierfür notwendige Schritte zusammengefasst, z.B. Inspektion, Wartung, Reparatur, Verpackung usw.

Viele der durch engagierte Personen in den Vereinen und Arbeitskreisen entstandenen Empfehlungen flossen auch in die Arbeit der Kontrollbehörden.

Vollzugsprobleme

Medizinprodukte-Betreiberverordnung (MPBetreibV)
Diese Verordnung wurde von der Bundesregierung aufgrund der Vorlagen des Bundesministeriums für Gesundheit erlassen. Weitere Informationen: www.bmg.bund.de > Medizinprodukte

In der Vergangenheit gab es keine eindeutigen Vorschriften sowie keine ausreichenden Regelungen für die Aufbereitung von Medizinprodukten. Deshalb entstand im Jahr 2001 die Empfehlung „Anforderungen an die Hygiene bei der Aufbereitung von Medizinprodukten". Diese von der Kommission für Krankenhaushygiene und Infektionsprävention beim Robert-Koch-Institut (RKI)[2] gemeinsam mit dem Bundesinstitut für Arzneimittel und Medizinprodukte (BfArM)[3] herausgegebene Empfehlung war erstmalig eine umfassende Grundlage für die Aufbereitung von Medizinprodukten.

Aufgrund von den bis dahin vorherrschenden Vollzugsproblemen der Behörden wurde diese Empfehlung in die Medizinprodukte-Betreiberverordnung (MPBetreibV)[4] aufgenommen. Damit war erstmalig die Aufbereitung von Medizinprodukten (MP) gesetzlich geregelt.

Validierung

Zusätzlich wurde der bereits aus der Qualitätssicherung in anderen Bereichen bekannte Begriff **Validierung** in die MPBetreibV (siehe unter 9. Qualitätssicherung) mit aufgenommen. Damit wurde für die Aufbereitung von Medizinprodukten ein Qualitätssicherungsinstrument geschaffen. Zur Umsetzung der Forderungen wurde ausdrücklich auf die RKI-Empfehlung verwiesen.

1.2. Besonderheiten beim ambulanten Operieren

Die Anforderungen gelten auch in ambulanten OP-Praxen, da gleiche Operationen unter stationären und ambulanten Bedingungen auch gleiche Hygienemaßnahmen erfordern. Die ambulante Durchführung einer Operation darf mit keinem größeren Infektionsrisiko für den Patienten verbunden sein als die stationäre Behandlung (siehe auch AWMF-Leitlinie ´Hygieneanforderungen im Rahmen der Qualitätssicherung beim ambulanten Operieren´[5] sowie RKI-Empfehlung ´Anforderungen der Hygiene bei Operationen und anderen invasiven Eingriffen´[6]).

1.3. Besonderheiten für Zahnarztpraxen

Die 2006 herausgegebene RKI-Empfehlung für die Zahnheilkunde[7] versteht sich als Ergänzung zur RKI-Empfehlung von 2001. Dies führte immer wieder zu Mißverständnissen. Damit gab es viel unnötigen Wirbel. Um die Umsetzung der RKI-Empfehlung für die Zahnheilkunde für die Praxen zu erleichtern, wurde vom DAHZ ein Hygieneleitfaden[8] herausgegeben. Leider wurde er anfänglich alle paar Monate geändert, aber mittlerweile ist Gottseidank Ruhe und Beständigkeit mit der 8. Ausgabe von 2011 (Stand 01.08.2011!) eingekehrt.

Insbesondere die Desinfektion bzw. Sterilisation von Hand- und- Winkelstücken oder Turbinen war anfänglich mit großen Problemen verbunden. Mittlerweile gibt es auch akzeptable maschinelle Verfahren.

1.4. Besonderheiten bei der Endoskopie

Grundsätzlich gelten hier die gleichen Anforderungen. Aufgrund der Besonderheiten wurden die Anforderungen in einer eigenen RKI-Empfehlung[9] genauer erläutert. In diesem Handbuch wird versucht, auf diese speziellen Anforderungen bei Bedarf näher einzugehen.

1.5. Überwachung in der Vergangenheit

Bei Überprüfungen in der Vergangenheit wurde festgestellt, dass häufig die Vorgaben für die hygienische Aufbereitung nur deshalb nicht vollständig umgesetzt wurden, weil aufgrund der Vielzahl an Vorschriften, Richtlinien und anderen Regeln sowie differenten Firmen- und Behördenaussagen Verwirrung herrschte.

Ergänzt wird dies durch grundsätzliche Probleme insbesondere bei Reinigungs- und Desinfektionsprozessen, obwohl häufig bereits mit einfachen 'Kniffen' eine wesentliche Verbesserung erreichbar ist.

Handlungsanleitungen

Um den Behörden die Kontrolle und dem Anwender die Umsetzung der Vorschriften zu erleichtern, hat als erstes Bundesland das Land Nordrhein-Westfalen detaillierte Anforderungen an die hygienische Aufbereitung von Medizinprodukten definiert. Vieles davon hat auch Einfluss auf den Vollzug in Bayern und somit auch auf dieses Handbuch genommen.

Arbeitskreise

Zur Vereinheitlichung der Vorgehensweise wurden auch bei den Behörden diverse Arbeitskreise gegründet. Durch die Arbeitsgruppe für Medizinprodukte (AGMP) der zuständigen Landesministerien wurde die deutschlandweite Projektgruppe 'RKI-Empfehlung' mit dem Ziel gegründet, Anforderungen für eine einheitliche länderübergreifende Überwachung zu erstellen. Diese wurden im Jahr 2008 veröffentlicht und 2009/10 geringfügig angepasst.[10]

Die wichtigsten Anforderungen sind in den jeweiligen Kapiteln näher erläutert Siehe z.B. 5. Qualifikation des Personals oder 9. Qualitätssicherung.

In Bayern entstand die Arbeitsgruppe 'Hygienische Aufbereitung von Medizinprodukten'[11]. Neben dem Ziel, Schwerpunktprüfungen durchzuführen, steht auch die Zusammenarbeit mit anderen Bundesländern im Vordergrund. Diese Arbeitsgruppe hat z.B. behördeninterne Handlungsanleitungen[12] für die Gewerbeaufsicht und teilweise auch für die Gesundheitsämter in Bayern erstellt.

1.6. Abkürzungen und Fachbegriffe

Immer wieder vorkommende Begriffe und Abkürzungen wie **RKI-Empfehlung**[13], sind im Abkürzungsverzeichnis (Kapitel 15.4) erläutert.

Weiterführende Informationen und Internetadressen sind in den einzelnen Themen beschrieben oder im ausführlichen Quellenverzeichnis (Kapitel 15.6) enthalten.

2. Rechtliches

Im folgenden Kapitel werden die wichtigsten Rechtsgrundlagen für die Aufbereitung von Medizinprodukten erläutert.

2.1. Grundsatz

Eine Behörde darf nur aufgrund einer Rechtsgrundlage tätig werden. Für die hygienische Aufbereitung von Medizinprodukten gibt es mehrere Rechtsgrundlagen mit unterschiedlicher Zielsetzung.

2.2. Infektionsschutzgesetz (IfSG)

Das IfSG hat das allgemeingültige Ziel, die Infektionsgefahr möglichst gering zu halten. Es dient dem Zweck: „...übertragbaren Krankheiten beim Menschen vorzubeugen, Infektionen frühzeitig zu erkennen und ihre Weiterverbreitung zu vermeiden."

> Das **Infektionsschutzgesetz** ist nicht die Rechtsgrundlage für die Aufbereitung von Medizinprodukten.

Dieses Gesetz stellt in Abs. 2 des § 36 die Voraussetzung für Praxisbegehungen durch die Gesundheitsämter im niedergelassenen Bereich dar. Man könnte deshalb meinen, die Rechtsgrundlage für die hygienische Aufbereitung wäre das IfSG, aber Spezialgesetze gehen grundsätzlich vor allgemeingültigen Gesetzen. Deshalb kann das IfSG nur für die Bereiche herangezogen werden, die im Medizinproduktegesetz (MPG) und der Medizinprodukte-Betreiberverordnung (MPBetreibV) nicht geregelt werden. Hierzu gehört z.B. die Händehygiene bei der Anwendung von Medizinprodukten. Die Händehygiene zum Schutz des Personals z.B. bei der Aufbereitung von Medizinprodukten ist wiederum in einem anderen Spezialgesetz, nämlich der Biostoffverordnung (BioStoffV) von 1999 geregelt.

Somit kann das IfSG entgegen anders lautender Meinungen nur für die allgemeine Infektionshygiene herangezogen werden.

2.3. Europäische Richtlinie als oberste Rechtsgrundlage für die Aufbereitung

Grundlage des **Medizinprodukterechts** ist insbesondere die Richtlinie des Europäischen Rates über Medizinprodukte RL 93/42 EWG vom Juni 1993, zuletzt geändert im Sep. 2007.[14]

Diese Richtlinie enthält neben Begriffs-bestimmungen und Regelungen für das Inverkehrbringen auch grundsätzliche Anforderungen an Medizinprodukte.

Beispiele:

- Das Infektionsrisiko muss für Patienten möglichst gering sein.

- Medizinprodukte müssen so konstruiert werden, dass sie leicht handhabbar sind.
- Informationen für eine sichere Anwendung sind mitzuliefern.
- Bei wieder verwendbaren Produkten sind Angaben über geeignete Aufbereitungsverfahren anzugeben.

In Artikel 1 wird der Begriff **Medizinprodukt** definiert:

Medizinprodukte sind alle einzeln oder miteinander verbunden verwendeten **Instrumente**, Apparate, Vorrichtungen, Stoffe oder anderen Gegenstände, einschließlich der für ein einwandfreies Funktionieren des Medizinprodukts eingesetzten Software, die vom Hersteller zur Anwendung für Menschen für folgende Zwecke bestimmt sind:

- Erkennung, Verhütung, Überwachung, Behandlung oder Linderung von **Krankheiten**;
- Erkennung, Überwachung, Behandlung, Linderung oder Kompensie-rung von **Verletzungen** oder **Behinderungen**;
- **Untersuchung**, Ersatz oder Veränderung des anatomischen Auf-baus oder eines physiologischen Vorgangs;
- Empfängnisregelung,

und deren bestimmungsgemäße Hauptwirkung im oder am menschlichen Körper weder durch pharmakologische oder immunologische Mittel noch metabolisch erreicht wird, deren Wirkungsweise aber durch solche Mittel unterstützt werden kann.

2.4. Medizinproduktegesetz – MPG

Dies ist die gesetzliche Grundlage für das Inverkehrbringen und Betreiben von Me-dizinprodukten und somit auch für die Aufbereitung in Deutschland. Das MPG ist die Umsetzung europäischer Richtlinien (insbesondere RL 93/42/EWG) in deut-sches Recht. Es trat bereits am 1.01.1995 in Kraft. Die Aufbereitung von Medizinprodukten wurde 1998 aufgenommen und zum 07.08.2002 wurde das MPG neu gefasst und am 30. Juni 2007 geringfügig angepasst.

Grundsätzliches Ziel ist der freie und einheitliche Warenverkehr in Europa, deshalb liegt der Schwerpunkt beim Inverkehrbringen. Es gilt für alle Medizinprodukte, ob aktiv oder passiv. Zusätzlich sind auch grundlegende Anforderung für die Aufbereitung von Medizinprodukten enthalten.

Aktive Medizinprodukte

Vereinfacht ausgedrückt sind dies alle Medizinprodukte mit einer Energiequelle (z.B. Beatmungsmonitor, Beleuchtung für Endoskop).

Passive Medizinprodukte sind Scheren, chirurgische Klemmen oder Endodontiefeilen usw.

Im Folgenden werden die **wichtigsten Paragraphen** des MPG kurz erläutert.

Im § 3 wird der Begriff **Aufbereitung** definiert.

Zusammengefasst sind dies die

    Reinigung,   Desinfektion,   Sterilisation

von Medizinprodukten, die **keimarm** oder **steril** zur Anwendung kommen, um sie anschließend erneut anwenden zu können, also Medizinprodukte, die als **semikritisch** oder **kritisch** einzustufen sind.

Zur Aufbereitung gehören auch die damit

- zusammenhängenden Arbeitsschritte (z.B. Vorbehandlung oder Verpackung) sowie
- die Prüfung und
- Wiederherstellung

der technisch-funktionellen Sicherheit (also Inspektion und Wartung).

Im § 4 sind die **Verbote zum Schutz von Patienten, Anwendern und Dritten** enthalten.

Es ist u.a. **verboten**, Medizinprodukte zu betreiben oder anzuwenden, wenn der **begründete Verdacht** besteht, dass

    die Sicherheit   und   Gesundheit

der Patienten, Anwender oder anderen Personen über ein vertretbares Maß gefährdet ist.

Das heißt, wenn bereits aufgrund von Erkenntnissen bekannt ist, dass eine Gefährdung vorhanden ist, dürfen die Medizinprodukte nicht angewandt werden.

Dieses Verbot wird auf die sachgemäße Anwendung, Instandhaltung und entsprechende Zweckbestimmung der Medizinprodukte eingeschränkt, da

Medizinprodukte, bei denen die grundlegenden Anforderungen, z.B. nach Anhang I der RL 93/42/EWG nicht eingehalten werden, gar nicht in Verkehr gebracht werden dürfen. Außerdem ist nach § 2 Abs. 1 MPBetreibV eine Verwendung entgegen der Zweckbestimmung des Herstellers ausdrücklich verboten.

Vertretbares Gefahrenpotential

Von jedem Medizinprodukt geht eine gewisse Gefahr aus. Deshalb wurde das vertretbare Maß definiert. Dieses ist von den Erkenntnissen der medizinischen Wissenschaften abhängig. Das heißt, was gestern noch vertretbar gewesen war, muss es heute nicht mehr sein, wenn z.B. Infektionsrisiken erkannt wurden. Damit muss auch die Aufbereitung der Medizinprodukte ständig angepasst werden.

Hiermit ist auch klargestellt, dass ein alter Sterilisator eventuell nicht mehr den aktuellen Erkenntnissen entspricht und deshalb zur Vermeidung eines unnötigen Risikos möglichst bald stillzulegen ist.

Ständige Anpassung der Aufbereitung
Die Aufbereitung muss zur Minimierung des Risikos ständig dem aktuellen Stand der medizinischen Wissenschaften angepasst werden.

Im § 14 MPG wird darauf verwiesen, dass für das Errichten, Betreiben, Anwenden und Instandhalten von Medizinprodukten eine Verordnung, nämlich die Medizinprodukte-Betreiberverordnung (MPBetreibV) gilt.

Dieser Verweis auf die MPBetreibV ist notwendig, da das MPG hauptsächlich Regelungen für das Inverkehrbringen enthält, dagegen für das Betreiben detaillierte Regelungen fehlen.

Aufgrund des § 14 wurden noch weitere Verordnungen erlassen, z.B. die Medizinprodukte-Sicherheitsplanverordnung (MPSV), die insbesondere Meldepflichten bei Vorkommnissen mit Medizinprodukten enthält.

2.5. Medizinprodukte-Betreiberverordnung

Die MPBetreibV trat erstmalig 1998 in Kraft. Im August 2002 wurde sie ergänzt und den geltenden Rechtsvorschriften (MPG und MPSV) angepasst. Zuletzt wurde sie im Juli 2009 geringfügig geändert.

Grundlage für die Regelung der Aufbereitung von MP sind die europäischen Richtlinien 90/385/EWG und 93/42/EWG, die erstmals konkrete hygienische Anforderungen an MP festgelegt haben. Die vorher gültige Medizingeräteverordnung (MedGV) wurde zum 31.12.2001 aufgehoben.

In **§ 4** ist die **Instandhaltung** geregelt.

2. Rechtliches

Grundsätzlich richtet sich der § 4 an den **Betreiber**. Damit hat dieser die gesamte Verantwortung über die Instandhaltung.

Die Instandhaltung besteht aus:

- Wartung
  z.B. Maßnahmen zur Erhaltung der Betriebsfähigkeit (um Verschleißerscheinungen usw. zu verhindern)
- Inspektion
  z.B. Prüfung auf äußerlich erkennbare Mängel
- Instandsetzung
  z.B. beschädigte oder verschlissene Medizinprodukte wiederherstellen
- Aufbereitung
  insbesondere Reinigung, Desinfektion und Sterilisation

Um seiner Verpflichtung nach § 4 nachzukommen, kann der Betreiber **betriebliche Aufsichtspersonen** bestellen. Die Gesamtverantwortung bleibt trotzdem beim Betreiber.

Der **Betreiber** darf nach § 4 Abs. 1 MPBetreibV nur Personen, Betriebe oder Einrichtungen mit der Instandhaltung von Medizinprodukten beauftragen, bei denen er weiß, dass sie diese Aufgabe ordnungsgemäß ausführen können.

Hierzu gehören:

- **Sachkenntnis**,
- **Voraussetzungen** und
- die **erforderlichen Mittel**

Die erforderliche **Sachkenntnis** für die vom Betreiber z.B. mit der Aufbereitung beauftragten Personen (nicht beauftragte Person im Sinne des § 5 MPBetreibV) wird in § 4 Abs. 3 definiert. Diese ist ausreichend, wenn diese Personen

- auf Grund ihrer **Ausbildung** (siehe auch 5. Qualifikation des Personals) und
- praktischen **Tätigkeit**

in der Lage sind, z.B. die Aufbereitung nach Art und Umfang ordnungsgemäß und nachvollziehbar durchzuführen.

Hierzu gehören auch die **erforderlichen Räume**

- mit entsprechender Beschaffenheit (z.B. Bereichstrennung),
- ausreichender Größe und Ausstattung sowie entsprechender
- Einrichtung (z.B. Waschbecken, Arbeitsplatten, Regale).

Außerdem müssen den mit der Aufbereitung Beauftragten auch die erforderlichen

- Geräte (z.B. Ultraschallreinigungsgerät, RDG, Sterilisator),

- Betriebsmittel (z.B. Wasser, Dampf) und
- sonstige Arbeitsmittel (z.B. Lichtlupe, Reinigungsbürste)

zur Verfügung stehen.

Die **Aufbereitung** von bestimmungsgemäß keimarm (semikritisch) oder steril (kritisch) zur Anwendung kommenden Medizinprodukten ist mit geeigneten **validierten Verfahren** durchzuführen.

Hierbei sind die Angaben des Herstellers zu berücksichtigen.

Es dürfen nur solche Verfahren verwendet werden,

- die einen **nachvollziehbaren** Erfolg sicherstellen (validierte Verfahren)

- und die Sicherheit und Gesundheit von Patienten, Anwendern oder Dritten nicht gefährden.

Aufbereitung

Dies sind alle Tätigkeiten im Zusammenhang mit

- Reinigung,
- Desinfektion,
- Sterilisation,
- sowie Prüfung und Wiederherstellung der technisch-funktionellen Sicherheit

---

Eine **ordnungsgemäße Aufbereitung** kann vermutet werden, wenn der Betreiber die in der MPBetreibV ausdrücklich genannte RKI-Empfehlung beachtet. Dieser Passus wurde mit Änderung der MPBetreibV zum 21. August 2002 aufgenommen.

Der Betreiber ist an diese RKI-Empfehlung nicht gebunden, wenn er **beweisen kann**, dass ein anderes **validiertes Verfahren** ebenso geeignet ist.

Validiertes Verfahren

Dies ist ein **dokumentiertes Verfahren** zur Erbringung, Aufzeichnung und Interpretation von Ergebnissen.

Es wird benötigt, um **zu beweisen**, dass ein **Verfahren beständig** Produkte liefert, die den **vorgegebenen Spezifikationen** entsprechen.

Es muss zudem die Zweckbestimmung berücksichtigt und die Anwendersicherheit gegeben sein.

Der Begriff **geeignetes validiertes Verfahren** wird nicht definiert. Es wurde vom Verordnungsgeber davon ausgegangen, dass der Begriff bekannt ist. Dies hat aber mehrfach schon zu Missverständnissen geführt.

Vereinfacht ausgedrückt, ist Validierung der Beweis, dass etwas richtig gemacht wurde. Um dies genauer zu erläutern, hat sich auch die Projektgruppe ´RKI-Empfehlung´[15] diesem Thema detaillierter angenommen. Siehe auch Kapitel 9. Qualitätssicherung.

Im Abs. 4 wird gefordert, dass nach Wartung oder Instandsetzung an Medizinprodukten die für die Sicherheit und Funktionstüchtigkeit wesentlichen konstruktiven und funktionellen Merkmale geprüft werden müssen. Auch hat der Betreiber sicherzustellen, dass die Medizinprodukte während der gesamten Lebensdauer in ordnungsgemäßem Zustand erhalten werden und nicht unvorhergesehen versagen.

2.6. RKI-Empfehlung

Auf eine genaue Erläuterung der in der MPBetreibV genannten Empfehlung wird verzichtet, da sie sehr gut strukturiert ist und klare Aussagen liefert. Es werden nur die Themen behandelt, die zu Missverständnissen führen können und deshalb einer weiteren Erläuterung bedürfen.

Müssen oder Sollen?
Eine RKI-Empfehlung stellt den Stand der Wissenschaft und Technik dar.
Es muss sich keiner daran halten. Aber wer es nicht tut, muss ggf. **beweisen**, dass seine Methode genauso sicher ist.

Immer wieder wird bemängelt, dass in den RKI-Empfehlungen nur „sollen" steht. Grundsätzlich muss man sich an eine Empfehlung nicht halten, deshalb kann anders als bei einem Gesetz keine Forderung enthalten sein.

Aufgrund der ausdrücklichen Nennung der RKI-Empfehlung in der MPBetreibV stellt diese Empfehlung aber eine Richtlinie dar. Somit muss man sich grundsätzlich daran halten, außer man gewährleistet die gleiche Sicherheit auf andere Weise (Beweispflicht).

2.6.1. Vermutungswirkung

Die in der MPBetreibV genannte Vermutungswirkung bezüglich den Anforderungen an die Hygiene bei der Aufbereitung von Medizinprodukten bezieht sich nur auf die ausdrücklich genannte RKI-Empfehlung. Der Verweis auf die nationalen und internationalen Normen und Normentwürfe muss unter Berücksichtigung des aktuellen Standes der Wissenschaft und Technik erfolgen (siehe auch S. 16 Ständige Anpassung der Aufbereitung).

Weitere Empfehlungen der Kommission für Krankenhaushygiene und Infektionsprävention am Robert Koch-Institut, die den Aspekt der Aufbereitung von MP aufgreifen, stellen den Stand von Wissenschaft und Technik dar unter ausdrücklicher Nennung der RKI-Empfehlung[16]. Insoweit handelt es sich um konkretisierende Papiere, die nicht im Widerspruch zur RKI-Empfehlung stehen.

Bedeutung der RKI-Empfehlungen

Der zunehmenden Verwendung minimalinvasiver und immer komplexerer Instrumente wurde insbesondere durch die RKI-Empfehlung und die MPBetreibV der gebührende Rahmen gegeben. Hiermit wird der früher häufig vernachlässigten Aufbereitung von Medizinprodukten auch die erforderliche Bedeutung beigemessen.

2.6.2.   RKI-Empfehlung für die Zahnheilkunde[17]

Immer wieder wurde behauptet, die RKI-Empfehlung für die Zahnheilkunde von 2006 sei in sich nicht schlüssig.

Das Problem zum Zeitpunkt der Herausgabe war aber die nicht zufriedenstellend gelöste Innenreinigung von Hand- und Winkelstücken sowie von Turbinen, obwohl diese Forderung bereits in der „alten" RKI-Empfehlung für die Zahnheilkunde von 1999 enthalten war.

Deshalb lässt die RKI-Empfehlung eine manuelle Reinigung (im Tauchbad) zu, obwohl hiermit eine ausreichende Reinigung der kaum zugänglichen Innenlumen nicht möglich ist. Die anschließend geforderte Dampfdesinfektion kann die notwendige Keimreduktion nicht sicherstellen. Somit ist dies ein nur übergangsweise duldbarer Kompromiss, bis geeignete Lösungsmöglichkeiten für eine ausreichende Innenreinigung gefunden werden, denn auch die maschinellen Verfahren können dies derzeit noch nicht sicherstellen, insbesondere wenn nicht validierte RDG verwendet werden.

Die Unsicherheit wurde noch erhöht, da laut Empfehlung bis zu einer Neuanschaffung ein nach dem Stand der Technik ungeeigneter Gravitationssterilisator auch für Hand- und Winkelstücke zugelassen wird. Wenn aber mehrere Jahre nach Herausgabe der RKI-Empfehlung noch ein Graviationssterilisator hierfür im Einsatz wäre, dann muss sich der Betreiber zumindest grobe Fahrlässigkeit vorwerfen lassen.

Ein ungelöstes Problem stellt eine manuelle Reinigung in Verbindung mit einer maschinellen Desinfektion dar. Hauptproblem ist die unzureichende Trennung der Arbeitsabläufe in 'Unrein' und 'Rein', wenn das wasserbehaftete, eventuell sogar tropfende, nur gereinigte und nicht desinfizierte Instrumentarium in den Sterilisator eingebracht wird. Auch aus Arbeitsschutzgründen ist der dazu nötige 'Umpackvorgang' problematisch.[18]

Es muss angesprochen werden

Obwohl die mangelhafte Aufbereitbarkeit insbesondere der angesprochenen zahnärztlichen Übertragungsinstrumente seit Jahrzehnten bekannt ist, wurden kaum dafür geeignete Verfahren entwickelt. Viele Methoden erweisen sich bei näherer Betrachtung mehr als zweifelhaft. Das gilt auch für die mitgelieferten Aufbereitungsanweisungen. Hierbei werden auch zweifelhafte Sachgutachten herangezogen. Es werden auch pauschalierte Annahmen getroffen (z.B. flüssigkeitsgefüllte Hohlräume), die fern ab von einem validierbaren Verfahren liegen. Damit wird eine ordentliche Aufbereitung zum Glücksspiel.

2.6.3.   Sonstiges

Rechtliche Verantwortung

Es wird von Dienstleistern des Öfteren ausgenutzt, dass die rechtliche Verantwortung nach der MPBetreibV für die ordnungsgemäße Aufbereitung und auch Validierung allein beim Betreiber liegt und dieser sich durch Verträge absichern muss (siehe auch 8. Einmalinstrumente und 9. Qualitätssicherung).

Anstoß von außen

Problem für Betreiber
Eine uneinheitliche Vorgehensweise der Behörden führt zu fehlender Rechtssicherheit.

In der Vergangenheit fehlte manchmal auch der ´Anstoß von außen´ durch die Behörde, da in diesem speziellen Bereich zu wenig Besichtigungen durchgeführt wurden. Ebenso führte das Fehlen von Verwaltungsvorschriften und Verfahrensanweisungen zu einer uneinheitlichen Vorgehensweise und nicht selten zu Unmut (und fehlender Rechtssicherheit) bei Aufbereitern. Es mussten erst ein paar Skandale das Land erschüttern, bis es einen Ruck gab. Leider entstand daraus manchmal auch – mangels ausreichender Kenntnisse – blinder Aktionismus bei Betreibern, aber auch bei Behörden.

Das haben wir schon immer so gemacht!

Es werden immer wieder verfahrene Strukturen vorgefunden, nach dem Motto: „Das haben wir immer schon so gemacht!" Es wird vergessen, dass sich die Medizinprodukte einer ständigen Veränderung unterliegen und die Aufbereitung nicht immer den Erfordernissen angepasst wurde bzw. werden konnte. Deshalb wird der Aufbereitung häufig nicht der ihr zustehende Stellenwert beigemessen.

Untersagung

Die Aufbereitung von Medizinprodukten kann untersagt werden, wenn eine ordnungsgemäße Aufbereitung nach RKI-Empfehlung nicht möglich.

Patientensicherheit steht vor Kosten

Die Aufbereitung von Einmalartikeln ist zwar nicht verboten, aber die Patientensicherheit muss Vorrang vor dem Kostenaspekt haben. Deshalb wird unter 8. Einmalinstrumente genauer darauf eingegangen.[19]

2.7. BioStoffV

Es darf nicht vergessen werden, dass für die Aufbereitung von Medizinprodukten auch die Biostoffverordnung (BioStoffV) gilt. Speziell die dazugehörige Technische Regel „Biologische Arbeitsstoffe im Gesundheitswesen und in der Wohlfahrtspflege" (TRBA 250)[20] ist bedeutend für die Aufbereitung.[21]

BioStoffV und Aufbereitung
Durch genaue Vorgaben zum Schutz des Personals werden indirekt auch die aufzubereitenden Medizinprodukte zumindest im unreinen Bereich geschützt.

Vorzugsweise maschinell

Die TRBA 250 regelt die Arbeitsschutzmaßnahmen, die insbesondere im unreinen Bereich der Aufbereitung notwendig sind, wie Händehygiene, Schutzkleidung, technische Schutzmaßnahmen sowie bauliche Anforderungen. Damit dient sie gleichzeitig dem Schutz der verwendeten Medizinprodukte, denn Händehygiene zum Schutz des Personals ist indirekt auch Patientenschutz, denn es durch die Einhaltung der TRBA 250 auch die Medizinprodukte vor Keimverschleppung geschützt. Somit ergeben sich überschneidende Vorgaben, die aber in sich nicht widersprüchlich sind. Die TRBA fordert, die manuellen Tätigkeiten im unreinen Bereich so weit wie möglich einzuschränken. Damit kommt sie der RKI-Empfehlung entgegen, die eine vorzugsweise maschinelle Aufbereitung fordert.

Die wichtigsten Anforderungen nach der TRBA 250:

- separater, gut lüftbarer Aufbereitungsraum (Unrein)

- Reinigungsarbeiten im unreinen nur mit langen Schutzhandschuhen

- räumliche Trennung zwischen unreinem und reinem Arbeitsbereich

- Händedesinfektionsmittel zwischen Unrein und Rein

- geeignete Ablage der Schutzkleidung nach Verlassen des unreinen Arbeitsbereichs

- Umkleidebereiche in der Nähe des Arbeitsbereiches mit Trennung zwischen benutzter und frischer Kleidung (Schwarz-Weiß-Trennung)

3. Zuständigkeiten im Medizinprodukterecht

3.1. Zuständige Behörde

Für die Aufbereitung von Medizinprodukten gibt es in den einzelnen Bundesländern unterschiedliche Zuständigkeitsregelungen bei den Behörden

Im § 26 MPG ist geregelt, dass u.a. die Aufbereitung von der **zuständigen Behörde** kontrolliert werden kann.

Die Behörde kann z.b.

- Maßnahmen zur Beseitigung von Mängeln treffen
- Medizinprodukte prüfen
- Unterlagen einsehen
- Auskünfte z.b. über Betriebsabläufe verlangen
- Anordnungen treffen
- Bußgeldverfahren einleiten

Landesregelungen

Welche Behörde für den Vollzug dieser Gesetze und Verordnungen zuständig ist, müssen die einzelnen Länder regeln. Deshalb gibt es in den einzelnen Bundesländern unterschiedliche Regelungen. Aus diesem Grund liegt der Schwerpunkt bei der Überwachung der Aufbereitung je nach Bundesland bei den Gesundheitsämtern, den Landesämtern für Gesundheit oder den Gewerbeaufsichtsämtern, in manchen Bundesländern auch Ämter für Arbeitsschutz und Sicherheitstechnik genannt.

Somit obliegt auch die Kontrolle der hygienische Aufbereitung von Medizinprodukten den jeweiligen Bundesländern.

Uneinheitlicher Vollzug

Leider wird je nach Bundesland mehr oder weniger intensiv kontrolliert.

Aufgrund der fließenden Übergänge (Ineinandergreifen der Bestimmungen insbesondere MPG und IfSG) kann es vorkommen, dass Gesundheitsämter im Rahmen des IfSG die Aufbereitung und auch andere Aufgaben mitmachen, obwohl z.B. die Gewerbeaufsicht oder ein Landesamt zuständig ist. Deshalb ist es möglich, dass vor Ort auch Aussagen getroffen werden, wie „Sie haben eine ordentliche Aufbereitung", obwohl bei genauer Betrachtungsweise durch die zuständige Fachbehörde Mängel festgestellt werden. Das Vollzugspersonal, ob Ärzte oder auch Aufsichtsbeamte verfügen teilweise nicht über ausreichendes Fachwissen über die Aufbereitung und die notwendigen Hygienemaßnahmen.

Ein Manko ist, dass ein Arzt grundsätzlich dazu „verdonnert" ist, sich mit diesen speziellen Hygienemaßnahmen auszukennen, obwohl diese bei der Ausbildung leider viel „zu kurz" kommen.

Zuständigkeitsregelungen am Beispiel Bayerns

Die Aufteilung ist in jedem Bundesland unterschiedlich. Damit können sich für den Außenstehenden komplizierte Konstrukte ergeben.

Als Beispiel wird die Regelung der **Zuständigkeiten in Bayern** gezeigt:

Tabelle 1

Behörde	Fachaufgaben
Bay. Staatsministerium für Umwelt, Gesundheit und Verbraucherschutz (StMUGV) Oberste Dienstbehörde	Abteilung 3: **Gesundheitswesen** => Fachabteilung für die Gesundheitsämter (IfSG) Abteilung 7: **Inverkehrbringen und Betreiben von Medizinprodukten** => Fachabteilung für die Gewerbeaufsicht
Landesamt für Gesundheit und Lebensmittelsicherheit (LGL) Fachbehörde	Abteilung GE 1: Sachgebiet Hygiene => Durchführung von Begehungen zusammen mit den Gesundheitsämtern, gutachterliche Stellungnahmen, Erarbeitung von Leitlinien und Standards
Regierungen in den jeweiligen Regierungsbezirken Aufsichtsbehörde	Sachgebiet Gesundheit => Leitung über die Gesundheitsämter Sachgebiet Rechtsfragen der Gesundheit und des Verbraucherschutzes => Inverkehrbringen von nichtaktiven Medizinprodukten
	Gewerbeaufsichtsämter bei den Regierungen => Inverkehrbringen von aktiven Medizinprodukten => **Betreiben (einschließlich Aufbereitung) von nichtaktiven und aktiven Medizinprodukten**
Landratsämter bzw. Städte Aufsichtsbehörde	Gesundheitsämter => Vollzug des IfSG, also der allgemeinen Hygiene

Daneben gibt es noch weitere Unterteilungen, die aber für die Aufbereitung nicht von Bedeutung sind.

3.2. *Gesetzlicher Vorrang*

Beim Vollzug ist immer das Spezialgesetz (z.B. MPG, MPBetreibV) vor einem allgemeinen Gesetz (z.B. IfSG) anzuwenden. Deshalb sind z.b. in Bayern für die Aufbereitung weitgehend die Gewerbeaufsichtsämter zuständig. Die Zuständigkeiten sind in einer eigenen Verordnung (ASiMPV)[22] geregelt.

Infektionsschutzgesetz und Vollzug

Das Infektionsschutzgesetz (IfSG) enthält Regelungen für den allgemeinen Infektionsschutz. Es bietet nur begrenzte Vollzugsmöglichkeiten, die zudem des Öfteren nicht ausgeschöpft werden. In der Regel kann erst ein Verstoß aufgrund einer Anordnung mit Bußgeld geahndet werden.

Aus diesem Grund hat der Verordnungsgeber großen Wert darauf gelegt, die Aufbereitung in die MPBetreibV aufzunehmen und Ahndungsmöglichkeiten vorzusehen, die über das IfSG hinausgehen. Kommen z.b. keine validierten Verfahren bei der Aufbereitung zur Anwendung, kann dies sofort mit Bußgeld geahndet werden.

Es muss angesprochen werden

Zitat: *„Praxisbegehungen aus hygienischer Veranlassung fanden in der Vergangenheit eigentlich nie statt."*[23]

Deshalb gibt es immer noch Praxisinhaber, die die Meinung vertreten, dass die Vorschriften für die Aufbereitung nicht für sie gelten.

Es ist schon vorgekommen, dass ein Arzt eines Gesundheitsamtes bei einer Begehung den Praxisinhaber als ´Kollegen´ angesprochen hat. Dadurch wird ein ´Hemmschuh´ bezüglich Anordnungen aufgebaut, denn man sagt einem Kollegen doch ungern, was er falsch gemacht hat.

Problematisch bezüglich Anordnungen sind auch Interessenskonflikte. Beispielsweise wenn der Landrat als Betreiber einer Klinik zugleich der „Chef" über das jeweilige Gesundheitsamt ist. Verständlicherweise wird der Landrat großes Interesse an einer Kostenminimierung haben und nur ungern eine Anordnung sehen, die für „sein" Krankenhaus mit Kosten verbunden ist.

Im Gegensatz hierzu sind die Gewerbeaufsichtsämter in den meisten Bundesländern politisch weitgehend unabhängig.

Begehungen durch Behörden

Die Begehungen durch die Behörden sollen nicht als notwendiges Übel gesehen werden. In vielen Fällen lässt sich hierdurch die leider vorherrschende Ratlosigkeit durch klare Vorgaben verringern. Damit wird das betroffene Personal auch gegenüber der Verwaltung oder externen Dienstleistern gestärkt.[24]

4. Verantwortlichkeiten

Für die Aufbereitung ist es wichtig, dass die Verantwortlichkeiten und Zuständigkeiten für alle Betroffenen eindeutig geregelt werden. Hierbei dürfen auch dezentrale Aufbereitungseinheiten wie die Endoskopie nicht vergessen werden.

4.1. Die Verantwortung trägt der Betreiber

Der **Betreiber** trägt nach § 4 Abs. 1 MPBetreibV und Nr. 1.2.1 RKI-Empfehlung die **Verantwortung** für die ordnungsgemäße Aufbereitung von Medizinprodukten. Ebenso trägt er nach § 4 Abs. 3 MPBetreibV die Verantwortung für die Qualifikation des Personals.

Bedeutung

Nach der amtlichen Begründung zum § 4 MPBetreibV sind Instandhaltungsmaßnahmen - zu denen auch die Aufbereitung gehört - wegen ihrer Bedeutung für die Sicherheit der Patienten, Beschäftigten und Dritten nur durch entsprechend qualifizierte Personen durchzuführen, die zudem über die organisatorischen Voraussetzungen und geeigneten Mittel verfügen müssen. [25]

Dezentrale Aufbereitung

Meist gibt es zwar eine zentrale Sterilgutversorgungsabteilung (ZSVA), trotzdem kann die Aufbereitung auch teilzentral oder dezentral organisiert sein. Gerade in der Endoskopie wird häufig trotz vorhandener ZSVA in einer eigenen Aufbereitungseinheit aufbereitet. Das verpackt zu sterilisierende Zubehör (wie Biopsiezangen oder Polypektomie-Schlingen) wird dann zum Sterilisieren in die ZSVA gebracht. Werden häufiger Augenoperationen durchgeführt, ist es üblich, dass die komplette Aufbereitung eigenständig erfolgt, da aufgrund der nur kurzen OP-Zeiten ein hoher ´Durchlauf´ an Instrumenten erfolgt und das Instrumentarium räumlich und zeitlich nah aufbereitet werden muss.

> **Hemmschuh**
>
> Betriebsinterne Strukturen können ein Hemmnis für die Aufbereitung sein. Sie sind bei der Regelung der Verantwortlichkeiten zu berücksichtigen.

Aus diesem Grund ist es wichtig, dass ein **fachlich Verantwortlicher** für die ZSVA und auch für etwaige Teilbereiche schriftlich bestellt wird. Nach Nr. 1.1 der RKI-Empfehlung sind die **Zuständigkeiten** für alle Schritte der Aufbereitung zu **regeln** und zu dokumentieren. Dabei sind auch externe Schnittstellen (z.B. für eine externe Aufbereitung) zu berücksichtigen.

Kritisch muss betrachtet werden, wenn die Aufbereitung direkt der OP-Leitung unterstellt ist, da es häufig zu Interessenskonflikten kommt, insbesondere wenn die OP-Leitung nicht fachkundig im Sinne der Aufbereitung ist. Sinnvollerweise ist die ZSVA eigenständig oder zumindest der Pflegedienstleitung unterstellt.

4.2. Neu- und Leihbeschaffung von Medizinprodukten

Bereits vor Anschaffung eines Medizinproduktes ist es zweckmäßig, Aufwand und Durchführbarkeit der zukünftigen Aufbereitung zu überdenken, deshalb muss die Leitung der Aufbereitung in die Neu- oder Leihbeschaffung von Medizinprodukten eingebunden werden. Es gibt leider viel zu häufig Medizinprodukte, die unter den gegebenen Bedingungen nicht oder nur mit großem Aufwand aufbereitbar sind. Deshalb ist auch der Aufwand der Aufbereitung zu berücksichtigen. Gegebenenfalls sind Einmal-Artikel zu beschaffen.

Zur Nutzung des Fachwissens sind nach Nr. 1.2 der RKI-Empfehlung sowohl die Anwender als auch die für die Aufbereitung Zuständigen bei der Kaufentscheidung mit einzubeziehen.

Problem Leihsiebe

Gerade Leihsiebe sind häufig schwer aufbereitbar. Leider werden die zum Teil schwer aufbereitbaren und teuren Instrumente immer wieder ohne Einbindung des Aufbereiters (ZSVA) aus Kostengründen erst kurz vor der jeweiligen Operation beschafft.

Die Vorlaufzeit reicht dann oft nicht mehr für eine ordnungsgemäße Aufbereitung. Die Leihsiebe haben vielfach unmögliche Formate und verdienen nicht mehr die Bezeichnung Sieb, da sie praktisch nur noch aus einer Kunststoffwanne mit ein paar Löchern bestehen. Die Instrumente müssen deshalb häufig vor dem Einlegen in die Reinigungs- und Desinfektionsgeräte (RDG) zerlegt und getrennt von den Verpackungen (Trays) den Prozess durchlaufen. Anschließend sind die Trays wieder mit den ordnungsgemäß zusammengebauten Instrumenten zu bestücken.

Leider werden immer noch Leihsiebe 'hingestellt', für die erst noch Bilder für die Bestückung beschafft oder selbst angefertigt werden müssen. Dies ist mit einem hohen Aufwand verbunden, den die Operateure natürlich nicht sehen.

> **Fehlende Angaben**
>
> Die Angaben des Verleihers sind leider allzu häufig nicht ausreichend für eine ordnungsgemäße Aufbereitung der Instrumente.

Deshalb ist es **grob fahrlässig**, die Aufbereiter nicht in die Beschaffung mit einzubinden oder ihnen die Siebe nicht rechtzeitig zur Verfügung zu stellen.

Zu beachten ist, dass für Leihinstrumente die gleichen Anforderungen wie für hauseigene Instrumente gelten.

Problem Belegärzte

Belegärzte beschaffen vielfach ihre Instrumente selbst oder bringen Instrumente aus ihrer Praxis mit.

Es kommt manchmal sogar vor, dass ein Arzt die Instrumente aus seiner Praxis in einer Plastiktüte in die ZSVA bringt, um sie ´unter der Hand´ aufbereiten zu lassen. Dies muss selbstverständlich unterbunden werden. Durch die Krankenhausleitung ist ordentlich zu regeln, wie mit diesen Instrumenten verfahren wird, wie sie z.b. angeliefert werden müssen und wer die Verantwortung für was trägt. Es kann nicht sein, dass solche Probleme der Aufbereitung ´aufgeladen´ werden.

Die Verantwortung für die ordnungsgemäße Aufbereitung liegt beim Belegarzt als Betreiber der Medizinprodukte. Deshalb müssen Belegärzte, die sich ihre eigenen Instrumente, z.b. Leihinstrumente für die Orthopädie besorgen, einen Vertrag mit dem aufbereitenden Krankenhaus abschließen.

4.3. *Aufbereitung für andere*

Bereitet eine Einrichtung (z.b. Krankenhaus) Medizinprodukte **auch** für andere auf (z.b. für ambulante Praxen oder kleinere Krankenhäuser), so ist darauf zu achten, dass die aufbereiteten Medizinprodukte wieder an den Eigentümer zurückgegeben werden. Andernfalls würde der Aufbereiter per Definition nach § 3 Nr. 11 MPG zum Inverkehrbringer mit allen rechtlichen Folgen werden.

Ist keine eindeutige Zuordnung möglich, so sind die Instrumente entsprechend zu kennzeichnen.

Die Festlegung der Schnittstellen (Übergabe und Rückgabe der Medizinprodukte), der Rechte und Pflichten von Auftraggeber und Auftragnehmer sind nach Nr. 1.1 der RKI-Empfehlung schriftlich zu fixieren.

Anzeigeverfahren

Nach der Neufassung des MPG ist nur die Aufbereitung von Medizinprodukten **ausschließlich** für andere der zuständigen Behörde schriftlich anzuzeigen (nach § 25 Abs.1 MPG), um den Behörden die Überwachung zu ermöglichen.

Nach § 2 der DIMIDI-Verordnung[26] müssen Anzeigen nach § 25 MPG **elektronisch** über das zentrale Erfassungssystem beim DIMDI erfolgen.

Siehe auch: www.dimdi.de > Medizinprodukte

Ursprünglich nahmen die jeweiligen Bezirksregierungen die Anzeigen auf. Da aber jede Einrichtung ihre Dienste auch überregional anbieten kann (z.B. in einem anderen Regierungsbezirk oder sogar einem anderen Bundesland) wurde die aufwändigere elektronischen Erfassung über das DIMDI eingeführt. Hiermit wird nun allen betroffenen Behörden die Möglichkeit gegeben, auf die Daten zuzugreifen.

Wie erfolgt die Anzeige?

Die Art und Weise ist in der Bekanntmachung gemäß § 2 Abs. 3 der DIMDI-Verordnung zu den Modalitäten der Durchführung der Anzeigen nach §§ 20, 24, 25 und 30 des Medizinproduktegesetzes enthalten.

4.4. Aufbereitung durch andere

Es gibt mehrere Möglichkeiten, z.B.:

- Aufbereitung durch einen Externen in der Räumlichkeiten und mit RDG und Sterilisatoren des Krankenhauses als Betreiber der Medizinprodukte (Fremdpersonal z.B. eines Dienstleisters)

- Aufbereitung durch einen Externen auf dem Gelände des Krankenhauses aber in eigenen Räumlichkeiten und mit eigenen Geräten

- Aufbereitung durch einen Externen räumlich getrennt vom Betreiber

In allen 3 Fällen muss ein **ausreichender** schriftlicher Vertrag vorliegen. Dies ist auch erforderlich, wenn nur zeitweise Fremdpersonal in der eigenen ZSVA mitarbeitet.

Externe Aufbereitung
Es sind genaue vertragliche Regelungen insbesondere zur Verantwortlichkeit notwendig.

Vertragsregelungen

Grundsätzlich ist der Betreiber der Medizinprodukte für die Aufbereitung verantwortlich. Um sich gegenüber den jeweiligen Dienstleistern abzusichern, müssen detaillierte Regelungen zumindest für folgendes vorhanden sein:

- Wer trägt die Verantwortung für was?
- Wie müssen die Instrumente übergeben werden? (Schnittstellendefinition in beide Richtungen)
- Wie muss mit Leihinstrumentarium verfahren werden?
- Wie muss mit Instrumentarium verfahren werden, welches bereits teilweise aufbereitet, z.B. aus der Endoskopie angeliefert wird?
- Wer kümmert sich um die Beschaffung, Klassifizierung und Aufbereitbarkeit der Instrumente?
- Wie hat der Transport zu erfolgen?
- Wie sieht es mit der Qualifikation des Personals aus?

4. Verantwortlichkeiten

- Was ist zu tun, wenn etwas nicht ordnungsgemäß abläuft (z.B. Engpässe durch Ausfall eines Sterilisators, Erkrankung von Personal) und welche Vorsorgemaßnahmen sind zu treffen?

4.5. Aufbereitung von Kritisch-C-Instrumenten

Manchmal bereitet eine Einrichtung nur bestimmte Instrumente für andere auf, wenn etwa der Aufwand für einen Betreiber unverhältnismäßig hoch wäre. Dies können problematische mit vCJK/CJK kontaminierte oder nicht thermisch sterilisierbare **Kritisch-C-Instrumente** sein.

Zertifizierung bei Aufbereitung von Kritisch-C-Instrumenten

Kritisch-C-Instrumente
Diese Instrumente verlangen einen hohen Aufwand bei der Aufbereitung. Nach Möglichkeit sind sie deshalb durch dampf-sterilisierbare Medizinprodukte zu ersetzen.

Aufgrund der **Wirkungsgrenzen** nicht-thermischer Sterilisationsverfahren müssen kritische, nicht dampfsterilisierbare Medizinprodukte als Medizinprodukte mit besonders hohen Anforderungen an die Aufbereitung eingestuft werden. Diese werden Kritisch-C-Instrumente genannt (siehe auch Nr. 1.4 und Tabelle1 der RKI-Empfehlung).

Aufbereiter von Kritisch-C-Medizinprodukten müssen ein **Qualitätsmanagementsystem** für die Aufbereitung nachweisen und sich von einer von der ZLG[27] akkreditierten (benannten) Stelle zertifizieren lassen. Grundlage der Zertifizierungen ist die DIN EN ISO 13485 in Verbindung mit der RKI-Empfehlung.

Derzeit gibt es nur wenige akkreditierte Einrichtungen, welche die Aufbereitung von Kritisch-C-Medizinprodukten zertifizieren dürfen. Durch andere Einrichtungen ausgestellte Zertifikate besitzen keine Vermutungswirkung in Hinblick auf die Erfüllung der gesetzlichen Anforderungen.[28]

Die von der ZLG ausgestellten Zertifikate sind einsehbar, unter: www.zlg.de > Akkreditierte Stellen > Liste der akkreditierte Zertifizierungsstellen, QM-Systeme - Geltungsbereich "Aufbereitung".

5. Qualifikation des Personals für die Aufbereitung

Die MPBetreibV fordert nur allgemein eine ausreichende Sachkunde ohne diese genauer zu definieren. Es wird deshalb im folgenden Kapitel ausführlich darauf eingegangen.

5.1. Grundsätzliches

Bereits die 1982 veröffentlichte DIN 58946-6 zum Betrieb von Dampf-Großsterilisatoren fordert, dass das Personal vom Hersteller für diese Aufgabe geschult und mit der Bedienungsanleitung vertraut sein muss. Bei einem Personalwechsel muss eine persönliche Unterweisung und Einweisung in die Bedienung erfolgen und in das Gerätebuch eingetragen werden.

> **Fachwissen für die Aufbereitung**
>
> Die Aufbereitung von Medizinprodukten verlangt ein hohes Maß an Wissen und somit eine dementsprechende **Ausbildung** des Personals.

Nach Nr. 1.1 der RKI-Empfehlung kann nur ausreichend qualifiziertes Personal die verantwortungsvolle Tätigkeit in einer Sterilgutversorgungsabteilung übernehmen. Bei den Anforderungen an die Fachkunde müssen auch die aufzubereitenden Medizinprodukten berücksichtigt werden. Zusätzlich muss je nach Verantwortlichkeit (Leitung/Stellvertreter ZSVA, Schichtleiter, Freigabe-Beauftragter, sonstige Mitarbeiter) eine entsprechende Sachkunde vorhanden sein.

Hinweis:

Die RKI-Empfehlung gilt als aktueller Stand des Wissens und der Technik und wird von Gerichten in Schadensfällen als Standard zugrunde gelegt.

Festlegung der erforderlichen Qualifikation

Welche Qualifikation das Personal haben muss, ist schriftlich festzulegen. Außerdem sind regelmäßige dokumentierte Unterweisungen anhand eines Schulungsplanes (Arbeitsschutz, Hygiene) durchzuführen. Siehe auch § 12 ArbSchG, § 12 BioStoffV und Nr. 1.1 der RKI-Empfehlung.

Die RKI-Empfehlung enthält keine Vorgaben zur Dauer der ´Ausbildung´. Sie verweist nur im Anhang A auf die Ausbildungsrichtlinien der DGSV. Beachtenswert ist, dass in der Tabelle 1 für die Aufbereitung von Kritisch-B oder Kritisch-C Medizinprodukten der Nachweis einer anerkannten Ausbildung zum Sterilgut-Assistenten (Kurs I der DGSV) gefordert wird.

5.2. Erforderliche Sachkunde

Die erforderliche Sachkunde[29] wurde durch die Projektgruppe 'RKI-Empfehlung' genauer definiert. Damit ist eine sinnvolle Abstufung der erforderlichen Fach- bzw. Sachkunde in Anlehnung an die RKI-Empfehlung entstanden. Es ist geplant, diese Anforderungen auf der Internetseite des BfArM/DIMDI zu veröffentlichen. Die Kategorien A bis C wurden in Anlehnung an die Einstufung der Medizinprodukte zur groben Unterscheidung der Anforderungen eingeführt. Es muss beachtet werden, dass es geringfügige Abweichungen innerhalb der Kategorie B für Semikritisch-B und Kritisch-B Instrumente gibt, da für die Sterilisation zusätzliche Kenntnisse vorhanden sein müssen.

Tabelle 2 a

Kategorie der Anforderungen an Aufbereitungseinheiten für Medizinprodukte	A	B
Einstufung der aufzubereitenden MP	Unkritisch *), **Semikritisch-A,** **Kritisch-A**	(Unkritisch *), Semikritisch A, Kritisch A sowie insbesondere:) **Semikritisch-B**
Qualifikation des Personals nach § 4 Abs. 3 MPBetreibV	bei Personal **ohne einschlägige Berufsausbildung:** Lehrgang in Anlehnung an Inhalt und Umfang des Lehrganges Fachkunde I der DGSV; bei Personal **mit Nachweis** einer einschlägigen Ausbildung: fachspezifische Fortbildung in Abhängigkeit von praktischer Tätigkeit und MP-Spektrum	fachspezifische Sachkunde (z.B. Endoskopie)
Beispiele für die Anwendung der aufbereiteten Medizinprodukte	Verbandwechsel, (zahn-) ärztliche Untersuchung und Behandlung (ohne z.B. Hand- und Winkelstücke)	Endoskopie, zahnärztliche Untersuchung
Beispiele für betroffene Einrichtungen	Arzt- und Zahnarztpraxen **)	Einrichtungen für das ambulante Operieren, Zahnarztpraxen, Krankenhäuser

5. Qualifikation

Tabelle 2 b

Kategorie der Anforderungen an Aufbereitungseinheiten für Medizinprodukte	B	C
Einstufung der aufzubereitenden MP	(Unkritisch a), Semikritisch A, Kritisch A sowie insbesondere:) **Kritisch-B**	(Alle Gruppen sowie insbesondere:) **Kritisch-C**
Qualifikation des Personals nach § 4 Abs. 3 MPBetreibV	ZSVA: Sachkenntnis entsprechend Leitung: Fachkunde III, ggf. Fachkunde II Schichtleitung: Fachkunde II Mitarbeiter: mindestens Fachkunde I der DGSV **Facharztpraxen:** bei eingeschränktem MP-Spektrum fachspezifische Sachkunde	**Fachkundiger Qualitätsmanager:** Sachkenntnis entsprechend Leitung und Stv.: Fachkunde III Schichtleitung: Fachkunde II Mitarbeiter unreiner Bereich: Fachkunde I und II Mitarbeiter Packzone: Fachkunde II der DGSV
Beispiele für die Anwendung der aufbereiteten Medizinprodukte	invasive Eingriffe/ Operationen (auch zahnärztliche)	invasive Eingriffe/ Operationen unter Anwendung von Medizinprodukten der Gruppe Kritisch C bzw. deren Aufbereitung für andere
Beispiele für betroffene Einrichtungen	Einrichtungen für das ambulante Operieren, Zahnarztpraxen, Krankenhäuser	ausgewählte Krankenhäuser, Aufbereiter für andere ***)

*) Werden **nur** unkritische Medizinprodukte aufbereitet, kommen die hier formulierten Anforderungen zur Qualitätssicherung (Freigabeentscheidung), den baulichen Anforderungen, der Qualifikation des Personals und der technischen Ausstattung nicht zur Anwendung

**) ausgenommen Endoskopie (z.B. Gastro-Enterologie; Pulmologie; Urologie; HNO) und operative Tätigkeiten (siehe Kategorie B)

***) Anzeigepflicht nach MPG beachten

„Modell Bayern"

Aufgrund von Rückfragen aus den Ämtern war es sinnvoll, diese Abstufung bezüglich der Qualifikation des Personals detaillierter auszuführen. Dieses „Modell Bayern" wurde an die bayerischen Gewerbeaufsichtsämter verteilt.

Tabelle 3 a

Für examinierte Krankenschwester/-pfleger, Kinderkrankenschwester/-pfleger, ausgebildete Arzt-/Zahnarzthelferin bei **fachbezogenem** Einsatz sowie Mitarbeiter mit OP-Fachweiterbildung gilt folgende Tabelle in Abhängigkeit der Tätigkeit (als verantwortliche Person, Stellvertretung oder Mitarbeiter):

Tätigkeit	Semikritisch-A, Kritisch-A	Semikritisch-B
Verantwortliche Person, Stellvertretung	Nachweis von Kenntnissen oder Sachkunde	Fachspezifische Sachkunde oder Fachkunde I oder Vergleichbares
Sonstige Mitarbeiter	Nachweis von Kenntnissen oder Schulung/ Unterweisung durch Person mit ausreichender Sachkunde abgestimmt auf MP (Nachweis) *)	Nachweis von Kenntnissen oder Schulung/ Unterweisung durch Person mit ausreichender Sachkunde abgestimmt auf MP (Nachweis) *)
	Kritisch-B	**Kritisch-C**
Verantwortliche Person, Stellvertretung	Fachspezifische Sachkunde oder Fachkunde I + spezifische Instrumentenkunde in ZSVA: Fachkunde II oder Vergleichbares	Fachkunde III oder Vergleichbares
Sonstige Mitarbeiter	Fachspezifische Sachkunde oder Fachkunde I oder Vergleichbares	Fachkunde II oder Vergleichbares **)

5. Qualifikation

Tabelle 3 b

Für Personen, die keine der vorgenannten Ausbildungen besitzen, müssen höhere Anforderungen an die Sachkunde gestellt werden:

Tätigkeit	Semikritisch-A, Kritisch-A	Semikritisch-B
Verantwortliche Person, Stellvertretung	Fachkunde I oder Vergleichbares	Fachkunde I oder Vergleichbares
Sonstige Mitarbeiter	zumindest Schulung/ Unterweisung durch Person mit ausreichender Sachkunde abgestimmt auf MP (Nachweis)	Fachkunde I oder Vergleichbares
	Kritisch-B	**Kritisch-C**
Verantwortliche Person, Stellvertretung	Fachkunde II oder Vergleichbares	Fachkunde III oder Vergleichbares
Sonstige Mitarbeiter	Fachkunde I oder Vergleichbares	Fachkunde II oder Vergleichbares **)

*) Diese Abstufung ermöglicht grundsätzlich auch interne Schulungen durch gute Mitarbeiter oder die Kombination von internen/externen Weiterbildungsmaßnahmen. Im Einzelfall kann bei nicht ausreichender Sachkunde trotzdem eine weitergehende Qualifizierung gefordert werden.

**) Es werden wie bei der Empfehlung der Projektgruppe für Tätigkeiten im unreinen Bereich Mitarbeiter Fachkunde I zugelassen, wenn gleichzeitig auch Mitarbeiter Fachkunde II vorhanden sind.

Definition der in der Tabelle verwendeten Begriffe:

Fachkunde:
z.B. 80-stündiger DGSV-Fachkundekurs

Sachkunde:
z.B. 40-stündiger DGSV-Sachkundekurs,
siehe auch: 5.3 Erlangung der Sachkunde sowie 5.4 DGSV-zertifizierte Kurse

Fachspezifische Sachkunde:
z.B. 40-stündiger DGSV-Sachkundekurs, abgestimmt auf das verwendete Instrumentarium (z.B. Endoskopie) oder DGSV-Sachkundekurs (nicht fachspezifisch) sowie Zusatzqualifikation z.B. durch Hersteller der Instrumente sowie Hersteller der verwendeten Aufbereitungsverfahren

Nachweis von Kenntnissen:
z.B. 20-stündiger Kurs zur Erlangung von Kenntnissen (wird derzeit noch nicht angeboten)

Definition der ausreichenden Sachkenntnis

In den vorgenannten Tabellen wird zwischen **Fachkunde** sowie **Sachkunde** (fachspezifische Sachkunde, Nachweis von Kenntnissen, Schulung/Unterweisung durch Person mit ausreichender Sachkunde abgestimmt auf Medizinprodukte) unterschieden.

Für nicht fachkundiges Personal gibt es bereits die anerkannten Fachkundekurse.

Für ausgebildetes Personal (z.B. ausgebildete Arzthelferinnen) gibt es zwar Sachkundekurse, diese sind aber derzeit nicht immer auf das verwendete Instrumentarium sowie die Art der Anwendung abgestimmt.

Beispielsweise müssen für eine Allgemeinarztpraxis, die nur Semikritisch-A Instrumente aufbereitet und z.B. Einmalnadeln (anstatt Aufbereitung von Kritisch-A Nadeln) verwendet, geringere Anforderungen an die Sachkenntnis gestellt werden. Für diese Praxis wäre der angebotene Sachkundekurs zwar gut, aber nicht notwendig.

Bei einer Arztpraxis, die endoskopisch tätig ist und sowohl Semikritisch-B als auch Kritisch-B aufbereitet, sind die angebotenen Kurse zu **wenig spezifisch**, da nicht auf die Besonderheiten dieser aufwändig aufzubereitenden Instrumente eingegangen wird. Sie benötigen zumindest eine speziell auf die Endoskopie zugeschnittene Sachkunde oder die optimal darauf ausgerichtete Fachweiterbildung Endoskopie.[30]

Das Ziel der Schulungsmaßnahmen muss deshalb auf die Anforderungen abgestimmt sein.

Handlungsanleitung für die Sachkunde

Die Projektgruppe ´RKI-Empfehlung´ hat eine Handlungsanleitung erarbeitet, um Kursteilnehmern, Kursträgern, Dachverbänden sowie Behörden die Feststellung zu erleichtern, ob ein Kurs als Sachkundekurs geeignet ist bzw. was dem Personal entsprechend zu vermitteln ist. Damit sind unabhängig von genauen Zeitvorgaben gezielte praxisgerechte Schulungen möglich.

Es ist geplant, diese Anforderungen auf beim BfArM/DIMDI zu veröffentlichen.

5. Qualifikation

Tabelle 4 Handlungsanleitung Sachkenntnis

„Anforderungen an die Sachkenntnis des mit der Aufbereitung betrauten Personals in Aufbereitungseinheiten gemäß der Kategorien A und B" (in Arzt-, Zahnarztpraxen, Facharztpraxen sowie Einrichtungen für das ambulante Operieren)
1. **Ohne Nachweis** einer Ausbildung zum Arzthelfer/zur Arzthelferin (zum Medizinischen Fachangestellten/zur Medizinischen Fachangestellten) bzw. zum Zahnmedizinischen Fachangestellten/zur Zahnmedizinischen Fachangestellten ist eine fachspezifische Fortbildung in Anlehnung an den Lehrgang Fachkunde I gemäß den Richtlinien der DGSV erforderlich.

2. **Mit Nachweis** einer erfolgreich abgeschlossenen Ausbildung zum Arzthelfer/zur Arzthelferin (zum Medizinischen Fachangestellten/zur Medizinischen Fachangestellten) bzw. zum Zahnmedizinischen Fachangestellten/zur Zahnmedizinischen Fachangestellten ist eine Fortbildung erforderlich, um die Sachkenntnis in Bezug auf die Aufbereitung zu erlangen.
 	
Die Fortbildung soll fachgruppenspezifisch durchgeführt werden und folgende <u>Lerninhalte</u> vermitteln:
 	
  ▪ Instrumentenkunde (<u>fachgruppenspezifisch</u>)
  ▪ Kenntnisse in Hygiene/Mikrobiologie (einschließlich Übertragungswege)
  ▪ Risikobewertung und Einstufung von Medizinprodukten gemäß RKI-Empfehlung
  ▪ <u>Schwerpunkte der Aufbereitung:</u>
     - sachgerechtes Vorbereiten (Vorbehandeln, Sammeln, Vorreinigen, Zerlegen)
     - Reinigung / Desinfektion, Spülung und Trocknung
     - Prüfung auf Sauberkeit und Unversehrtheit
     - Pflege und Instandsetzung
     - Funktionsprüfung
     - Kennzeichnung
     - Verpackung und Sterilisation
     - dokumentierte Freigabe der Medizinprodukte zur Anwendung / Lagerung
  ▪ Räumliche und organisatorische Aspekte der Aufbereitung
  ▪ Erstellen von Verfahrens- und Arbeitsanweisungen zur Aufbereitung
  ▪ Rechtskunde (MPG, MPBetreibV, BioStoffV)

Die Fortbildung umfasst eine **theoretische** und **praktische Kenntnisprüfung**.

> **Dauer der Ausbildung**
>
> Weder die MPBetreibV noch die RKI-Empfehlung enthalten Vorgaben zur Dauer der ´Ausbildung´, denn nicht die ´**Masse**´ macht es, sondern die ´**Klasse**´.

Auffälliges

Allgemein fällt bei vielen Sach- und Fachkundekursen unabhängig vom Veranstalter auf, dass gemäß dem aktuellen Rahmenlehrplan der DGSV zu wenig **praktische** und **fachspezifische** Instrumentenkunde vorkommt, z.B. für Kieferchirurgie, Arthroskopie, Augen-OP.

Außerdem wird zu wenig darauf eingegangen, wie man diese Instrumente ordentlich aufbereitet (insbesondere Reinigung und Inspektion). Auch bei einem nicht fachspezifischen Kurs wäre eine kleine Auswahl von Instrumenten verschiedener Fachrichtungen möglich und sinnvoll. Außerdem ist es zweckmäßig eine in Arztpraxen übliche Aufbereitungseinheit zu besichtigen.

Fehlendes Problembewusstsein bei mangelnder Sachkunde

Immer wieder ist festzustellen, dass es insbesondere bei unzureichender Sachkunde am Problembewusstsein fehlt.

Beispiel **Bohrfutter**

Vielen ist gar nicht bewusst, dass ein nicht zerlegbares Bohrfutter komplex aufgebaut ist, denn man kann nicht hineinsehen. Wenn dem Personal aber praktisch gezeigt wird, wie kompliziert ein Bohrfutter aufgebaut ist und wo überall sich Verschmutzungen festsetzen können, wird viel bewusster damit umgegangen und nach Lösung des Problems gesucht.

Verständigungsprobleme

Nicht ausreichend sprachkundiges Personal ist in der Aufbereitung allenfalls für ganz einfache Tätigkeiten geeignet, da die Aufbereitung ein hohes Wissen verlangt. Es muss dabei berücksichtigt werden, dass die hygienischen Anforderungen durch Verständigungsprobleme aufgrund mangelnder Sprachkenntnis zunichte gemacht werden dürfen.

5.3.   Erlangung der Sachkunde

Die RKI-Empfehlung verweist im Anhang A hinsichtlich der Ausbildung des Personals auf die Ausbildungsrichtlinien der DGSV (Deutsche Gesellschaft für Sterilgutversorgung e.V., siehe auch www.dgsv-ev.de). Trotzdem ist die Ausbildung zum Sterilgutassistenten der DGSV (noch) nicht offiziell anerkannt. Rechtlich kann der Besuch dieser Kurse nicht verlangt werden. Dennoch kann mit Besuch dieser Kurse der **Nachweis** über die **ausreichende Sachkunde erbracht** werden.

Der Nachweis ist auch auf andere Art und Weise möglich, obwohl dies bisher nur in wenigen Fällen möglich war.

Hausinterne Schulungen

Beispielsweise könnte ein Hygieneinstitut eine ´Schulungsreihe´ mit der zuständigen Behörde abstimmen, bei der in mehreren Tagesschulungen im Laufe von Monaten immer wieder gezielte Schulungen zu den genannten Einzelthemen behandelt werden. Damit ist eine Schulung des Personals möglich, ohne die ZSVA über zwei Wochen ´stillzulegen´.

Wird dese Veranstaltung in der jeweiligen Einrichtung durchgeführt, kann auf die dort verwendeten Instrumenten und die vorhandenen Rahmenbedingungen eingegangen werden und ein sehr guter **Praxisbezug** erreicht werden.

Es können zu Teilgebieten auch hausinterne Schulungen durch gute ausreichend fachkundige Personen erfolgen. Die Schulungsmaßnahmen sind mit Angabe der durchführenden Person, der Teilnehmer und der Themen schriftlich zu dokumentieren, um auch gegenüber der Behörde einen Nachweis zu erhalten.

Besonderheiten für Krankenhäuser

Da in den Krankenhäusern ein großes Spektrum an verschiedenen Medizinprodukten angewandt wird, reicht die einfache Sachkunde nicht aus. Deshalb muss der fachlich Verantwortliche (Leitung der ZSVA) und sein Stellvertreter zumindest den Kurs I und II der DGSV oder Vergleichbares haben.

Hierbei dürfen die Schichtleiter (z.B. für Wochenend- oder Nachtdienst) nicht vergessen werden. Auch sie müssen zumindest den Kurs I und II der DGSV oder Vergleichbares besitzen, denn bei Abwesenheit der ZSVA-Leitung kann kein niedrigeres Niveau bei der Aufbereitung akzeptiert werden. Es kommt vor, dass z.B. am Wochenende OP-Personal ohne entsprechende Qualifikation die Schichtleitung oder auch die Aufbereitung übernimmt.

Der allgemeine Kenntnisstand der Mitarbeiter muss zumindest dem Kurs I der DGSV oder Vergleichbarem entsprechen. Gerade in der ZSVA ist häufig ungelerntes und fachfremdes Personal tätig. Es ist deshalb ein erhöhter Wert auf entsprechende Fortbildungsnachweise zu legen.

Besonderheiten für ambulant operierende Praxen und Tageskliniken

Examinierte Krankenschwestern/-pfleger, Kinderkrankenschwester/-pfleger sowie berufsausgebildete Arzt-/Zahnarzthelferinnen, die in niedergelassenen, operativ tätigen Praxen oder Praxiskliniken mit speziellem Patientenprofil unter direkter Anleitung und Kontrolle eines Facharztes arbeiten, bedürfen nur einer spezialisierten Vermittlung der vom Gesetzgeber geforderten Sachkunde[31].

Dabei ist aber zu berücksichtigen, dass die Ausbildung von Arzthelferinnen nur auf die einfachsten MP ausgerichtet ist, deshalb haben sie kaum Kenntnisse für Aufbereitung Semikritisch-B/Kritisch-B.

Besonderheiten für Zahnarztpraxen

Derzeit sind in einigen Bundesländern die Lehrplanrichtlinien und die Verordnung über die Berufsausübung zur zahnmedizinischen Fachangestellten bezüglich der hygienischen Aufbereitung von Medizinprodukten noch unzureichend. Es werden nur allgemeine Hygienemaßnahmen wie ´Persönliche Hygiene´ oder ´Mikroorganismen´ oder ´Abfalltrennung´ behandelt. Die Aufbereitung wird mit keinem einzigen Wort genannt.

Aufgrund der Bedeutung der Aufbereitung, der dazu notwendigen Sorgfalt, der Vielzahl der Instrumente sowie der verschiedenen Aufbereitungsmöglichkeiten ist die in § 4 MPBetreibV geforderte Sachkenntnis deshalb durch entsprechende Fortbildungsmaßnahmen nachzuweisen.

Aufbereitung unter direkter Anleitung und Kontrolle eines Arztes

Es ist zu berücksichtigen, dass Medizinstudenten nur in einer[32] Unterrichtsstunde etwas zu den Grundzügen der Aufbereitung erfahren. Aus diesem Grunde kann ein Arzt aufgrund seiner Ausbildung kaum ermessen, was hinter der Aufbereitung alles steckt und welcher Aufwand hierfür nötig ist. Damit wird jedem klar, dass der Arzt in der Arztpraxis, der eigenverantwortlich über die Aufbereitung wachen soll, mit diesem Thema häufig überfordert ist.

5.4. DGSV-zertifizierte Kurse

Es gibt verschiedene, durch die DGSV zertifizierte Kurse. Dabei wird zwischen Sachkundekursen für fachkundiges Personal (wie z.B. Zahnmedizinische Assistentinnen) und Fachkundekursen, die auch für fachfremdes Personal unter gewissen Voraussetzungen geeignet sind, unterschieden. Durch die geplanten Änderungen der Ausbildungsrichtlinien der DGSV werden die zu-

5. Qualifikation

künftigen Anforderungen vermutlich „nach oben" abweichen.

Fachkunde I

Dauer	80 Stunden (Theorie + Praxis)
Zielgruppe	Mitarbeiterinnen / Mitarbeiter, die mit der Aufbereitung von Medizinprodukten betraut sind
Zulassungs-voraussetzungen	Keine; Praxiserfahrung in einer Sterilgutversorgung empfehlenswert
Prüfungszulassung	Regelmäßige Teilnahme am Unterricht

Fachkunde II

Dauer	80 Stunden (Theorie + Praxis)
Zielgruppe	Mitarbeiterinnen / Mitarbeiter, mit erweiterter Aufgabenstellung (z.b. Stellvertreter ZSVA)
Zulassungs-voraussetzungen	Zeugnis einer von der DGSV akkreditierten Bildungsstätte sowie Zertifikat der DGSV / SGSV für Fachkunde I
Prüfungszulas-sung	Regelmäßige Teilnahme am Unterricht und Nachweis über erbrachte Hospitationseinsätze
Fachbereiche	Anästhesie-Endoskopie-Operationsabteilung, Intensivpflege, Ambulanz/ Notaufnahme/ Rettungsstelle

Fachkunde III

Dauer	160 Stunden (Theorie + Praxis)
Zielgruppe	Leiterinnen / Leiter in Abteilungen, die mit der Aufbereitung von Medizinprodukten betraut sind
Zulassungs-voraussetzungen	Zeugnis Zertifikat einer von der DGSV akkreditierten Bildungsstätte sowie Zertifikat der DGSV / SGSV für Fachkunde II
Prüfungszulas-sung	Regelmäßige Teilnahme am Unterricht und Nachweis über erbrachte Hospitationseinsätze

Der Fachkundekurs III der DGSV ist zwar sinnvoll für die **Leitung** der ZSVA, kann aber nach der MPBetreibV als Sachkunde für die Aufbereitung nicht gefordert werden, da hier insbesondere betriebswirtschaftliche und rechtliche Aspekte im Vordergrund stehen.

Fachspezifische Sachkunde

Dauer	je 40 Stunden Lehrgangsteil A und B *)
Zielgruppe	ausgebildete Angehörige medizinischer Assistenzberufe (dazu gehören Angehörige der Berufsgruppen „Arzthelfer/in, Krankenpfleger, Krankenschwester, Krankenpflegehelfer/-helferinnen und ähnliche
Zulassungs-voraussetzungen	genannte Ausbildung
Prüfungszulassung	Regelmäßige Teilnahme am Unterricht

*) Teil A:
Aus dem Rahmenlehrplan für den Fachkunde-Lehrgang I wurden für den Teil A alle Teile herausgenommen, die für die Tätigkeit in Arztpraxen nicht als zwingend erforderlich erscheinen.

Teil B:
Er dient dazu, nach erfolgreichem Abschluss der Lehrgangsteile A und B die Bezeichnung Technischer Sterilisationsassistent (Fachkunde I) zu führen. Damit könnte eine Arzthelferin auch in einer ZSVA tätig werden.

Empfehlung

Zumindest die leitenden Mitarbeiter sollen außerdem eine dem Bereich entsprechende Fachweiterbildung absolviert haben, die die Vorgehensweise bei der Aufbereitung spezifischer Medizinprodukte mit einschließt (z.B. Endoskopie, Dialyse, Operationsdienst usw.).

5.5. Sonstiges

Weiterbildungslehrgang Operationsdienst

Für den Leiter bzw. dem Stellvertreter einer ZSVA ist dieser Kurs bei weitem nicht ausreichend. Für die Mitarbeit in der ZSVA bietet der Kursteil über 40 Stunden des Weiterbildungslehrganges Operationsdienst zwar eine gute Grundlage, ist aber durch zusätzliche Schulungen zu ergänzen, denn er behandelt das Thema Aufbereitung nur ganz allgemein.

Im Gegensatz zu den von der Projektgruppe und der DGSV definierten Anforderungen an die Sachkunde beim 80stündigen DGSV-Kurs fehlen so wichtige Themen wie z.B. die Instrumentenkunde, Verpackung, Beladung RDG und Sterilisator. Deshalb ist dieser Kurs als alleiniger Ersatz für den DGSV-Kurs I oder II nicht ausreichend und muss durch weitere fachspezifische Fortbildungsmaßnahmen (intern oder extern) ergänzt werden.

Es muss leider angesprochen werden

Wie überall gibt es auch hier 'schwarze Schafe'. Wenn der angebotene Kurs nicht von der DGSV anerkannt wurde, im Zweifelsfall lieber die Finger davon lassen oder mit der zuständigen Behörde sprechen. Leider kommt es manchmal auch bei anerkannten Kursanbietern vor, dass in den Kursen unseriöse Firmenvertreter reine Verkaufsveranstaltungen durchführen und z.b. ihre Sterilgutcontainer anpreisen und gleichzeitig vermitteln, dass eine Schlauchverpackung der Konkurrenz nicht mehr zulässig ist. Manchmal wird auch mangels Wissen das Falsche erzählt. Falls Ihnen so etwas passiert, sprechen Sie mit dem Betreffenden und melden es ggf. dem Kursanbieter, dem Zertifizierer oder auch der zuständigen Behörde.

Kosten sparen durch fachkundiges Personal

Aufgrund der Bedeutung ist eine moderne ZSVA zumindest eine der Herzkammern eines Klinikums.[33] Personal mit Fachverstand, also z.b. mit Fachkunde zum Sterilgutassistenten, erspart den Kliniken langfristig Kosten bei verbesserter Leistung, denn fachkundiges Personal hat mehr Weitblick.

Personalressourcen

Bei der Planung der Personalkapazitäten sind auch vorhersehbare Ausfällen durch Urlaub, Krankheit usw. einzuplanen. Es muss deshalb ausreichendes entsprechend ausgebildetes Personal vorgehalten werden.

Bei der personellen Ausstattung ist zudem zu berücksichtigen:

- die fachliche Qualifikation des Personals
- Stresssituationen, z.B. durch ungünstige Arbeitsabläufe oder schlechtes Arbeitsklima
- schlechte Rahmenbedingungen, z.B. durch unzureichende Klimatisierung der Bereiche
- fehlendes Personal am Wochenende und bei Notfällen *)

*) Um erhebliche zeitliche Verzögerungen bei der Reinigung zu vermeiden, ist es sinnvoll, einen ZSVA-Bereitschaftsdienst einzurichten oder die OP-Mitarbeiter z.B. durch Mitarbeit in der ZSVA soweit zu schulen, dass sie die manuellen und maschinellen Bearbeitungsschritte, bei Nacht oder auch am Wochenende ausreichend fachkundig durchgeführt werden können.

Es gibt Einrichtungen, bei denen muss jeder OP-Mitarbeiter in regelmäßigen Abständen in der ZSVA mitarbeiten, um die Abläufe kennen zu lernen.

Damit lassen sich insbesondere in kleinen ZSVA auch Engpässe beim Personal leichter überbrücken. Dies ist von immenser – aber häufig leider unterschätzter – Bedeutung. Das Bewusstsein hierfür ist leider oft nicht vorhanden.

> **Was nützt das bestausgebildete Personal, wenn es nicht da ist?**
>
> Für diese Fälle muss man vorsorgen, damit nicht in ´Notzeiten´ die Qualität darunter leidet.

6. Räumlichkeiten und Ausstattung sowie Hygienemaßnahmen

Die Räumlichkeiten sind so zu gestalten, dass ein logischer Ablauf der Tätigkeiten möglich ist. Hierbei ist das dort tätige fachkundige Personal einzubinden. Das gleiche gilt für die Ausstattung der Räumlichkeiten. Anfängliche Kosteneinsparungen bei der Anschaffung können z.B. durch ungünstige zeitintensive Tätigkeiten mehr als zunichte gemacht werden, beispielsweise wenn ein weiterer Umpackarbeitsschritt notwendig wird.

> **Kosten sparen**
>
> Nicht jede günstige Anschaffung spart auf Dauer Kosten. Durch zusätzlich notwendige manuelle Tätigkeiten oder Fehlbedienungen können sich die anfänglichen Einsparungen als sogar teurer erweisen.

6.1. Anforderungen an die baulich-funktionelle Ausstattung

In der RKI-Empfehlung sind keine baulich-funktionellen Anforderungen an die Aufbereitungseinheiten enthalten. Nur die alte Anlage zu Nr. 4.4.1 der RKI-Richtlinie ´Anforderungen der Hygiene an die funktionelle und bauliche Gestaltung von Sterilisationseinheiten´[34] enthält hierzu Vorgaben.

Die erforderliche baulich-funktionelle Ausstattung wurde deshalb durch die Projektgruppe ´RKI-Empfehlung´ genauer definiert. Damit ist eine sinnvolle Abstufung der notwendigen Anforderungen in Anlehnung an die RKI-Empfehlung entstanden. Diese Anforderungen wurden auch auf der Internetseite des BfArM/DIMDI veröffentlicht werden.[35]

Tabelle 5

Kategorie*)	A	B	C
Einstufung der aufzu-bereiten-den MP	maximal: **Semikritisch-A, Kritisch-A**	maximal: **Semikritisch-B Kritisch-B**	maximal: **Kritisch-C**
baulich-funktionelle Anforderungen	eigener Bereich Zonentrennung in Unrein - Rein - Lagerung (ggf. zeitliche Trennung möglich)	eigene Aufbereitungsräume Bereichstrennung in Unrein - Rein - Lagerung	jeweils eigene Räume für Unrein - Rein - Lagerung **) spezielle Anforderungen je nach notwendigem technischen Aufwand

Kategorie*)	A	B	C
Technische Ausstattung	je nach Aufbereitungsprofil (ggf. RDG, Ultraschall-Reinigungsgerät)	je nach Aufbereitungsprofil RDG, ggf. RDG (-E) Ultraschall-Reinigungsgerät Siegelgerät geeignetes Prüfinstrumentarium geeigneter Steri	je nach Aufbereitungsprofil RDG, ggf. RDG (-E) Ultraschall-Reinigungsgerät Siegelgerät geeignetes Prüfinstrumentarium Geräte für spezielle Sterilisationsverfahren

*) Zur Unterscheidung der Kategorien der Anforderungen an Aufbereitungseinheiten für Medizinprodukte sowie Beispiele für die Anwendung der aufbereiteten Medizinprodukte sowie betroffene Einrichtungen siehe Tabelle 2 unter 5.2 Erforderliche Sachkunde.

**) bei Neu-, Zu- und Umbauten, möglichst auch bei bestehenden Einrichtungen

6.2. Räumliche Trennung

Die verschiedenen Bereiche (Zonen)

Unrein   Rein und   **Steril** (Abkühl-, Sterilgutlagerbereich)

müssen räumlich klar voneinander getrennt sein. Nur so ist ein vernünftiges Arbeiten auch bezüglich der einzuhaltenden Hygienemaßnahmen möglich. In großen Zentralsterilisationseinheiten wird die räumliche Trennung mittels Durchladegeräten erreicht.

Die Arbeitsflächen sind so zu gestalten, dass eine logische Arbeitsabfolge möglich ist und eine Rekontamination der desinfizierten oder sterilisierten Medizinprodukte ausgeschlossen ist.

Die Gefahr einer Kreuzkontamination muss durch Vermeidung von sich kreuzenden Transportwegen und Verkehrswegen des Personals vermieden werden.

Räume, Flächen und Apparate für die Medizinprodukteaufbereitung sollen ausschließlich zu diesem Zweck genutzt werden. Eine multifunktionelle Nutzung des Aufbereitungsraumes, z.B. als Abstellfläche, Putzmittellager oder Durchgangsverkehrsfläche ist aus infektionspräventiven Gründen (Rekontaminationsgefahr) und aus Gründen der Arbeitssicherheit grundsätzlich nicht zulässig.

6. Räumlichkeiten

Je nach Notwendigkeit sind Flächen vorzusehen, für:

- Anlieferung
- Vorreinigung von Medizinprodukten
- Ultraschallreinigung
- Reinigung/Desinfektion der Transportbehälter
- Reinigung/Desinfektion der Medizinprodukte und ggf. Zwischenlagerung
- Inspektion, Wartung, Pflege sowie Verbrauchsgegenständen und Pflegemittel
- Verpackung und ggf. Zwischenlagerung
- Abkühlzone, Sterilgutlager (staubgeschützt) oder Übergabezone

Fußboden- und Wandflächen müssen fugendicht, leicht abwaschbar und mit Desinfektionsmittel und -verfahren desinfizierbar sein.

Bei der Gestaltung der Räumlichkeiten muss ggf. auch ein (teilweiser) Wochenendstillstand berücksichtigt werden.

Ersatzmaßnahmen

Kann eine ausreichende räumliche Trennung nicht eingehalten werden, sind Ersatzmaßnahmen hinsichtlich einer Trennung von Unrein- und Reinbereich vorzusehen, z.B. mittels mobilen Trennwänden als Spritzschutz.

Die Trennung zwischen Bereichen mit unterschiedlichen Anforderungen an die Keimarmut kann erreicht werden, durch:

- Raumtrennung
  (räumliche Trennung der Bereiche Unrein, Rein, Steril)
- funktionelle räumliche Trennung innerhalb eines Raumes mit ausreichenden, erkennbaren Abstandsflächen
- nur in Ausnahmefällen zulässig:
  zeitliche / betrieblich-organisatorische Trennung in Verbindung mit geeigneter Zwischenreinigung der Arbeitsflächen

Hinweise für eine ungünstige Nutzung

Folgende Probleme können auf eine ungünstige Gestaltung der Arbeitsabläufe oder eine ungeeignete räumliche oder apparative Ausstattung hinweisen:

- Eingeschränkte Bewegungsfreiheit am Arbeitsplatz
- Große Mengen an benutzten Instrumentensieben im Anlieferbereich
- Stau der Siebe, Container vor den RDG oder Sterilisatoren
- Sich kreuzende Wege

- Häufiger Wechsel der Mitarbeiter zwischen den einzelnen Zonen

Förderrichtlinien	Räumliche Probleme
Die Förderrichtlinien z.B. der Bezirksregierungen sehen nur sehr knapp bemessene Räumlichkeiten vor. Eine ordentliche Aufbereitung wäre nur bei einem optimalen Arbeitsablauf möglich, der aber in der Praxis kaum vorkommt. Wenn ein Krankenhaus nun seine Räumlichkeiten nicht entsprechend großzügiger gestaltet, werden immer wieder ´Personal-Ressourcen fressende´ Staus auftreten. Somit kann hiermit nicht ständig gewährleistet werden, dass ´validiert´ aufbereitet wird.	Insbesondere bei dezentralen Aufbereitungseinheiten gibt es häufig keine ausreichende räumliche Trennung zwischen unrein und rein, die verschiedene Ursachen haben. Es kommt vor, dass durch die immer höhere Anzahl an verwendeten MP oder immer kürzeren Operationszeiten und somit kürzeren Durchlaufzeiten (z.B. oft nur wenige Minuten dauernde Augenoperationen) die Räume für eine sinnvolle Nutzung zu klein werden.

Lüftung der Aufbereitungsbereiche

Aus Arbeitsschutzgründen (Aerosol-, Biostoffbelastung, Wärmelast) und zur Vermeidung eines unnötigen Keimwachstums ist die Temperatur in der Aufbereitung durch geeignete Lüftungsmaßnahmen zu begrenzen. Die Gase, Dämpfe und Wrasen sind nach Möglichkeit an der Entstehungsstelle (z.B. Sterilisator) abzusaugen. Bei Fensterlüftung sind diese mit Fliegengitter zu versehen.

6.3.   Personelle Hygienemaßnahmen

Der Personalschutz steht im unreinen Bereich im Vordergrund. Dagegen hat der Schutz der Medizinprodukte im reinen und sterilen Bereich Vorrang. Insbesondere ist zu beachten:

- Haarschutz,
  bei Umgang mit gereinigten Medizinprodukten (Prüfung, Pflege, Verpackung) und den Sterilgütern
- Wechsel der Kleidung (auch Schuhe),
  falls Kontamination nicht ausgeschlossen,
- Überziehen von zusätzlicher Schutzkleidung,
  beim kurzzeitigen Wechsel in den unreinen Bereich, die anschließend abgeworfen wird
- Übergang von Personen aus dem unreinen in den reinen Bereich
  ist ohne Erneuerung der Arbeitskleidung möglich, sofern keine Reinigungstätigkeiten ausgeführt wurden bzw. die Kleidung nicht kontaminiert

wurde (z.B. geschützt durch wasserdichte Schürzen, Schutzkleidung oder Besucher);
ähnliches gilt für den Übergang in den Sterilgutbereich
- In unmittelbarer Nähe zum unreinen Bereich:
Geeigneter Abwurf der gebrauchten Schutzkleidung

Händehygiene

Auf die Händehygiene muss aus Arbeits- und Produktschutzgründen und zur Vermeidung von Keimverschleppung größter Wert gelegt werden. Es ist deshalb eine routinemäßige und bedarfsgerechte Händehygiene durchzuführen.

Hierzu sind vorzuhalten:
- Desinfektionsmittelspender: insbesondere in den Bereichsübergängen
- Waschplätze gemäß den Vorgaben des RKI sowie der TRBA 250

Eine hygienische Händedesinfektion ist durchzuführen:
- nach Ablegen von Schutzhandschuhen
- nach Beendigung von Tätigkeiten im unreinen Bereich
- nach Kontaminationen
- vor Betreten des reinen und sterilen Bereiches bzw. vor Tätigkeiten mit gereinigten Medizinprodukten und Sterilgütern im reinen und sterilen Bereich (z.B. Entnahme, Prüfung, Pflege, Verpackung, Lagerwirtschaft)

Schutzkleidung

Um eine Keimverschleppung über die Kleidung zu vermeiden, ist folgendes zu beachten:
- Getrennte Aufbewahrung der Schutzkleidung zur Straßen-, Arbeits- und Bereichskleidung
- Getrennte Aufbewahrung der Arbeitskleidung und der privaten Kleidung
- Schutzkleidung vorzugsweise im Aufbereitungsraum abwerfen
- Die Arbeitskleidung nicht zur Reinigung nicht mit nach Hause nehmen
- Anlegen der Schutzkleidung vor Betreten des Aufbereitungsraumes, ggf. auch im Aufbereitungsraum, wenn kein separater Raum zur Verfügung steht

Umkleideräume
Sie müssen den Anforderungen der ArbStättV entsprechen und in unmittelbarer Nähe zu den Räumen für die Aufbereitung liegen.

Aus Arbeitsschutzgründen kann ein Spritzschutz über dem Arbeitsbecken sinnvoll sein, beispielsweise um auf den Gesichtsschutz verzichten zu können, z.B. von www.blanco.de.

6.4. Sonstiges

Probleme mit der allgemeinen Hygiene

Es genügt nicht, die Aufbereitung isoliert zu betrachten. Es darf auch die allgemeine Hygiene nicht vergessen werden. Was nützt es, wenn man mit großem Aufwand die Medizinprodukte sterilisiert und anschließend bei der Behandlung mit der Hand während eines medizinischen Eingriffs die Arbeitsplatzlampe ausrichtet, obwohl der Lampengriff nach dem letzten Patienten nicht gereinigt und desinfiziert wurde - was ich erst kürzlich bei einem Zahnarzt beobachtet habe. Da nützt es auch nichts, wenn der Behandler Handschuhe trägt!

Desinfektionsmittel für die Wischdesinfektion

Wenn Flächen zwischen diversen Arbeitsschritten desinfiziert werden müssen, ist es aus Arbeitsschutzgründen sinnvoll, anstatt Sprühdesinfektionsmittel eine Wischdesinfektion durchzuführen. In Eimer angesetzte Desinfektionslösungen führen häufig noch zu einer großen Geruchsbelastung. Zudem kann sich durch Verdunstung die Konzentration ändern. Als Alternative bieten sich Feuchttuchspender-Systeme an. Diese können bei mobilen Geräten (z.B. Ultraschall) auch am Gerät verbleiben.

Desinfektion von Oberflächen

Üblicherweise werden Oberflächen mittels Sprühdesinfektion desinfiziert. Hierbei tritt aber in starkem Maße eine gesundheitsschädliche Aerosolbildung auf. Falls eine Sprühdesinfektion notwendig ist, dann mittels Schaumspray, das ein breites Wirkungsspektrum besitzen muss, z.B.: Incidin Foam, www.ecolab.com

Auch eine Wischdesinfektion verringert die Aerosolbildung. Als Alternative zu den offenen Desinfektionsmittelbehältern sind in Dosen angesetzte Reinigungstücher verwendbar. Beispielsweise gibt es trockene Vliestücher zur Tränkung mit DGHM/VAH-gelisteten Desinfektionsmitteln: www.kaniedenta.de

Computer-Tastaturen

Sie werden bei der Reinigung und Desinfektion allzu häufig ´ausgeklammert´, da die Standardtastaturen keine geeigneten Verfahren zulassen. Deshalb gibt es antibakteriell beschichtete oder auch leicht zu reinigende und desinfizierende Folientastaturen, z.B.: www.woehrgmbh.de, www.haefner-grab.de

7. Medizinprodukte: Erfassung, Einstufung und Aufbereitbarkeit

Für die Aufbereitung insbesondere von komplexen Medizinprodukten müssen Angaben vorhanden sein, mit welchem Verfahren das jeweilige MP aufbereitbar ist. Hierzu sind unter anderem auch Angaben des Herstellers notwendig.

7.1. Herstellerangaben

Zur ordnungsgemäßen Aufbereitung sind Herstellerangaben zur Reinigung, Desinfektion, Sterilisation Wartung und Pflege für alle Instrumente notwendig.

Deshalb hat der Hersteller für die Aufbereitung ausreichende Angaben zu machen. Grundlegende Anforderungen sind in der Richtlinie 93/42/EWG[36] im Anhang I enthalten, beispielsweise sind unter Nr. 13.6 h Angaben über geeignete Aufbereitungsverfahren zu machen.

Bei einfachen Instrumenten wie Wundhaken oder Pinzetten, die mit den üblichen Verfahren aufbereitet werden können, sind in der Regel keine Herstellerangaben notwendig, siehe auch Gruppe 1 der nachfolgenden Tabelle.

Im Mai 2004 wurde die Norm EN ISO 17664[37] als Versuch einer weltweiten Einigung verabschiedet, die die Hersteller von Medizinprodukten verpflichtet, genaue Angaben zu möglichen Aufbereitungsverfahren zu machen. Hierbei sind die im Verkaufsland üblichen und verfügbaren Techniken angemessen zu berücksichtigen. Dies wird leider auch von den zuständigen Behörden immer noch zu wenig überprüft.

Die Norm definiert sogar die Schritte der Aufbereitung:
- Vorbereitung am Gebrauchsort
- Vorbereitung zur Reinigung
- Reinigung, Desinfektion und Trocknung
- Überprüfung, Wartung und Tests
- Verpackung
- Sterilisation (Angabe des Sterilisationsmittels, Dauer, ggf. Konzentration)
- Lagerung

Außerdem ist mindestens
- ein validiertes manuelles
- ein maschinelles Reinigungs-/Desinfektionsverfahren sowie
- ein validiertes Sterilisationsverfahren, vorzugsweise Dampf
anzugeben.

Bei Bedarf sind die Herstellerangaben nachträglich zu beschaffen!

Einteilung der Medizinprodukte in Gruppen

Um die Festlegung der Aufbereitungsverfahren zu erleichtern, kann die folgende Einteilung von als Kritisch einzustufenden Instrumente in 7 Gruppen in Abhängigkeit vom Aufbau verwendet werden.[38]

Tabelle 6

Gruppe	Definition
1	Instrumente ohne verdeckte Oberflächen, ohne Bohrungen und ohne Sacklöcher, also Kritisch-A Instrumente wie Wundhaken
2	Scheren, Instrumente mit Durchsteckschluss
	Unterscheidung zusätzlich nach Gelenkart und Größe der abgedeckten Fläche
3	Schiebeschaftinstrumente
	Unterscheidung zusätzlich in Abhängigkeit von der Mechanik
4	Rohrschaftinstrumente wie Trokare, Sauger, Shaver
5	Mikrochirurgische Instrumente
6	Spezielle Instrumente, die sich keiner anderen Gruppe zuordnen lassen, wie Bohrfutter oder Motorensysteme
7	Flexible Instrumente wie Biopsiezangen

Diese Einteilung erleichtert die Erstellung von Aufbereitungsanweisungen und ermöglicht auch die Zuordnung, ob eine mehr oder weniger intensive Vorreinigung insbesondere in nicht einsehbaren Bereichen notwendig ist.

Beispiele:

Gruppe 1 stellt keine Probleme bei der Aufbereitung dar.

Gruppe 2 wird in 2 Untergruppen eingeteilt. Bei großen Gelenkflächen ist eine manuelle Vorreinigung notwendig, bei kleinen dagegen nicht.

Gruppe 3 wird unterteilt in Zerlegbarkeit und Mechanik usw.

Validierungsunterschiede zwischen Hersteller und Betreiber

Bei der Festlegung des Aufbereitungsverfahren ist zu beachten, dass der Hersteller von Medizinprodukten das Aufbereitungsverfahren nur für das jeweilige Instrument validiert hat. Diese Validierung hat leider nur wenig mit der Aufbereitungsvalidierung beim Betreiber zu tun. Der Aufbereiter hat es nämlich ungleich schwerer, da er die Aufbereitung nicht für das Einzelinstrument, sondern z.B. für das ganze Sieb sicherstellen muss.

7. Medizinprodukte

Gute Hersteller testen ihre Medizinprodukte im Rahmen der Reinigungsvalidierung ohne Ultraschall. Es wird aus dem vorgenannten Grund bei bestimmten schwer aufbereitbaren Instrumenten trotzdem die Anwendung von Ultraschall empfohlen. Wird kein Ultraschall verwendet, müssen Ersatzmaßnahmen vorgenommen werden, wie z.b. ausreichendes Bürsten.

Was kann der Betreiber machen?

Bei Problemen, z.B. wenn die Gebrauchsanweisung schwer lesbar oder die Instrumente nicht mit den vorhandenen Methoden aufbereitbar sind, sollte man sich zuerst mit dem Medizinprodukteberater des Herstellers in Verbindung setzen. Erst wenn dieser keine Problemlösung anbietet oder anbieten kann, ist es sinnvoll das Bundesinstitut für Arzneimittel und Medizinprodukte (BfArM) einzuschalten.

Problematische Herstellerangaben
Es kommt leider vor, dass die Angaben zu allgemein gehalten oder etwas verwirrend sind. Beispielsweise „Es wird eine Wasserdampfsterilisation bei einer Temperatur von 134°C während 18 Minuten **empfohlen**", wobei die Angabe fehlt, wie lang denn nun sterilisiert werden **muss**.

Meldung an die zuständige Behörde

Die Meldung[39] von fehlenden, fehlerhaften oder ungeeigneten Herstellerangaben sowie nicht oder nicht sicher aufbereitbaren Medizinprodukten erfolgt über das DIMDI[40] und wird dann an die jeweils zuständige Behörde weitergeleitet. Unter Umständen kann man sich auch an das vor Ort zuständige Amt (Gewerbeaufsicht, Gesundheitsamt usw.) wenden.

Es gibt auch die Möglichkeit, Probleme anonym weiterzugeben: dgsv-evmpaufbereitung@web.de [41]

7.2. Was muss man beim Kauf beachten

Vor dem Einkauf

Vor dem Einkauf darf nicht vergessen werden, die mit der Aufbereitung betrauten in die Beschaffung einzubinden. Es kommt immer wieder vor, dass unter den gegebenen Bedingungen nicht oder nur erschwert aufbereitbare Instrumente beschafft werden, die zu diversen Problemen führen.

Checkliste

Um die Entscheidung zu erleichtern, ob unter den gegebenen Umständen das jeweilige Medizinprodukt aufbereitbar ist, wurde eine Checkliste auf Grundlage der DIN EN ISO 17664 entwickelt, die leider nur in niederländischer Sprache veröffentlicht wurde. Sie kann unter: www.rivm.nl/preventie/hulpmiddelen/ Hergebruik herunter geladen werden.

Tabelle 7 Übersetzung dieser sehr guten **Checkliste**

Name/Bezeichnung des MP: Hersteller: Lieferant:	i.O.
Ist das MP für die maschinelle Reinigung- und Desinfektion geeignet? - Es kann ggf. zur Reinigung der einzelnen Komponenten zerlegt werden - Vorhandene Innenlumen können maschinell gereinigt werden, z.B. mittels MIC-Anschluss - Es ist beständig gegen alkalische Reinigungsmittel - Es ist beständig gegen saure Neutralisationsmittel - Es ist beständig bis zu einer Wassertemperatur von 95°C - Es ist beständig für Trocknungstemperaturen über 100°C - Es kann im Ultraschallbad gereinigt werden - Es ist eine manuelle Vorreinigung **notwendig**	☐
Hat der Hersteller bei Bedarf eine akzeptable alternative Methode zur manuellen (Vor-)Reinigung und Desinfektion beschrieben? - Durchführung ist in einer angemessenen Zeit möglich - MP kann vollständig in Reinigungs- und Desinfektionslösung eingetaucht werden - Die Innenlumen sind erreichbar, z.B. mit Bürste oder Spritzpistole - Die dafür notwendigen Instrumente sind vorhanden und für die Innenlumen geeignet	☐
Sind **Sie** überzeugt, dass das MP ausreichend gereinigt und desinfiziert werden kann (eventuell unter Anpassung des Aufbereitungsprozesses)? - Es kann maschinell aufbereitet werden - Es kann für die maschinelle Reinigung der Innenlumen ausreichend zerlegt werden - Es kann z.B. durch visuelle Maßnahmen eine ausreichende Reinigung kontrolliert werden - Die Aufbereitungsabteilung hat ausreichende Erfahrung mit der Aufbereitung ähnlicher MP	☐

7. Medizinprodukte

Können Sie die ordnungsgemäße Funktion des MP nach der Reinigung kontrollieren? - Es ist eine visuelle Kontrolle, Funktionskontrolle, Isolationstest bei HF-Instrumenten usw. möglich - Teiletausch, Schmierung, Justierung ist möglich	☐
Können Sie das Medizinprodukt verpacken? - Es kann in vorhandene Siebe, Container oder Beutel verpackt werden - Spezielle Verpackungsmaterialien (z.b. Trays) werden mitgeliefert und passen in die vorhandenen Systeme	☐
Können Sie das Medizinprodukt sterilisieren? - Es ist beständig gegen die üblich verwendeten Temperaturen (134°C +/- 3°C, 121°C +/- 3°C) - Es gibt keine Einschränkungen bezüglich Vakuum, Druck- oder Temperaturänderungen - Bei Vorhandensein von Hohlräumen ist ein validierter Sterlisisationsprozess möglich - Es ist ggf. ein anderes für das MP geeignetes Sterilisationsverfahren vorhanden, oder es ist eine externe Aufbereitung möglich	☐
Besonderheiten:	
Freigabe: Es kann eine Aufbereitung unter den gegebenen Umständen verantwortet werden: Name Datum Unterschrift	

Gebrauchsanweisungen

Anhand dieser Checkliste wurden im Auftrag der Autoren[42] (beide arbeiten bei der niederländischen Gesundheits- und Verbraucherschutzbehörde RIVM) Gebrauchsanweisungen beurteilt. Dabei wurde bestätigt, dass nur die wenigsten Gebrauchsanweisungen wirklich brauchbar sind. Viele Gebrauchsanweisungen enthalten missverständliche oder ungeeignete Angaben wie 10 – 20 min sterilisieren oder bei 130°C 8 min sterilisieren (wer hat das bei uns?), Sterilisation in eigener Verantwortung usw.

Deshalb wird **dringend empfohlen**, von den Herstellern Angaben nach DIN EN ISO 17664 zu fordern und auch zu prüfen sowie ggf. auf den Einkauf solcher Produkte zu verzichten.

Weitere Beispiele für schlechte Gebrauchsanweisungen[43]:

- Augentonometer: nicht praxisgerechte Anweisung (bis zu einer Stunde spülen!) in der Praxis werden sie nur abgewischt und nicht desinfiziert, was zu wenig ist
- Schlauch (Phako): Einmalprodukt, aber auf der Verpackung ist ein Hinweis, dass dieser bis zu 15 mal aufbereitbar ist
- Strahlenschutzhandschuhe X-Ray-Glove:
  Einmalprodukt, aber in der Gebrauchsanweisung steht, dass in „ärmeren Ländern" diese bis zu 10 mal aufbereitbar sind

Für den Einkauf von Medizinprodukten kann auch die ´Einkaufsliste´ der Empfehlung Nr. 46 des AK „Qualität" verwendet werden[44].

7.3. Klassifizierung und Risikobewertung

Alle Medizinprodukte sind zu erfassen und einzustufen. Grundlage hierfür sind die Tabelle 1 „Risikobewertung und Einstufung von Medizinprodukten vor Aufbereitung" sowie die Erläuterung unter Nr. 1.2.1 der RKI-Empfehlung.

Die MP werden hinsichtlich des **Verwendungszweckes** unterschieden:

Unkritisch	Berührung lediglich intakter Haut
Semikritisch	Berührung mit Schleimhaut oder krankhaft veränderter Haut
Kritisch	Durchdringung von Haut oder Schleimhaut

und hinsichtlich der **Aufbereitung:**

A	keine besondere Anforderungen
B	mit erhöhten Anforderungen
C	mit besonders hohen Anforderungen, da keine Dampfsterilisation möglich

sowie nach den **Aufbereitungsverfahren**:

Semikritisch A	mindestens Desinfektion mit geeigneten Mitteln
Semikritisch B	**bevorzugt** maschinelle Reinigung und Desinfektion
Kritisch A	**bevorzugt** maschinelle Reinigung und Desinfektion und Dampfsterilisation
Kritisch B	**grundsätzlich** maschinelle Reinigung und Desinfektion und Dampfsterilisation
Kritisch C	**grundsätzlich** maschinelle Reinigung und Desinfektion und geeignete Niedertemperatursterilisation (z.B. EO)

7. Medizinprodukte

Hierzu gibt es einen übersichtlichen „Ablaufplan zur Risikobewertung und Einstufung von MP", siehe: www.dgsv-ev.de > Empfehlungen > Sonstige

Medizinprodukte mit erhöhten Anforderungen

Bei der Klassifizierung müssen auch die erhöhten Anforderungen an die Aufbereitung berücksichtigt werden, z.B. bei Medizinprodukten, bei denen die Effektivität der Reinigung nicht durch Inspektion unmittelbar beurteilbar ist. Siehe auch Nr. 1.2.1 der RKI-Empfehlung.

Beispielsweise sind dies Instrumente, mit:

- langen, engen, insbesondere endständigen Lumina
- Hohlräumen, die nur einer Öffnung haben (keine Durchspülung, sondern nur Verdünnung möglich)
- komplexen, schlecht zugänglichen und daher schlecht bespülbaren Oberflächen)

Außerdem gehören hierzu:

- in der Anzahl nur begrenzt aufbereitbare Instrumente
- knickempfindliche Instrumente

Erhöhte Anforderungen können auch durch Effekte bei der Aufbereitung entstehen, die die Funktionssicherheit beeinflussen können.

Kritische Verfahrensschritte berücksichtigen

Bei der Risikobewertung müssen auch die kritischen Verfahrensschritte (z.B. besondere Vorbehandlung, besonderes Reinigungsverfahren, zusätzliche manuelle Bearbeitungsschritte) bzw. potentielle Gefährdungen bei der Risikobewertung berücksichtigt werden.

Betriebswirtschaftliches Hinweis

Es gibt Krankenhäuser, in denen nach einer qualifizierten Erfassung, Untersuchung und Bewertung aller aufzubereitenden Medizinprodukte nach betriebswirtschaftlichen Gesichtspunkten die Anzahl der Medizinprodukte um ein Drittel reduziert werden konnte.

So gesehen birgt die konsequente Erfassung und Einstufung der Medizinprodukte durchaus auch eine Kosten senkende Komponente für die Krankenhäuser.

7.4. Behandlung von nicht sicher aufbereitbaren Medizinprodukten

Der Betreiber hat Angaben über die Verwendung nicht oder nicht sicher aufbereitbarer Medizinprodukte (z.B. Einwegprodukte) einzuholen und diese Medizinprodukte grundsätzlich von der Aufbereitung auszuschließen.

Eventuell ist eine Gefährdungsbeurteilung (Risiko-Nutzen-Abwägung) durchzuführen. Falls nicht oder nicht sicher aufbereitbare Medizinprodukte eingesetzt werden sollen, soll die Gefährdungsbeurteilung im Rahmen der Validierung von einer externen Institution geprüft werden.

Es muss berücksichtigt werden, dass im Schadensfall gegen jeden ermittelt werden kann, ob Hersteller des Medizinproduktes, Betreiber oder Arzt. Aus diesem Grund ist auch die Dokumentation der (vorher) beschriebenen Arbeitsabläufe bei der Aufbereitung sehr wichtig.[45]

Häufig fehlen gerade bei schwer zu reinigenden Instrumenten ausreichende Herstellerangaben nach DIN EN ISO 17664. Eine Aufbereitung dieser Medizinprodukte stellt eine große Herausforderung auch an erfahrenes ZSVA-Personal.

Schwere Erkrankungen
Die bei Reinigungsfehlern auftretenden organischen Belastungen aber auch Rost können schwere Erkrankungen bei den Patienten auslösen.[46]

Behandlung von Probleminstrumenten

Anleitungen zum Reinigung von Probleminstrumenten, siehe: Empfehlung Nr. 19 des AK „Qualität": Reinigung (Teil 1) – Probleminstrumente[47].

Verschiedene Krankenhäuser haben zur Behandlung von Probleminstrumenten Hygieneplänen mit genaue Angaben über bestimmte Instrumente öffentlich zugänglich gemacht.[48]

7.5. Beispiele für schwer bzw. nicht aufbereitbare Instrumente

Aufbereitungsprobleme durch komplizierten Aufbau

Beispielsweise sind Markraumbohrer (flexible Welle in gewendelter Hülle) sehr anspruchsvoll bei der Aufbereitung. Auch bei unverzüglicher Reinigung nach Anwendung und in Kombination mit Ultraschall ist eine Aufberei-

Aufbereitungsprobleme
Markraumbohrer mit flexibler Welle gibt es seit 30 Jahren. Man kann sie aufbereiten, aber es ist sehr schwer. Es gibt derzeit noch keine Alternative. => Risiko – Nutzen – Abwägung

tung nur bedingt möglich. Teilweise darf laut Hersteller nicht einmal die Aufbereitung im RDG durchgeführt werden.

Dies ist ein seit langem ungelöstes Problem.

Eine eingeschränkt nutzbare Alternative sind die seit 2005 erhältlichen Markraumbohrer aus einer Tinox-Legierung (ein leicht flexibles Metall).

Weitere Probleminstrumente

Nicht zerlegbare Knochenstanzen*), Bohrfutter, Kreuzbandbohrer mit Lumen, Punch und Arthroskopie-Instrumente, Raspeln, Raffelfräser, durchbohrte Schrauben, DHS und Intrasys-Nägel, Knieprotheseninstrumente, Leberzysten-Absaugrohre usw.

*) Es gibt auch gut zu reinigende zerlegbare Knochenstanzen. Laut Hersteller werden diese aber oft falsch zusammengebaut, was aber an einer unzureichenden Fachkunde sowie einer mangelhaften Einweisung durch den Instrumentenhersteller liegen kann.

Aufbereitungsprobleme durch die Oberflächenbeschaffenheit

Die Oberfläche hat für die Aufbereitbarkeit eine hohe Bedeutung.

Die beste Aufbereitbarkeit haben elektropolierte Oberflächen. Häufig werden aber seidenmatte, schlechter aufbereitbare Oberflächen verwendet, da diese blendfrei sind. Laserinstrumente **müssen** zur Vermeidung von Reflexionen sehr rauh sein, deshalb sind sie schwer zu reinigen.

Es gibt Hersteller, die ihre Instrumente aus Kostengründen mit schlechterer Oberflächenqualität (rauhere Oberfläche) und somit schlechterer Aufbereitbarkeit ausliefern, was insbesondere bei Lumen problematisch ist.

Aufbereitungsprobleme durch eine Plasmabeschichtung

Diese Beschichtungen sollen die Blendfreiheit und Verschleißbeständigkeit erhöhen. Leider kommt es vor, dass die chemische Beständigkeit der Instrumente gegen die bei der Aufbereitung eingesetzten Chemikalien nicht ausreichend ist. Insbesondere Instrumente, die intensiv gereinigt werden müssen, z.B. Knochenstanzen, sollten deshalb auf Verträglichkeit mit den gängigen Reinigungsverfahren geprüft werden.[49]

Aufbereitungsprobleme durch Farbkodierungen

Farbkodierungen (z.B. bei Titanbeschichtungen) können durch die Aufbereitung verändert oder sogar entfärbt werden. Dabei besteht die Gefahr, wie z.B. beim Anorismen-Clip (zum Abklemmen von Gefäßausbuchtungen im Gehirn), dass eine farbliche Zuordnung der verschiedenen Größen nicht mehr möglich ist. Eine fehlende Zuordnung von Clip zu Cliphalter führt zu Funktionsverlust, was zu lebensbedrohlichen Zuständen für den Patienten führen kann.

Aufbereitungsprobleme bei englumigen Medizinprodukten

Englumige MP wie z.b. Spülkanülen unter 1 mm stellen hohe Anforderungen an die Aufbereitung. Deshalb müssen besondere Bedingungen bei der Aufbereitung erfüllt sein, z.b. höherer Spüldruck. Kanülen unter 0,5 mm dürfen nicht mehr aufbereitet werden, da eine einwandfreie Reinigung auch bei hohem Spüldruck nicht gewährleistet werden kann.

Aufbereitungsprobleme bei Titanimplantaten

Bei Instrumenten und Implantaten aus Titan kann sich durch die Aufbereitung die Farbe verändern. Bei alkalischen oder auch oxidativ wirkenden Reinigern kann die vorhandene Farbmarkierung vollständig verfälscht werden.

Gravierendere Auswirkungen bei der Aufbereitung hat die gute **Bioadhäsion** von Titanoberflächen, d.h. sie gehen eine gute Verbindung mit dem Körpergewebe ein. Was für die Implantation von Vorteil ist, ist für die Aufbereitung von Nachteil. Die üblichen Aufbereitungsverfahren sind eigentlich zu schwach für Titaninstrumente. Deshalb stellt sich die Frage, ob verwendete Implantate überhaupt aufbereitet werden können. Da die üblicherweise verwendeten Trays nicht einmal für eine optimale Reinigung ausgelegt sind, sollten zudem die Implantate, wenn sie mit Blut oder mit dem Patienten in Kontakt kamen nicht mehr in die Trays zurückgelegt werden.

Es wurde festgestellt, dass viele alkalische Reiniger Natronlauge enthalten. Diese verstärken noch das Adhäsionsverhalten von Titan. Es wird vermutet, dass sich damit bei anderen Instrumenten abgewaschene Proteinreste auf den Implantaten zusätzlich ablagern.[50]

Zum **Schutz des Patienten** sollten deshalb gebrauchte Titanimplantate **nicht aufbereitet** werden.

Schwer aufbereitbares zahnärztliches Instrumentarium

- Bürsten, Kelche, Endodontiefeilen (insbesondere dünnere unter Gr. 20) sind aufgrund der Oberflächenbeschaffenheit kaum aufbereitbar und sollen daher nur einmal verwendet werden
- Turbinen, Hand und Winkelstücke haben weitgehend unzugängliche Hohlräume, wobei immer vorhandene Schmiermittelreste die Reinigung noch erschweren.
- Sensoren für intraorales digitales Röntgen (Speicherfolien oder CCD) sind nicht beständig gegen die gängigen Aufbereitungsverfahren

7.6. Leihinstrumente

Leihinstrumente haben viele Unbekannte. Deshalb sind vor Beschaffung einige Fragen zu klären, insbesondere:

- Wann werden diese vor der Operation geliefert?
- Wie erfolgt die Risikobewertung?
- Sind die Informationen des Verleihers ausreichend?
- Sind Packlisten oder Bilder notwendig?

Problemfall Leihinstrumente

Das Leihinstrumentarium muss Teil der **Validierung** sein. Dabei müssen Gewicht, Kunststoffe, Siebverhalten sowie die Anweisungen des Verleihers berücksichtigt werden.

Wird dies nicht beachtet, ist eine Aufbereitung von Leihsieben **unzulässig.**

Einbindung der Aufbereiter in die Beschaffung

Aus den vorgenannten Gründen ist es ganz wichtig, dass die ZSVA in die Beschaffung von Leihsieben eingebunden wird.

Probleme

Die Kunststofftrays sind nicht für eine ausreichende Reinigung und Desinfektion geeignet. Leider sind sie auch beim Sterilisieren problematisch, da gern ´Pfützen´ stehen bleiben. Ein Umlagern in Standardsiebe würde aber zu Fehlermöglichkeiten führen und wäre auch zu zeitraubend. Diese Trays widersprechen eindeutig der RKI-Empfehlung sowie der DIN EN ISO 17664. Auch sind ungeeignete oder fehlende Aufbereitungsanweisungen nicht selten. Anrufe bei den Verleihern sind häufig zwecklos.[51]

In den Niederlanden gibt es aufgrund der vielen Probleme mit Leihinstrumenten, z.B. unsauber angelieferte Instrumente, ungeeignete Leihsiebe, zu hohes Gewicht usw. eine Praxisnorm ´Leihinstrumente´.[52]

Risikobewertung

Die Risikobewertung und Einstufung gilt uneingeschränkt für Leihinstrumente und hat auch hier **vor dem Einsatz** zu erfolgen. Bei jeder Abweichung von den Herstellerangaben ist eine Risikobewertung durchzuführen.

Zur Erleichterung wurde eine in der Zeitschrift Zentralsterilisation veröffentlichte Checkliste „Umgang mit Leihinstrumenten" [53] entworfen.

8. Einmalinstrumente

Qualitätssicherung

Sinn und Zweck der MPBetreibV ist neben dem Schutz von Anwendern und Dritten vor allem, dass die **medizinische und technische** Qualität während der gesamten Lebensdauer des Produkts gewährleistet wird. Dies dient auch der Förderung der medizinischen Qualität der ärztlichen Leistung, um Patienten zu schützen und Kosten im Krankenversicherungswesen zu senken.

Fehlende Angaben

Bei der Aufbereitung hat der Betreiber nach § 4 Abs. 2 MPBetreibV die Angaben des Herstellers der Medizinprodukte zu berücksichtigen. Diese fehlen aber bei Einmalprodukten!

Das heißt aber nicht zwangsläufig, dass Einmalprodukte nicht aufbereitet werden dürfen, sondern bedeutet, dass der Hersteller nur für die erstmalige Verwendung die Verantwortung für das Medizinprodukt übernimmt.

Aufbereitung von Einmalprodukten
Die **strafrechtliche Verantwortung** für die Aufbereitung nach MPG und MPBetreibV hat der **Betreiber**. Der Aufbereiter hat nur eine vertraglich zu regelnde Haftung.

Verantwortung

Vielen ist die Verantwortung bezüglich der Aufbereitung von Einmalprodukten nicht bewusst, deshalb soll dieses Thema genauer erläutert werden. Die juristische Verantwortung trägt grundsätzlich der Betreiber.[54]

Definitionshoheit des Herstellers

Zuerst einmal muss man klären, warum der Hersteller sein Medizinprodukt als Einmalprodukt gekennzeichnet hat.

Es gibt drei Möglichkeiten: [55]

- Aus ökonomischen Gründen:
  Ein an sich aufbereitbares Produkt wird als „Einmalprodukt" deklariert.

- Aus wirtschaftlichen Gründen:
  Der Hersteller hat die Möglichkeit der Aufbereitung aufgrund des Aufwandes nicht geprüft.

- Aus Designgründen:
  Eine Aufbereitung ist nach Prüfung des Herstellers tatsächlich nicht möglich.

Der Hersteller wird kaum Angaben darüber machen, welcher der drei Gründe zutrifft. Also muss man sich darüber selbst Gedanken machen.

Aus diesem Grunde war einmal geplant, in das MPG aufzunehmen, dass der Hersteller Angaben machen muss, warum er sein MP nur zur einmaligen Verwendung freigegeben hat.

Was muss nach der Aufbereitung sichergestellt sein?

Zuerst muss geklärt werden, welche Eigenschaften das Medizinprodukt nach der Aufbereitung noch besitzen muss:

- **Funktionsfähigkeit** gemäß Zweckbestimmung
- Erfüllung **sämtlicher** sicherheitsrelevanter Anforderungen ohne Einschränkung
- **Keine Gefährdung** der Sicherheit von Patienten, Anwendern und Dritten
- **Keine sicherheitsrelevanten Unterschiede** zu einem noch nicht verwendeten Neuprodukt

Problemfall komplexe Medizinprodukten

Bei komplexen Medizinprodukten, wie z.B. Ballonkatheter, kann man nur unzureichend die Funktionsfähigkeit gemäß Zweckbestimmung prüfen. Man kann zwar eine ´Trockenprüfung´ vornehmen, aber kaum die Funktion in einem Gefäß simulieren (z.B. mit Entleeren des Katheters). Genauso kennt man nicht unbedingt alle sicherheitsrelevanten Anforderungen. Zudem müsste man die Unterschiede zu einem Neuprodukt erst aufwändig an Patienten prüfen, was an sich schon eine Straftat darstellen würde.

Forderungen der RKI-Empfehlung

Unter Nr. 1.3 wird gefordert, dass die Aufbereitung mit validierten Verfahren erfolgen muss und für das Medizinprodukt geeignet sein muss.

Das heißt:

- Geeignet für die **Designparameter** des Medizinproduktes,
  die die technisch-funktionelle Sicherheit gewährleisten
- Einhaltung der Parameter um eine **effektive Reinigung**, Desinfektion
  und Sterilisation sicherzustellen

Diese Parameter sind aber bei einem Einmalprodukt nicht bekannt. Außerdem kann der Hersteller diese Parameter jederzeit ändern, ohne dies dem Aufbereiter mitzuteilen, denn die Herstellung erfolgt **ohne Rücksicht** auf eine Aufbereitung.

8. Einmalinstrumente

Beispiele für mögliche Folgen:

- Auflösen von Klebeverbindungen
- Toxische Reaktionen durch Reinigungs- und Desinfektionsmittel
- Verbleiben von Blut- und Geweberesten unbemerkt an oder im Instrument
- Funktionsausfälle oder -störungen durch Rost, Korrosion, Blutreste usw.

Niederschmetternde Untersuchungsergebnisse

Trotz gegenteiliger Behauptungen der Aufbereiter wurde bei einer Untersuchung 2007 festgestellt, dass die **Mehrzahl** der getesteten Medizinprodukte mit Fremdmaterial **kontaminiert** war.[56] Teilweise waren sogar mit **bloßem Auge sichtbare Blutverschmutzungen** vorhanden. Die Verpackung vieler Produkte entsprach nicht dem Standard bezüglich der vorgesehenen Lagerdauer.

Damit birgt die Aufbereitung von Einmalprodukten ein nicht kalkulierbares Risiko für den Betreiber, ob Krankenhaus oder Praxis!

Zu dem gleichen niederschmetternden Ergebnis kam auch die in der Fernsehsendung Kontraste vorgestellte Untersuchung von 32 Einmal-Instrumenten. Die untersuchten Medizinprodukte wurden von „professionell" arbeitenden Anbietern aufbereitet und zeigten eindeutig, dass diese Aufbereitungsanbieter nicht einmal die grundlegenden Anforderungen an die Aufbereitung erfüllen.[58] Keines der untersuchten Produkte erfüllte auch nur annähernd die Standards eines Neuproduktes. Typische Mängel waren **zerkratzte Oberflächen** oder **Blutreste**, die zum Teil mit bloßem Auge sichtbar waren.

Diese Studie darf zwar nicht verallgemeinert werden, es ist aber unzweifelhaft, dass Medizinprodukte mit solch gravierenden Mängeln - ob Einweg oder Mehrweg - von einer Verwendung am Patienten ausgeschlossen werden müssen.[59]

> **Einmalartikel - Fluch oder Segen**
>
> [57] Die Verfügbarkeit von Einmalartikeln ist ein Segen der modernen Medizin und hat geholfen, viele teure Komplikationen zu vermeiden. Wären wir in der Lage, diesen Nutzen auch in Geld zu beziffern, könnten wir uns manche unnötige Diskussion ersparen.
>
> Die **Sicherheit** medizinischer Arbeit hat ihren Preis und sollte nicht **aus einäugigen Sparmotiven aufs Spiel gesetzt werden**.

Deshalb wurde eine internationale Arbeitsgruppe gegründet, die z.B. auch dem Bundesministerium für Gesundheit eine fachliche Stellungnahme hierüber vorlegen wird.[60]

Haftung

Externe Aufbereiter entziehen sich z.B. durch solche Mitteilungen weitgehend der Haftung:[61]

Achtung!

Resterilisiertes Einmalprodukt

Verantwortung/Haftung für Einsatz liegt beim Anwender

Welcher Arzt kann auch nur erwägen, solch einen Artikel einzusetzen? Dies ist eine nicht verantwortbare Haftung für den Arzt!

Wo bleibt die Aufsichtsbehörde?

Diese Frage wurde angesichts dieses Verantwortungsausschlusses auf einem aufbereiteten Einmalprodukt gestellt. Leider erfährt die zuständige Behörde hiervon zu selten, da diese Instrumente bei Begehungen gerne versteckt werden und erst ´zu Tage gefördert werden´, wenn man gezielt Schränke und Schubläden öffnet.

Die mit Sicherheitsrisiken verbundene Aufbereitung von Einmalinstrumenten wie z.B. Harnröhrenkathetern widerspricht auch der Forderung, dass für die Patienten nur fachgerechte Techniken und validierte Verfahren verwendet werden dürfen. Deshalb müssen die Patienten grundsätzlich informiert werden, wenn bei ihrem Eingriff aufbereitete Einmalinstrumente, die mit Sicherheitsmängeln behaftet sein können, verwendet werden.[62]

Im Sinne des Patientenschutzes müssen die Behörden verstärkt ein Augenmerk auf die Aufbereitung von Einmalinstrumenten bei den Begehungen werfen.

Beweislastumkehr

Im Schadensfall kann es bei Verdacht auf mangelnde Sorgfaltspflicht, z.B. durch nachweislich nicht geeignete Aufbereitungsverfahren zu einer Beweislastumkehr zu ungunsten des Betreibers von MP kommen. Die Beweislastumkehr wird zwar kontrovers diskutiert. Es sei aber auf eine Veröffentlichung[63] des DIMDI verwiesen, die auszugsweise dargestellt wird:

Der Verdacht mangelnder Sorgfaltspflicht kann entkräftet werden, wenn der behandelnde Arzt nachweisen kann, dass die Aufbereitung des verwendeten Medizinprodukts dem Erkenntnisstand der medizinischen Wissenschaft entsprochen hat. Als Kriterium kann die RKI-Richtlinie dienen, die ihrerseits Bezug auf einschlägige DIN-Normen nimmt. Sollte dieser Beweis nicht erbracht werden, kann es zu Verschiebungen der Beweislastverteilung zuungunsten des behandelnden Arztes kommen, was bis zu einer völligen Beweislastumkehr zugunsten des Patienten führen kann. Dies ist allerdings als letztes Mittel vorgesehen, etwa bei Dokumentationsmängeln oder der richterlichen Feststellung eines groben Behandlungsfehlers.

8.1. Grenze zwischen Einweg und Mehrweg

Die Grenze zwischen eindeutig nicht aufbereitbaren Einweg-Medizin-Produkten und aufbereitbaren Mehrweg-Medizinprodukten ist nicht eindeutig. Es gibt schwer aufbereitbare Instrumente, die bei einem Aufbereiter aufgrund der verwendeten Verfahren noch aufbereitbar sind, aber bei einem anderen bereits die Leistungsfähigkeit seiner Aufbereitung überschreitet. Dies kann unabhängig davon sein, ob das Medizinprodukt als Einweg- oder Mehrweginstrument deklariert wurde.

Es gibt auch Hersteller, die angebliche Mehrweg-Medizinprodukte in Verkehr bringen, die definitiv mit den üblichen oder auch vom Hersteller beschriebenen Verfahren nicht aufbereitbar sind.

Einweg oder Mehrweg?

Beispiel Biopsiezangen:

Hier gibt es die unterschiedlichsten Aussagen:

- Aussage eines Herstellers:
  Einweg-Biopsiezangen haben eine schlechtere Qualität
- Aussage eines Anwenders:
  Einweg-Biopsiezangen sind schärfer, da die Mehrweginstrumente relativ schnell stumpf werden
- Aussage eines Anwenders:
  Histologie bei Einweg-Biopsiezangen **eindeutig besser beurteilbar**, da keine Rückstände am Instrument vom Vorpatienten

Gerade die letzte Aussage ist ein Indiz dafür, dass Rückstände an schwer bzw. nicht aufbereitbaren MP haften bleiben. Wenn die Rückstände nicht unbedingt den Patienten durch Infektionen oder auch Granulomen schädigen, so können sie doch einen gravierenden Einfluss auf Untersuchungsergebnisse haben.

Mittlerweile gibt es gute Einmal-Biopsiezangen unter 10 € pro Stück. Damit lohnt sich der Aufwand für eine ordnungsgemäße Aufbereitung von Mehrwegbiopsiezangen kaum noch.

Nadeldöschen

In größeren Einrichtungen werden gerne chirurgische Nadeln in sogenannten Nadeldöschen in verschiedenen Größen vorgehalten. Die unbenutzten Nadeln müssen jedes Mal den Aufbereitungsprozess mit folgenden Nachteilen durchlaufen:

- Die Nadeldöschen sind für die Reinigung und Desinfektion aufgrund der nur winzigen Öffnungen denkbar ungeeignet (Feuchtigkeit, Chemikalienreste usw.).
- rostige Nadeln müssen aussortiert werden,
- die fehlenden Nadeln müssen wieder aufgefüllt werden (verschiedene Größen).

Diese Nachteile sind mit einem erheblichen Arbeitsaufwand für das Personal in der ZSVA verbunden, deshalb sind Einmalnadeln zu verwenden.

9. Qualitätssicherung incl. Validierung und Standardisierung

Bei der Aufbereitung von Medizinprodukten dient die Qualitätssicherung der funktionellen und der hygienischen Sicherheit bei der Anwendung von Medizinprodukten. Was sich so einfach anhört, ist in Wirklichkeit sehr komplex und führt nur mit ausreichendem Fachwissen zum Erfolg. Jeder noch so kleine Fehler kann zum Scheitern der Prozessqualität führen.

Qualitätssicherung
Jeder noch so kleine Teilschritt bei der Aufbereitung darf im Rahmen der Qualitätssicherheit nicht vergessen werden, da er die Qualität insgesamt gefährden kann.

9.1. Qualitätssicherungsmaßnahmen

Zu den Qualitätssicherungsmaßnahmen gehören:

- Aufbau eines Qualitätsmanagements (QM)

- Validierung der maschinellen Prozessschritte

- Standardisierung der manuellen Prozessschritte

- Langfristige Absicherung der Qualität, z.B. durch Routinekontrollen

- Einsatz von qualifiziertem also fachkundigem Personal

- Vorhalten von geeigneten Räumlichkeiten und entsprechender Ausstattung

Qualitätsmanagement (QM)

Nach § 135a Teil V Sozialgesetzbuch (SGB) sind alle Einrichtungen des Gesundheitswesens zur Qualitätssicherung verpflichtet und müssen somit ein Qualitätsmanagement einführen.

Zum Nachweis der ordnungsgemäßen Aufbereitung (Qualitätssicherung) ist der

Qualitätsmanagement (QM)
Ein geeignetes Qualitätsmanagement ist nicht nur auf den ´technischen´ Normen ISO 9000ff aufgebaut, sondern muss auch die DIN EN ISO 13485 und die RKI-Empfehlung berücksichtigen.

gesamte Aufbereitungsprozess so weit wie möglich zu validieren. Erforderlich ist hierzu nach Nr. 1.1 der RKI-Empfehlung ein funktionierendes Qualitätsmanagement (QM). Ein QM nur nach DIN EN ISO 9000 ff. berücksichtigt die Belange der Aufbereitung nicht. Die darauf aufbauenden Normen DIN EN ISO 13485 bzw.13488 berücksichtigen zusätzlich die spezifischen Anforderungen für Medizinprodukte insbesondere für Hersteller. Deshalb sind in das QM auch die einschlägigen RKI-Empfehlungen aufzunehmen.

Das QM muss 'gelebt' werden

Bei der Zertifizierung des QM wird nicht das Ergebnis des Aufbereitungsprozesses überprüft, sondern nur der Prozess selbst. Deshalb kann man mit einem guten QM gute Qualität liefern. Wenn man aber das QM nicht 'lebt', wird auch die Qualität dementsprechend schlechter ausfallen.

Nach Teil V Sozialgesetzbuch (SGB) ist die Dokumentation zum Beweis der hygienischen und technischen Sicherheit einschließlich der validierten Aufbereitung bis zu 30 Jahren nachzuweisen.

Transparenz

Das Qualitätsmanagement muss transparent gestaltet werden, um den Behörden die Kontrolle zu ermöglichen, ob das verwendete QM nicht nur auf dem Papier den Anforderungen entspricht.[64]

Im Rahmen der nach dem Fallpauschalengesetz eingeführten 'DRG' können Mittel wegen Unterschreitung der nachzuweisenden Versorgungsqualität gekürzt werden.

Erfolgreiche Einführung eines QM

Wenn man über die Aufbereitungsprozesse nicht ausreichende Kenntnisse hat, kann man auch mit einem QM nicht die gewünschte gleichmäßig hohe Qualität liefern. Nur durch ständige Schulungsmaßnahmen können die individuell verschiedenen Arbeitsweisen verringert werden. Außerdem wird hiermit eine gleichmäßige standardisierte, in der Industrie bereits seit langem übliche, Herangehensweise an den Produktionsprozess (hier: Aufbereitung) erst möglich.[66]

In das QM können Methoden des kontinuierlichen **Verbesserungsprozesses** integriert werden. In Zusammenhang mit Überwachungsaudits kann der Aufbereitungsprozess ständig verbessert werden.

Ein Qualitätsmanagement lebt von der Dokumentation. „Was nicht dokumentiert ist, ist nicht gemacht!"[67]

> **Unakzeptable Qualitätsunterschiede**
>
> Problematisch sind die immer noch großen Qualitätsunterschiede der einzelnen Einrichtungen. Damit wird eine unterschiedliche Leistung für die gleiche Vergütung erbracht.[65] Völlig inakzeptabel ist aber, dass hier mit dem **Risiko** des Patienten 'gespielt' wird.

Im Rahmen von QM-Systemen sind auch die Anforderungen an die Logistik, die Hygiene und die Organisation genau zu definieren, um nachvollziehbare Ablaufprozesse zu erreichen. Außerdem müssen nachvollziehbare Routinekontrollen sowie Arbeitsabläufe festgelegt werden. Damit werden hohe Anforderungen an Mensch, Material und Hygiene gestellt.[68]

Beispiele:
- möglichst kurze Wege, also möglichst stationärer Personaleinsatz
- linearer Materialfluss, also vorzugsweise Durchladegeräte
- Vermeidung von Keimverschleppung, z.b. durch Minimierung von Wegekreuzungen

Anforderungen an die Qualitätssicherung

Die erforderliche Qualitätssicherung[69] wurde durch die Projektgruppe 'RKI-Empfehlung' genauer definiert. Damit ist eine sinnvolle und übersichtliche Abstufung der Anforderungen in Anlehnung an die RKI-Empfehlungen entstanden. Die Erläuterung der Einstufung der MP (Kategorien A bis C) sowie Beispiele für die Anwendung und betroffene Einrichtungen siehe: 5.2 Erforderliche Sachkunde, Tabelle 2 a und b.

Tabelle 8

Einstufung der MP	Semikritisch-**A**, Kritisch-**A**	Semikritisch-**B** Kritisch-**B**	Kritisch-**C**
Eckpfeiler der Quali-täts-Scherung **(Dokumentation)**	Standard-arbeitsanweisung einschließlich definierter Freigabeentscheidung (zur Sterilisation bzw. zur Lagerung/ Anwendung); spezifizierte Konfigurationen; ggf. auch auf das schwierigste Sterilisiergut ausgelegter Prüfkörper/ ggf. Prozessbeurteilungssystem Dokumentation der Wartung	Standard-arbeitsanweisung einschließlich definierter Freigabeentscheidung (zur Sterilisation bzw. zur Lagerung/ Anwendung); spezifizierte Konfigurationen; ggf. auch auf das schwierigste Sterilisiergut ausgelegter Prüfkörper/ PCD/ Prozessbeurteilungssystem/ Chargenkontrollsystem Dokumentation der Wartung	**Zertifiziertes QM-System** durch eine von der zuständigen Behörde akkreditierte Stelle unter Berücksichtigung der DIN EN ISO 13485 und der RKI-BfArM-Empfehlung

Zertifiziertes QM-System für Kritisch-C

Bei der Aufbereitung von Kritisch-C-Instrumenten müssen aufgrund der damit verbundenen Risiken höhere Anforderungen an die Qualitätssicherung gestellt werden. Für Einrichtungen, die als Kritisch-C einzustufende Medizinprodukte aufbereiten, ist eine Zertifizierung durch eine von der zuständigen Behörde (ZLG[71]) akkreditierte Stelle nach DIN EN ISO 13485 in Verbindung mit der RKI-Empfehlung erforderlich. Siehe auch: 4.5 Aufbereitung von Kritisch-C Instrumenten.

Chance

Die Zertifizierung stellt auch eine **Chance** dar, externen Kunden z.B. eine Aufbereitung von Kritisch-C-Instrumenten zur Verfügung zu stellen.[70]

Einbindung der Hygienefachkraft

Zur Qualitätssicherung gehört es auch, alle dafür benötigten Personen in den Aufbereitungsprozess mit einzubinden. Nach Nr. 1.2.1 RKI-Empfehlung ist auch die für die Hygiene zuständige Person in die Einstufung und Festlegung der Art der Aufbereitung einzubeziehen. Daneben ist es sinnvoll, weitere Personen in die Aufbereitung einzubinden, z.B. hygienebeauftragter Arzt, Krankenhaustechniker.

Es muss angesprochen werden

In einigen Einrichtungen des Gesundheitswesens wurde noch nicht erkannt, dass für eine Qualitätssicherung alle Rahmenbedingungen beachtet werden müssen, obwohl dies der einzig logische Weg ist, echte Qualitätssicherung zu erreichen.

Vielleicht verbessert sich durch eine qualitätsgerechte Denkweise

---

Begründung für mangelnde Hygiene

Manchmal wird als Begründung für mangelnde Hygiene angegeben, dass z.B. die Mundhöhle ein stark besiedeltes Gebiet ist. Aber es möchte trotzdem keiner die Infektionserreger vom Vorpatienten – denn dann könnte man doch gleich jedem Fremden einen Zungenkuss geben...

Wer will der Erste sein?

---

auch die notwendige Händehygiene, denn was nützt ein steriles MP, wenn es mit den Fingern genommen wird, die vorher z.B. an der Nase gerieben wurden. Das Gesicht enthält von Haus aus relativ viele Keime, wobei die Nasenschleimhaut zudem auch häufig Staphylococcen enthält, z.B. Staphylococcus aureus, der zudem in resistenten Formen vorliegen kann. Solche Hygienemängel führen auch bei nur kleinen Eingriffen leider nicht zu selten zu hohen Folgekosten im Gesundheitssystem. Zudem stellen sie den Tatbestand einer Körperverletzung dar!

9.2. Validierung und Standardisierung

Maschinelle Aufbereitungsverfahren können validiert werden, wogegen bei manuellen Verfahren nur eine mehr oder weniger weitgehende Standardisierung möglich ist.

9.2.1. Validierung

Die Aufbereitung von Medizinprodukten ist mit **validierten Verfahren** so durchzuführen, dass der **Erfolg** dieser Verfahren **nachvollziehbar gewährleistet** ist und die Sicherheit und Gesundheit von Patienten, Anwendern und Dritten nicht gefährdet wird (siehe auch 2.5 Medizinprodukte-Betreiberverordnung). Die ordnungsgemäß durchgeführte Validierung soll die **Funktionsfähigkeit** und **Anwendungssicherheit** der MP gewährleisten.

Bei der Validierung als Maßnahme der Qualitätssicherung sind neben den gesetzlichen Vorgaben (MPBetreibV) auch die allgemein anerkannten Regeln der Technik sowie die Arbeitsschutz- und Unfallverhütungsvorschriften zu beachten. Nach Nr. 1.3 RKI-Empfehlung sind mit der Validierung auch die **Parameter** zu definieren, die die **Prozessqualität** langfristig **garantieren**.

Definition der Parameter
Im Rahmen der Validierung müssen alle notwendigen Parameter definiert werden, um die Prozessqualität dauerhaft zu gewährleisten.

Definition der Validierung

Die **Validierung** ist u.a. nach ISO/TS 11139 ein dokumentiertes Verfahren zum Erbringen, Aufzeichnen und Interpretieren der Ergebnisse, die für den Nachweis benötigt werden, dass ein Verfahren bzw. Prozess beständig Produkte liefert, die den vorgegebenen Spezifikationen entsprechen.

Kurz: Die Validierung ist der dokumentierte Nachweis der beständigen Wirksamkeit eines Aufbereitungsprozesses.

Aus diesem Grund kann man nur maschinelle Verfahren validieren, also bei der Aufbereitung von Medizinprodukten insbesondere die maschinelle Reinigung, Desinfektion und Sterilisation.

Eine Gerätevalidierung gibt es nicht. Es kann nur der **Prozess** validiert werden, für den das Gerät verwendet wird.

Stellenwert der Validierung

Die Validierung wird oft falsch verstanden und häufig auch für übertrieben angesehen, insbesondere wenn man dieses Thema oberflächlich betrachtet.

Vermutungswirkung und Beweislastumkehr

Eine gesetzeskonforme Validierung nach der MPBetreibV und der RKI-Empfehlung wird vermutet, wenn die einschlägigen Normen eingehalten werden. Durch diese Normen sind Inhalt und Umfang von Validierung und Revalidierung festgelegt.[72] Dabei ist zu berücksichtigen, dass ein Betreiber juristisch nur dann abgesichert ist, wenn er die Gesetze, Verordnungen und Normen **unter Berücksichtigung** des Standes der Wissenschaft und Technik beachtet (siehe auch 9.3 Qualitätssicherung des Instrumentenkreislaufs).

Es steht jedem Betreiber und jedem Dritten frei, nach anderen als den normativen Regeln zu validieren. Allerdings tritt dadurch im Falle einer juristischen Auseinandersetzung eine "Beweislastumkehr" ein. Der Betreiber muss dann beweisen, dass er zumindest gleichwertig validiert hat, was relativ schwierig sein dürfte.

9.2.2.   Standardisierung

Jede ausführende Person bereitet individuell auf. Damit gibt es Abweichungen bei Geschwindigkeit, Bewegung, Druck usw. Sogar bei derselben Person kann die Qualität je nach Tageszeit erheblich schwanken. Deshalb ist die manuelle Aufbereitung **nicht validierbar**.

Um eine Qualitätssicherung des gesamten Instrumentenkreislaufs mit einer möglichst gleich bleibenden hohen Aufbereitungsqualität von der Entsorgung bis zur erneuten Anwendung zu erreichen, müssen neben der Validierung der maschinellen Prozesse die manuellen Arbeitsschritte ausreichend **standardisiert** werden.

Manuelle Tätigkeiten

Zu den manuellen Tätigkeiten gehören auch z.B. die Beladungstätigkeiten für die maschinellen Prozesse in RDG und Sterilisator.

Alle manuellen Tätigkeiten sind zu standardisieren und in schriftlichen Verfahrensanweisungen festzulegen und zu dokumentieren (siehe auch 13. Festlegung der Aufbereitungsverfahren).

Die individuellen Schwankungen sind durch entsprechende Qualifikation der Mitarbeiter (siehe auch 5. Qualifikation des Personals) und regelmäßige Unterweisungen anhand von Standardarbeitsanweisungen möglichst gering zu halten (siehe auch 12. Manuelle Aufbereitungsschritte).

Zur Sicherung der Prozessqualität müssen für alle nicht validierbaren Prozessschritte geeignete Routinekontrollen festgelegt werden. Siehe auch 10.5 Routinekontrollen, 14. Aufbereitung und Aufbereitungsverfahren (insbesondere 14.5.2 Reinigung und 14.6 Desinfektion).

9.2.3. Validierung und Standardisierung in der Zahnheilkunde

Die RKI-Empfehlung für die Zahnheilkunde[73] fordert für die Aufbereitung des zahnärztlichen Instrumentariums im Gegensatz zur allgemeinen RKI-Empfehlung nur eine vorzugsweise maschinelle Aufbereitung.

Unzureichende Reinigung

Grundsätzlich können für die Reinigung und Desinfektion beide Möglichkeiten, die manuelle oder die maschinelle Aufbereitung mittels RDG, verwendet werden. Da bei Lumeninstrumenten wie Hand- und Winkelstücke sowie Turbinen in der Regel eine ausreichende Reinigung nicht erkennbar ist, muss durch die Validierung des Prozesses dieser Umstand entsprechend berücksichtigt werden.

Es gibt kein geeignetes manuelles Verfahren

Beachtenswert ist, dass für Hand- und Winkelstücke sowie Turbinen derzeit kein derzeit kein geeignetes manuelles Reinigungs- und Desinfektionsverfahren zur Verfügung steht. Somit ist auch die nach RKI Empfehlung für die Zahnheilkunde zugelassene manuelle Reinigung auch bei anschließende Desinfektion oder Sterilisation in einem geeigneten Dampfsterilisator keine Alternative. Dies muss unbedingt berücksichtigt werden. Siehe auch 7.5 Beispiele für schwer bzw. nicht aufbereitbare Instrumente.

Vermeintlich steriler Dreck

„Es wäre der falsche Ansatz, durch die nachfolgende Sterilisation vermeintlichen „sterilen Dreck" am oder im Medizinprodukt erzeugen zu wollen."[74]

Damit soll ausgesagt werden, das es nicht zielführend ist, Mängel bei der Reinigung durch die anschließende Desinfektion bzw. Sterilisation ausgleichen zu wollen.

Kontamination von zahnärztlichen Übertragungsinstrumenten

Bei einer Untersuchung wurde festgestellt, dass bei „nur" 12 % der getesteten Hand- und Winkelstücke eine wesentliche Kontamination der Spraywasserkanäle vorhanden war, was bereits zeigt, wie notwendig eine ausreichende Reinigung ist. Bemerkenswert ist, dass **alle** untersuchten Turbinen mit hohen Werten bis zu fast 400 µl Protein kontaminiert waren.[75]

9.3. *Qualitätssicherung des Instrumentenkreislaufs*

Manchmal wird von Fachkreisen die Meinung vertreten, dass als geeignet validiert das anzusehen ist, was den geltenden Normen entspricht. Man kann sich aber nicht auf eine veraltete aber dennoch gültige Norm zurückziehen. Deshalb hat die Projektgruppe ´RKI-BfArM-Empfehlung´ hierzu folgende Aussage getroffen:

*Geeignete validierte Verfahren im Sinne des § 4 Abs. 2 MPBetreibV sind Verfahren, welche ein definiertes Ergebnis (insbesondere Sauberkeit, Keimarmut/Sterilität und Funktionalität) reproduzierbar und nachweisbar ständig erbringen. Bei der Aufbereitung eines MP trägt die Summe aller beteiligten maschinellen und manuellen Prozesse (Einzelschritte der Aufbereitung) zum Erreichen des jeweiligen Aufbereitungsziels bei. Insoweit wirken sich **unzulänglich** validierte Einzelschritte (Prozesse) ebenso **qualitätsmindernd** auf das Ergebnis der Aufbereitung aus, wie die **Nichtbeachtung** von Standardarbeitsanweisungen.*

Es ergeben sich für die Einzelschritte bezüglich ihrer „Validierbarkeit" unterschiedliche Anforderungen, deshalb sind die Einzelschritte in der folgenden Tabelle einzeln dargestellt. Für eine nähere Beschreibung der Einzelschritte siehe 14. Aufbereitung und Aufbereitungsverfahren.

Tabelle 9

Tätigkeit	Besonderheiten	Sonstiges
Vorbehandeln	SAW*) erstellen	
Sammeln	SAW erstellen	
Vorreinigen	SAW erstellen	
Zerlegen	SAW erstellen	

9. Qualitätssicherung

Tätigkeit	Besonderheiten	Sonstiges
Reinigung, Desinfektion maschinell	MP Kritisch A und Semikritisch B bevorzugt maschinell Kritisch B grundsätzlich maschinell aufbereiten	bei (qualifizierten) Reinigungs- und Desinfektionsgeräten sowie bei thermischer Desinfektion (im Sterilisator) Prozessvalidierung
Reinigung, Desinfektion manuell	MP Kritisch-A und Semikritisch-B bevorzugt maschinell	in begründeten Fällen wie Herstellervorgaben, maschinelles Verfahren im konkreten Fall nicht durchführbar/validierbar ➤ SAW erstellen
Reinigung, Desinfektion manuell	Kritisch-B grundsätzlich maschinell aufbereiten	bei Medizinprodukten Kritisch-B zusätzlich: Reinigungserfolg durch Bestimmung der Proteinrückstände**) mit einer semi-quantitativen Nachweismethode überprüfen
Spülung, Trocknung	SAW erstellen	
Prüfung auf Sauberkeit/ Unversehrtheit	SAW erstellen	
Pflege, Instandsetzung	SAW erstellen	
Funktionsprüfung	Primär SAW erstellen	in speziellen Fällen***) Prozessvalidierung erforderlich
Kennzeichnung	SAW erstellen	
Verpackung	SAW erstellen	bei Einschweißen Prozessvalidierung erforderlich
Sterilisation	Prozessvalidierung	
Dokumentierte Freigabe	SAW erstellen	

*) SAW = Standardarbeitsanweisung

**) Bestimmung von Proteinrückständen, siehe 10.5.3.a) Proteinnachweismethoden

***) Spezielle Fälle können z.B. technische Prüfungen sein, wie elektrische Leitfähigkeitsmessung

9.3.1.   Validierungsbestandteile

Eine Validierung setzt sich aus mehreren zu prüfenden Einzelschritten zusammen.
Erst das Gesamtgefüge ergibt die Validierung des Prozesses.

Tabelle 10

Validierungsschritt	Erläuterung
Installations-Qualifikation (IQ)	**Grundsätzliche** Feststellungen der Eignung des Gerätes (RDG, Steri usw.)
Betriebs-Qualifikation (BQ) mit Kommissionierung*) der **Betriebsbereitschaft** unter Vor-Ort-Bedingungen	Technische Abnahme des **Herstellers** der Geräte mitsamt Betriebsmitteln und Umgebungsbedingungen zum **Nachweis**, dass die Geräte die vom Hersteller angegebene Leistung auch unter den Betriebsbedingungen vor Ort erbringen
Festlegung	von **Beladungsmustern und Referenzbeladungen**
Leistungs-Qualifikation (LQ) = **Leistungsbeurteilung**	Physikalische (parametrische), chemische sowie mikrobiologische Beurteilung (Wirksamkeitsprüfung), ob die Güter bei den verwendeten Programmen z.B. sicher sterilisiert werden können zum **Nachweis**, dass mit den kommissionierten Geräten die vom Betreiber verwendeten Beladungen (medizinische Produkte in Sieben, Containern usw.) **sicher und reproduzierbar aufbereitet** werden ***)
Langfristige Absicherung der Prozesse**)	Definition der Parameter, die zum **Beweis** erforderlich sind, dass der jeweilige Prozess (Einzelschritt der Aufbereitung) in der vorgegebenen Form durchlaufen wurde, sowie Festlegung der geeigneten **Routinekontrollen** ****)
Validierungsbericht	**Dokumentation** der Validierung
Manuelle Aufbereitungsschritte	Festlegung von **geeigneten** standardisierten Arbeitsschritten sowie Erstellung ausreichender **Arbeitsanweisungen** im Rahmen der Validierung

*) Kommissionierung lässt sich so umschreiben: Feststellung, ob sich die zusammengebauten Einzelteile und Betriebsmittel unter den Umgebungsbedingungen zu einem funktionierenden Gesamtgebilde zusammenfügen lassen

**) Hinweis: Die langfristige Absicherung der Prozesse wird häufig bei der Validierung vergessen

***) unter Verwendung von Beladungsmuster und Referenzbeladungen

****) z.B. Chargenkontrollen, Routinekontrollen (Funktionstests, Wasseranalysen, Tests mit Bioindikatoren usw.)

9. Qualitätssicherung

Bei diesen Einzelschritten sind unterschiedliche Prüfungen und Beurteilungen durchzuführen, die ggf. auch von verschiedenen Personen durchgeführt werden können (siehe auch 9.3.2. Validierung in Eigenregie).

Es ist sinnvoll, **vor Kauf eines Gerätes** abzuklären, wie weit der Hersteller bereits in „Vorleistung" gegangen ist und verschiedene Teilschritte der Validierung bereits im Werk, durch mikrobiologische Labors usw. durchgeführt hat, denn die Validierungsanforderungen beim Betreiber hängen direkt davon ab.

Ein vermeintlich **„billiges"** Gerät kann sich deshalb aufgrund der fehlenden Nachweise im Betrieb als teurer erweisen.

Was gehört noch zur Validierung?

Eine ordentlich durchgeführte Validierung beinhaltet auch die Regelung der Verantwortlichkeiten sowie der ausreichenden Personalqualifikation und Einstufung der Medizinprodukte unter Berücksichtigung der räumlichen und technischen Ausstattung.

9.3.2. Validierung in Eigenregie

Um eine Validierung sowie die damit verbundene Festlegung von Routinekontrollen zur langfristigen Absicherung der Prozesse durchführen zu können, müssen auch Kenntnisse über Aufbau und Funktion des betreffenden Gerätes vorhanden sein. Eine Validierung in Eigenregie kann deshalb nur in Zusammenarbeit mit dem Gerätehersteller, bei RDG zusätzlich mit dem Chemie-Hersteller sowie einem Hygieniker erfolgen.

Qualifikation des Validierers

Insbesondere die Validierung von größeren RDG im Krankenhaus ist eine Herausforderung für den Validierer. Der RDG-Hersteller weiß, wie man die Instrumente richtig einlegt (z.B. Anästhesie-Material) – weiß dies auch der Validierer?

Nur der Hersteller oder ein Bevollmächtigter kann für ggf. notwendige

Validierungsfehler

Es kam schon vor, dass Validierer Veränderungen an der Dosierung vornahmen, obwohl sie keine Kenntnisse über die aktuell eingebauten und von der Servicefirma eingestellten Parameter hatten.

Dabei wurde beispielsweise versehentlich die Leerstandskontrolle des Chemikalienbehälters deaktiviert. Das RDG lief mehrere Wochen ohne Prozesschemikalien.

Optimierungen in die Programmierung eingreifen. Auch für die Fehlersimulation muss der Validierer in die Steuerung eingreifen können. Eine hierfür vom Hersteller nicht autorisierte Person kann z.B. durch Umprogrammierung der Steuerung wichtige Überwachungsfunktionen versehentlich verstellen, was bereits vorkam.

Kann dies der Betreiber überhaupt beurteilen?

Insbesondere die Validierung (beachte: Erstvalidierung) von RDG ist ein heikles

Unterfangen, wenn man sich nicht hundertprozentig auskennt. Beispielsweise über Prozessabläufe, Eignung der Reiniger für welche Instrumente, Verwendung von Loggern und Anschmutzungen.[76] Den Mitarbeitern in der ZSVA und Hygiene fehlen in der Regel die dazu notwendigen Kenntnisse. Es muss bei einer Validierung in Eigenregie auch bedacht werden, dass der Validierer auch weisungsunabhängig vom Auftraggeber (z.B. Krankenhaus) sein muss.

Eine Validierung in Eigenregie muss wohlüberlegt sein. Es ist insbesondere eine ausreichende Dokumentation der Validierung auch gegenüber der zuständigen Behörde (z.b. Gewerbeaufsicht) notwendig, um nicht in Beweisnot zu geraten.[77]

Fachwissen

Es gibt Firmen, die Kurse zum eigenständigen Validieren anbieten. Dabei muss aber berücksichtigt werden, dass zur Validierung und Leistungsbeurteilung auch fundiertes Fachwissen über die technischen Apparate und die damit durchgeführten Reinigungs-, Desinfektions- und Sterilisationsprozesse erforderlich ist. Außerdem sind teure kalibrierte Messgeräte anzuschaffen, wie Leitfähigkeitsmessgerät, Temperatur- und Drucklogger.

Notwendige Zusammenarbeit

Der Betreiber kann durch Zusammenarbeit mit dem Validierer den Prüfumfang des externen Validierers verringern. Es können Vorarbeiten durchgeführt werden, z.B. Definition der Schnittstellen nach Innen und Außen (z.B. zum Maschinenlieferanten), Erstellung von Aufbereitungsanweisungen sowie Planung und Überwachung der Validierungsaktivitäten. Sinnvoll ist, dass hierfür ein Team aus Leiter der ZSVA, Technikleiter, Hygienefachkraft usw. gebildet wird. Siehe auch 10.2 Vorüberlegungen zur Validierung.

Die folgende Übersicht soll eine Hilfestellung darüber geben, wer was durchführen kann.

Tabelle 11

Validierungsschritt	Wer kann diesen Schritt durchführen?
Installations-Qualifikation *) (IQ)	durch Hersteller oder guten Haustechniker
Betriebs-Qualifikation (BQ)	grundsätzlich nur durch Hersteller
Festlegung von **Beladungsmustern und Referenzbeladungen**	durch Validierer in **Zusammenarbeit** mit Betreiber und Hersteller **anspruchsvolle Aufgabe**, da grundlegende Kenntnisse und Erfahrung des Validierers vorhanden sein müssen, um **kritische** Beladungen und Instrumente sicher zu erkennen

Leistungs-Qualifikation (LQ) = **Leistungsbeurteilung**	ggf. durch guten Hygieniker möglich, aber bei Feststellung von Mängeln ist immer Hersteller notwendig **anspruchsvolle Aufgabe**, da für die Messtechnik genaue kalibrierte Instrumente notwendig sind und die Fehlergrenzen des Herstellers bekannt sein müssen
Langfristige Absicherung der Prozesse	durch Validierer in Zusammenarbeit mit Betreiber und Hersteller **anspruchsvolle Aufgabe**, da nur Hersteller z.B. die 'Ausfallquote' seiner Prozesse kennt
Validierungsbericht (**Dokumentation**)	durch Validierer
Manuelle Aufbereitungsschritte	durch Validierer in Zusammenarbeit mit Betreiber

*) Bezeichnungen: siehe Tabelle 10

9.3.3. Überwachung der korrekten Validierung

Da häufig die Validierung nicht korrekt durchgeführt wird, wurde an der Universität Tübingen ein einwöchiger Kurs angeboten. Dieser Kurs hatte nicht zum Ziel, die Validierung selbst durchführen zu können (denn hier reicht eine Woche nicht aus), sondern um die Ergebnisse der von den entsprechenden Dienstleistern durchgeführten Validierungen richtig deuten und ggf. erforderliche Änderungen durchführen zu können.[78]

Validierung durch Profis

Aufgrund der notwendigen Optierungsmaßnahmen kann die Validierung nur von Profis mit entsprechender Erfahrung im Bereich Validierung, Verfahrenstechnik und Gerätetechnik zusammen mit dem Anwender durchgeführt werden, um eine echte Qualitätsverbesserung und somit die dringend notwendige zusätzliche Sicherheit bei der Aufbereitung zu erhalten.

Validierungsmängel

Es gibt Institutionen, die Teilschritte einer Validierung als Gesamtvalidierung verkaufen. Beispiele aus der Praxis:

- Die aufzubereitenden Instrumente wurden im Rahmen der Validierung nicht berücksichtigt.
- Es wurden die schwer aufbereitbaren Instrumente aus der Validierung herausgenommen.
- Es wurden keine Routinekontrollen festgelegt.

- Es wurde nur eine Prüfung mit Bioindikatoren durchgeführt.
- Die manuellen Aufbereitungsschritte wurden nicht betrachtet, usw.

Haftung bei Validierungsfehlern

Über die MPBetreibV haftet der Validierer leider nicht. Der Betreiber muss sich deshalb z.b. bezüglich Regressansprüchen absichern.

9.3.4.   Revalidierung

Jede Prozessänderung bedarf einer erneuten Validierung. Wurde z.B. der Reiniger gewechselt, ist ggf. eine Umprogrammierung der Dosierung, Messung der Rahmenbedingungen (pH-Wert, Wasserqualität usw.) notwendig. Anhand dieser Bedingungen muss entschieden werden, wer was wie validieren muss. Siehe auch 10.6 Revalidierung und Leistungskontrolle, insbesondere: Reduzierung des Prüfumfangs

Häufig wird der Begriff Revalidierung fälschlich für die nachfolgend genannte Leistungsbeurteilung verwendet.

9.3.5.   Regelmäßige Leistungsbeurteilung

Wenn der Prozess nicht verändert wurde, ist eine erneute Leistungsbeurteilung in regelmäßigen Abständen durchzuführen. Die Abstände sind durch den Validierer anhand der Stabilität der ablaufenden Prozesse festzulegen (in der Regel jährlich bis maximal zweijährlich). Die Festlegung des Zeitraumes ist abhängig von dem jeweiligen Gerät (z.B. notwendige Kalibrierungen) und den regelmäßig durchgeführten Wartungen (z.B. mit Teiletausch).

Im Rahmen der Festlegung der Fristen für die Leistungsbeurteilung kann es sinnvoll sein, bei einem RDG   (abhängig vom Gerätetyp) eine halbjährliche Prüfung der Reinigungspumpen mit jährlichem Teiletausch und Dosierungsprüfung durchzuführen.

Praxisbegehungen

Zitat: *„Wenn Mitarbeiter von Gesundheitsämtern bei Praxisbegehungen nach der ´Anwendung von validierten Verfahren´ fragen, dann ist unter Umständen lediglich gemeint, dass die Prozesse der Instrumentenaufbereitung klar definiert (Hygieneplan!) sind, Verantwortlichkeiten geregelt wurden und die Vorgänge reproduzierbar dokumentiert sein müssen."* [79]

Damit wird auch durch Firmen gezeigt, dass die Qualität der Überwachung derzeit noch starke Unterschiede aufweist. Deshalb sind Schulungsmaßnahmen nicht nur für den Anwender sondern auch für die kontrollierenden Behörden von herausragender Bedeutung.

10. Validierung von Reinigungs- und Desinfektionsprozessen

Die Validierung von Reinigungs- und Desinfektionsprozessen ist im Gegensatz zur gut erforschten Dampfsterilisation ein noch junges Thema. Als die Validierung in die MPBetreibV als Forderung aufgenommen wurde, war aufgrund der vielen Unklarheiten noch Pionierarbeit zu leisten. Die Forderung nach Validierung hat aber viele dazu veranlasst, über dieses wichtige Thema genauer nachzudenken. Damit wurde der Stellenwert der Reinigung und Desinfektion an seine herausragende Bedeutung für die Prozessqualität bei der Aufbereitung angepasst.

Validierung und Ersatzmaßnahmen
Die maschinellen Reinigungs- und Desinfektionsprozesse von Medizinprodukten sind grundsätzlich zu validieren. Dazu sind qualifizierte also nachgewiesenermaßen geeignete Reinigungs- und Desinfektionsgeräte (RDG) erforderlich. Für den Weiterbetrieb älterer Geräte sind Ersatzmaßnahmen zu treffen.

Es gibt verschiedene Reinigungs- und Desinfektionsverfahren mit unterschiedlicher Wirksamkeit und Eignung für bestimmte Medizinprodukte. Die maschinellen Verfahren zeichnen sich durch ihre Validierbarkeit aus.

Reinigungsverfahren

Übersicht über die wichtigsten Reinigungs- und Desinfektionsverfahren:

Tabelle 12

Verfahren	Besonderheiten	Probleme
Manuelle Reinigung im Tauchbad *)	Geeignet für massive Instrumente ohne Lumen Bedingt geeignet für Instrumente mit Lumen	Nicht validierbar Blasenbildung und mangelhaftes Eindringvermögen bei Lumeninstrumenten, somit nur für massive Instrumente oder als manuelle Vorreinigung verwendbar
Manuelle Desinfektion im Tauchbad *)	Geeignet für massive Instrumente ohne Lumen Bedingt geeignet für Instrumente mit Lumen	Nicht validierbar Blasenbildung und mangelhaftes Eindringvermögen bei Lumeninstrumenten, somit mit unwägbarem Risiko verbunden

Verfahren	Besonderheiten	Probleme
Reinigung im Ultraschallbad	Verbesserte Reinigungswirkung für bestimmte Instrumente, gutes Eindringvermögen bei Lumeninstrumenten insbesondere bei Verwendung mit Durchspülpumpe	Nicht validierbar ggf. validierbar bei Verwendung mit Durchspülpumpe Ultraschall zählt zu den maschinellen Verfahren
Reinigung und Desinfektion im RDG	Validierbares thermisches Reinigungs- und Desinfektionsverfahren, geeignet für fast alle Instrumente, bei Verwendung von speziellen Anschlüssen gute Durchspülung bei Lumeninstrumenten	
Reinigung und Desinfektion im RDG-E	Validierbares chemothermisches Reinigungs- und Desinfektionsverfahren speziell für Endoskope und deren Zubehör	Aufgrund der niedrigen Desinfektionstemperatur muss die Dosierung des Desinfektionsmittels sehr genau zur gewählten Temperatur passen; Da die Leitlinie für RDG-E voraussichtlich erst 2010 verabschiedet wird, ist derzeit nur eine Validierung in Anlehnung an die Leitlinie für RDG möglich
Chemische Reinigung/ Desinfektion in Teilautomaten	Chemisches Reinigungs-/ Desinfektionsverfahren z.B. für Endoskope	Nicht validierbar Aufgrund nur chemischer Desinfektion mit unwägbarem Risiko verbunden

*) Siehe 14.5 Manuelle Reinigung und 14.6 Manuelle Desinfektion

Warum überhaupt Validierung?

Es wurde in einem Ringversuch festgestellt, dass viele RDG, die noch nicht validiert sind, zu etwa 65 % mit schlechter Reinigungsqualität arbeiten.[80] Bei der Hälfte war der Aufwand größer, um eine gute Reinigungsleistung zu erzielen.

10. Validierung RDG

Typische Mängel nicht validierter RDG-Prozesse:
- Reiniger mit nicht ausreichender Leistung
- zu geringe Dosierung des Reinigers
- zu kurze Vorspül- und Spülzeiten

Im Rahmen von Validierungen wurden zum Teil auch gravierende Mängel an RDG entdeckt. Zum Beispiel:
- schlecht ankoppelnde Beladewägen
- ungeeignete Programmführung
- verstopfte Düsen
- übermäßige Schaumbildung
- ungenügende Reinigungswirkung

Es kam sogar vor, dass der verwendete Reiniger nicht besser reinigte als reines Wasser.[81]

Vorzugsweise maschinell aufbereiten

Bei Semikritisch-B sowie Kritisch-A Instrumenten ist vorzugsweise maschinell aufzubereiten.

Bei Kritisch-B-Instrumenten **muss** grundsätzlich ein maschinelles Reinigungs- und Desinfektionsverfahren eingesetzt werden. Ausnahmen sind in begründeten Fällen **übergangsweise** möglich, z.B. wenn nach Herstellervorgaben ein maschinelles Verfahren im konkreten Fall nicht durchführbar bzw. validierbar ist. Siehe auch Tabelle 9 unter 9.3 Qualitätssicherung des Instrumentenkreislaufs.

10.1. Norm, Leitfaden und Leitlinie

Früher wurde häufig die Meinung vertreten, „Es wird ja noch alles sterilisiert!". Damit schenkte man der Reinigung und Desinfektion zu wenig Beachtung. Es wurden nur wenige visuelle Kontrollen sowie nicht einmal bei allen RDG die halbjährlichen Kontrollen mit Bioindikatoren durchgeführt.

Ein optimales Sterilisationsergebnis ist nur bei ausreichend geringer Ausgangskeimzahl erreichbar. Deshalb ist die Vorbehandlung, z.B. im RDG von herausragender Bedeutung für die Prozessqualität.

10.1.1. Norm für die maschinelle Aufbereitung

Die Forderung nach Prozessvalidierung hat zur Erarbeitung der Normenreihe 15883 geführt. Aufgrund der vielen ungeklärten Fragen konnte die erste Norm dieser Reihe, die DIN EN ISO 15883-1 erst 2006 veröffentlicht werden. Leider war der internationale Normenausschuss aus Kostengründen nicht in der

Lage, einheitliche Testanschmutzungen zu entwickeln.

Deswegen gibt es in jedem Land andere Vorgaben. Damit zeigen sich starke Abweichungen bei der Qualität des Reinigungsergebnisses. Bedauerlicherweise hat sich eine von den Niederlanden favorisierte Anschmutzung „Deutschland 3" aus Eigelb, die fast nichts kostet und den Reinigungsprozess vor eine Herausforderung stellen würde, bisher nicht durchgesetzt.[82]

> **Stellenwert der Reinigung**
>
> Mit der DIN EN ISO 15883-1 erhielt die Reinigung erstmals den Stellenwert, der ihr zusteht.

10.1.2. Leitfaden für die maschinelle Reinigung und Desinfektion

Um bereits vor Veröffentlichung der Norm 15883 weitgehend validierte Prozesse zu erreichen, wurde der Spectaris-Leitfaden „Qualitätssicherung bei der Aufbereitung von Medizinprodukten für die Prozessvalidierung für Reinigungs- und Desinfektionsgeräten (RDG)" herausgegeben.[83]

Dieser Leitfaden zeigt sehr gut die wichtigsten Parameter, die Einfluss auf die Reinigung und Desinfektion haben:

Tabelle 13

Parameter	Einfluss
RDG	Reinigungs- und Desinfektionsprogramme
	Spülwasserkreislauf
Betriebsmittel (Quantität und Qualität)	Wasser, ggf. Dampf, Druckluft
	Energieversorgung
Prozesschemikalien (Dosiermenge und Qualität)	Reinigungsmittel
	Desinfektionsmittel
	Neutralisationsmittel
	Nachspülmittel
Beladungsträger	Dreharme
	Instrumentenhalter
	Sprühdüsen
Beladung	Anordnung zur Spülmechanik (Spülschatten)
Instrumentendesign	Werkstoffe, Hohlräume, Gelenke
Summe: Ergibt die Reinigungs- und Desinfektionswirkung	

10.1.3.   Leitlinie für die maschinelle Aufbereitung [84]

In der Vergangenheit wurde die Bedeutung der standardisierten Reinigung unterschätzt. Die Herstellernorm DIN EN ISO 15883-1 stellt dagegen z.B. für die Krankenhäuser aufgrund der vielen geforderten Chargendurchläufe (bis zu 12 pro Sieb) unverhältnismäßig hohe Anforderungen an die Validierung der Aufbereitungsprozesse.

Die Leitlinie wurde entwickelt, um dieses Manko zu beheben und eine Hilfestellung für eine ordnungsgemäße Aufbereitung zu geben.[85] Sie ist ein Kompromiss zwischen unbezahlbarer Validierung nach DIN EN ISO 15883 und einem noch akzeptierbaren aber bezahlbaren Mindeststandard für die Validierung von Reinigungs- und Desinfektionsprozessen.

Die Leitlinie formuliert Empfehlungen, die an die Bedingungen vor Ort und an die Geräte angepasst werden müssen. Eventuelle Abweichungen nach ´unten´ müssen ausreichend begründet werden. Anhand der gesammelten Erfahrungen soll die Leitlinie ständig weiterentwickelt werden.

Kompromiss
Die Leitlinie ist ein Kompromiss zwischen dem Erreichen von reproduzierbaren Ergebnissen und Bezahlbarkeit der Validierung.

Im folgenden werden ein paar Besonderheiten der Leitlinie vorgestellt:

Anzahl Chargendurchläufe

Es werden zwar insgesamt mindestens 3 Chargendurchläufe gefordert. Im Gegensatz zur Norm muss aber pro Programm nur ein Durchlauf erfolgen. Da das Reinigungsergebnis im Gegensatz zur Sterilisation optisch kontrollierbar ist, wurde dieser **Kompromiss** zur Reproduzierbarkeit für die Reinigungsleistung, aber auch für die Dosierung (Reiniger, Wassermenge) sowie für die thermische Desinfektion und die Trocknung gewählt. Der Kompromiss ist in Zusammenhang mit der Betriebsqualifikation und Typprüfung zu sehen. Insbesondere bei nicht nach der Norm 15883 typgeprüften Geräten muss der Validierer Anpassungen vornehmen.

Drucküberwachung

Es wird eine Druckprüfung bei jeder Charge gefordert, um einen problematischen Druckabfall z.B. durch Schaumbildung zu erkennen. Deshalb wird grundsätzlich eine ständige Drucküberwachung gefordert (z.B. über Druckdatenlogger oder permanente Drehzahlüberwachung der Spülarme).

Schaumbildung
Die Schaumbildung wird häufig mit dem nichts sagenden Begriff Seifenfehler umschrieben.

Schaumreduzierung

Für nicht nach Norm gebaute RDG stellt die Drucküberwachung einen unverhältnismäßig hohen Aufwand dar. Eine sinnvolle Alternative könnte auch das Einprogrammieren einer zweiten Vorspülphase sein, um die Schaumbildung durch Chemikalien (z.B. Ultraschallreiniger) oder Eiweißreste zu minimieren. Sinnvollerweise ist dies durch eine z.B. wöchentliche Druckkontrolle zu ergänzen. Im Rahmen einer Risikoanalyse kann eventuell auch der Einbau einer Glastüre in Verbindung mit einer Arbeitsanweisung zur regelmäßigen Schaumkontrolle festgelegt werden.

Drehzahlüberwachung

Durch eine Drehzahlüberprüfung der Dreharme lassen sich auch Rückschlüsse auf einen ausreichenden Druck ziehen. Es gibt bereits Entwicklungen für eine routinemäßige Drehzahlüberwachung mittels einem Handgerät. Es fehlt aber die Drucküberwachung für Lumeninstrumente. Hier müsste die Druckerfassung direkt an den Anschlüssen erfolgen, um aussagekräftige Werte zu erhalten.

Mittels einer Prozessoptimierung lässt sich ggf. auch eine längere Frist für die direkte oder indirekte Drucküberwachung erreichen.

Dosiermengenprüfung

Grundsätzlich wird in der Leitlinie eine 14-tägige Überprüfung gefordert. Der Rhythmus muss aber in Abhängigkeit von der Zuverlässigkeit der technischen Ausstattung des jeweiligen RDG festgelegt werden. Beispielsweise fallen Membranpumpen nicht so häufig aus wie Schlauchpumpen, bei denen der Schlauch mit der Zeit aufquillt.

Routineprüfungen zur Reinigungsleistung

Der erfolgreiche technische Programmablauf eines RDG ist abhängig von Temperatur, Zeit, Wasserdruck, ausreichender Dosierung von Prozesschemikalien und ausreichendem Wasserstand innerhalb des RDG. Diese Parameter müssen mit ausreichender Sicherheit dauerhaft eingehalten werden.

Deshalb sind in Abhängigkeit von der technischen Ausstattung des RDG oder evtl. externer Ausrüstungen (z.B. zentrale Dosiereinrichtungen, unabhängige Dokumentations- und Überwachungsbausteine) Routineüberprüfungen in unterschiedlichen zeitlichen Abständen notwendig. Siehe auch 10.5 Routinekontrollen.

Problematisch ist eine Reinigungsüberwachung für Lumeninstrumente. Hier müsste die Erfassung direkt an den Anschlüssen erfolgen. Deshalb sind geeignete Ersatzmaßnahmen zu treffen, z.B. Proteinnachweismethoden.

10.2. Vorüberlegungen zur Validierung

Aufwand für die Validierung reduzieren

Der Aufwand für die Validierung kann reduziert werden, wenn alle Vorarbeiten so weit wie möglich bereits durchgeführt wurden. Hierzu gehören auch folgende (teilweise in den folgenden Kapiteln näher beschriebene) Bedingungen, wie:

- Bestimmung der Wasserqualität
- Auswahl der passende Chemie
- Erfassung und Klassifizierung aller Instrumente,
  siehe auch 7.3 Klassifizierung und Risikobewertung
- Einteilung der Siebe
- Ermittlung von problematischen Instrumenten
- Prüfung der Reinigungsleistung insbesondere bei Lumeninstrumenten,
  ggf. notwendige Vorreinigung
- Ermittlung von möglichen Fehlern bei der Bestückung der RDG
- Geeignete Entsorgung am Wochenende,
  siehe auch 14.3 Vorbehandlung nach Anwendung

Zukunftsvision

Durch Optimierung der Maschinen kann in Zukunft der Aufwand für die Validierung reduziert werden. Eventuell sind dann keine vergleichenden Messungen des Prozessverlaufs notwendig, wenn die RDG beim Hersteller 'vorvalidiert' wurden.

10.2.1. Bestimmung der Wasserqualität

Wasser hat einen entscheidenden Einfluss auf die Aufbereitungsqualität. Deshalb muss berücksichtigt werden, woher das Wasser kommt, denn Wasser ist nicht gleich Wasser.

Schwankende Wasserqualität

Die Wasserqualität schwankt von Ort zu Ort. Teilweise können sogar an der selben Wasserentnahmestelle Schwankungen auftreten, je nachdem aus welchem Tiefbrunnen das Wasser gerade gefördert wird. Heutzutage ist es üblich, Wasser aus verschiedenen Quellen zu mischen. Je nach Mineralstoffgehalt, Chlorid-Anteil sowie den Anteilen an freiem Sauer- und Kohlenstoff ist dann das Wasser mehr oder weniger aggressiv, was in vielen Fällen sogar bei der Hausinstallation zu Schäden führt.

Einbindung des Wasserwerks

Bei der Festlegung der Maßnahmen kann es sinnvoll sein, Rücksprache mit dem jeweiligen Wasserwerk zu halten.

Empfindliche Instrumente

Medizinische Instrumente und deren Aufbereitungsgeräte sind ungleich empfindlicher als ein Haushaltsgeschirrspüler, deshalb muss auf eine gleichmäßige, ausreichend hohe Wasserqualität großer Wert gelegt werden. Aufgrund der unterschiedlichen Zusammensetzung des Wassers kommt es vor, dass das kalte Wasser noch im Gleichgewicht ist. Bei höheren Temperaturen kann dagegen durch den Chlorid-Anteil ein Ungleichgewicht herrschen, welches sogar Korrosion bei den Instrumenten hervorruft.[86]

Wasserqualität und Reinigungsleistung

Die Reinigungsleistung wird durch die Wasserqualität entscheidend beeinflusst. Um das Wasser für ein RDG aufzubereiten, stehen verschiedene Methoden zur Verfügung, dabei werden unterschiedliche teilweise auch vom Standort abhängige Wasserqualitäten erreicht.

In der DIN EN ISO 15883-1 sind Mindestanforderungen für die Wasserqualität beschrieben, z.B. Gesamthärte des Wassers < 3°dH (entspricht < 0,5 mmol CaO/l), Abdampfrückstand < 500 mg/l, Chloridgehalt < 100 mg/l sowie pH-Wert zwischen 5 und 8.

Nachfolgekosten

Auch zur Vermeidung von teuren Reparaturen an Maschinen und Instrumenten z.B. durch Beläge, Kalkablagerungen, Korrosion oder Wasserflecken muss eine ausreichende Wasserqualität zur Verfügung stehen.

Einfluss der Wasserqualität

Bei einem alkalischen Reiniger ist der Einfluss der Wasserqualität auf das Reinigungsergebnis nicht so stark als bei einem mildalkalischen Reiniger. Neutrale Reiniger reagieren am empfindlichsten auf eine schwankende Wasserqualität.[87]

Reinigungsergebnis

Je weicher das Wasser, desto besser und gleichmäßiger ist das Reinigungsergebnis.

Bedeutung des pH-Wertes

Insbesondere der pH-Wert (also wie sauer oder alkalisch das Wasser ist) hat einen entscheidenden Einfluss auf die Reinigungs- oder Zerstörungswirkung bei alkalischen sowie hochalkalischen Reinigern. Es genügt deshalb nicht, wenn sich der pH-Wert innerhalb der Grenzen der Norm befindet. Er muss in Verbindung mit der Dosierung des Reinigers sehr genau festgelegt werden, damit nicht bei zu hohem pH-Wert eine übermäßige Zerstörung der Instrumente auftritt bzw. bei zu niedrigem pH-Wert die Reinigungswirkung dementsprechend schlechter ausfällt. Es müssen dabei auch Schwankungen des pH-Wertes berücksichtigt und bei Bedarf regelmäßig gemessen werden.

Bedeutsam ist insbesondere für die Aufbereitung von Endoskopen, dass Reinigungs-/Desinfektionsmittel mit Peressigsäure nicht so empfindlich auf unterschiedliche pH-Werte des Wassers reagieren.

Beispiele für Probleme durch das Wasser

Tabelle 14

Ursache	Wirkung
Härtebildner Calcium und Magnesium (Ca- und Mg-Hydrogencarbonate und –sulfate)	Verkalkung und Belagsbildung auf Spülgut und Maschine
Schwer- und Buntmetalle (Eisen, Mangan, Kupfer)	Dunkle Verfärbungen und Beläge; Inaktivierung von Enthärtern
Kieselsäure/Silikate Insbesondere im Nachspülwasser	hartnäckige gelb-braune oder blau-violette, glasurähnliche Beläge
Chloride	Nadelstichartige Lochkorrosion bei Chromstahl sowie Spannungsrisskorrosion *)

*) Ein Problem stellt auch das Antrocknen und somit eine Aufkonzentration der Chloride dar.

VE-Wasser mittels Entsalzungspatrone

Wenn die Entsalzungspatrone fast voll ist, geht immer mehr Silikat durch, ohne dass hierdurch eine Leitwerterhöhung auftritt. Bei Silikatwerten über 1 ppm können sich glasharte, aber unschädliche Beläge auf den Instrumenten absetzen.

Vergleich der Wasserinhaltsstoffe

Die in der folgenden Tabelle angegebenen Werte sind Anhaltswerte. In Abhängigkeit des verwendeten Wassers können die Werte im Einzelfall stark variieren.

Tabelle 15 Beispiele für Inhaltsstoffkonzentrationen

Inhaltsstoffe	Leitungs-wasser (Bsp.)	Enthärtetes Wasser	Entmineralisiertes Wasser	
			Ionenaus-tauscher	Os-mose
Leitfähigkeit (μS/cm)	650	700	4	30
Abdampfrückstand (ppm)	450	480	5	30
pH-Wert	6,5	7,5 bis **9,5**	**5,5**	6
Gesamthärte (°dH)	15	< 1	< 0,1	< 0,5
Silikate/Kieselsäure (ppm SiO_2)	10	10	< 0,1	2
Natriumsalze (ppm)	20	**150**	< 1	2
Chloride (ppm)	40	40	< 1	3

Aus dieser Tabelle wird sofort ersichtlich, dass durch Enthärtungsmaßnahmen des Wassers verschiedene Inhaltsstoffe sogar in höherer Konzentration vorhanden sein können (z.B. Natriumsalze). Es kann sich auch der pH-Wert nach unten oder oben verschieben.

Siehe auch Empfehlung des „AK-Qualität" Nr. 25 und 26: Wasser zum Betreiben von Reinigungs- und Desinfektionsgeräten für das RDG, Teil 1 und 2.[88]

10.2.2.   Passende Chemie

Sehr wichtig ist, dass die verwendete Reinigungschemie zum verwendeten Wasser passt (pH-Wert, Härte des Wassers), sowie auch zu den Maschinen und den verwendeten Instrumenten. Hierbei sollte auch die Vorreinigung z.B. mit Ultraschall einbezogen werden, damit nicht durch das (Ultraschall-) Reinigungsmittel im RDG erhöhte Schaumbildung auftritt, die die Reinigungsleistung vermindert.

Es kommt vor, dass der Hersteller der Reinigungsmittel für RDG nur ungenaue Werte für die Dosierung angibt. Die Angaben sind aber zum Überprüfen der Reinigungsleistung von herausragender Bedeutung. Die Dosierung z.B. von alkalischen Reinigern kann mittels Angabe des pH-Wertes sofort überprüft werden. Ansonsten ist die Überprüfung der Dosierungsangabe sehr aufwändig (Verhältnis von Wasserzulauf und Reinigerdosierung).

Damit werden auch die Prozessva-
lidierungen unnötig verteuert. Hier
besteht Nachbesserungsbedarf. Nur
mittels klarer Angaben zu Wasserqualität, Konzentration, Temperatur
usw. können diese die Wirkung
beeinflussenden Faktoren entsprechend berücksichtigt werden.[90]

Mangelhafte Reinigungsleistung

Die von den RDG-Herstellern freigegebenen Reinigungsmittel werden
manchmal nur darauf geprüft, ob
Schäden am RDG auftreten, aber
nicht, ob mit diesen Mitteln eine gute
Reinigungswirkung erzielt wird.[89]

Reinigungsleistung und Reiniger

Bei einem Ringversuch[91] wurde festgestellt, dass bei Verwendung mildalkali-
scher Reiniger das Ergebnis viel stärker von der Spültechnik abhängt als bei
alkalischen oder hochalkalischen Reinigern. Die Hälfte der Teilnehmer hatte
zudem einen größeren Aufwand zur Optimierung der Reinigungsleistung und
bei einem weiteren Drittel war wegen ein paar „Ausreißern" nur ein geringerer
Aufwand notwendig, um ein akzeptables Ergebnis zu erreichen.

Reinigungsmitteleinsatz im RDG

Bei der Betrachtung der Reinigungsverfahren ist wichtig, welcher
Reiniger eingesetzt wird. Es sind
für unterschiedliche Verfahren auch
unterschiedliche Mengen notwendig.[92]

Hitzestabile Keime

Im Hinblick auf die zunehmende Bedeutung hitzestabiler Endotoxine und
Prionen hat der Reinigungsprozess
eine nicht zu unterschätzende Bedeutung für die Aufbereitung von Medizinprodukten.

Mild-alkalische Reiniger

Mild-alkalische Reiniger sind in der Regel auch für farblich eloxiertes Aluminium und Titan geeignet. Um eine ordentliche Reinigungsleistung zu erreichen,
muss die Schaumwirkung minimiert werden. Außerdem muss der pH-Wert in
der Reinigungsphase (in der Regel bei 55°C) genau eingestellt werden. Bei zu
niedrigem pH-Wert leidet die Reinigungswirkung, bei zu hohem pH-Wert lei-
den die Instrumente (insbesondere farblich eloxiertes Aluminium und Titan).[93]

Oxidativ wirkende Reiniger

Stark oxidativ wirkende Reinigungsverfahren mit Wasserstoffperoxid haben
eine hohe Reinigungswirkung. Durch die stark glänzende Oberfläche, die die
Instrumente erhalten, sind aber Rückstände schwerer erkennbar. Es kann
von Vorteil sein, eine manuelle Vorreinigung z.B. von HF-Elektroden mit Wasserstoffperoxid durchzuführen.

Reiniger mit Silikaten

Sie machen genauso wie Wasser mit zu hohen Silikatwerten bunt schillernde Beläge.

10.2.3.   Ermittlung von problematischen Instrumenten

Nicht zerlegbare Instrumente

Es ist für diese Instrumente keine Prozessvalidierung möglich, wenn z.B. keine Spülgänge vorhanden sind.

Nur wenn durch Einsatz solcher Medizinprodukte der medizinische Nutzen höher als das Risiko durch unzureichende Sterilität und Proteinbelastung ist, dann ist ggf. nach kritischer Prüfung in Zusammenarbeit mit der Hygienefachkraft der Einsatz möglich. Das Ergebnis ist im Rahmen einer Gefährdungsbeurteilung ausführlich zu dokumentieren. Siehe auch 7.4 Behandlung von nicht sicher aufbereitbaren Medizinprodukten

10.2.4.   Reinigungsleistung

Eine ausreichende Reinigungsleistung hat eine sehr große Bedeutung, deshalb wird dieses Thema ausführlich dargestellt.

Die Reinigungsleistung ist im Gegensatz zur thermischen Desinfektion und Sterilisation nicht eindeutig quantifizierbar also mengenmäßig bestimmbar. Sie ist an jeder Stelle im RDG unterschiedlich (analog einer Haushaltsspülmaschine). Zudem „sieht" ein RDG durch die parametrische Erfassung keine Spülschatten. Die Reinigungsleistung hängt auch von der Art und Anordnung der Sprüharme, des dadurch entstehenden Sprühbildes und der Anordnung sowie Ausführung der Siebe ab. Außerdem spielt das Material und die Kontur der Medizinprodukte eine entscheidende Rolle. Von wesentlicher Bedeutung ist auch die Art und Weise der vorangegangenen Verwendung, der Vorreinigung und wie das Medizinprodukt im RDG angeordnet oder angeschlossen wird.

Problem: Überwachung der Reinigungsleistung

Die Reinigungsleistung wird durch viele Faktoren wie mechanische Einflüsse, Wasserqualität, Reinigungschemie usw. beeinflusst. Andererseits liegen gegenwärtig insbesondere für Medizinprodukte der Risikogruppe Semikritisch-B und Kritisch-B keine allgemein anerkannten Methoden für die Validierung maschineller Reinigungsverfahren beim Betreiber vor. Hier sind die Hersteller von RDG gefordert.

Hohe Anforderungen an die Reinigungsleistung

Instrumente mit Innenlumen stellen hohe und höchste Anforderungen an die Reinigungsleistung. Aber gerade für diese Instrumente ist eine Validierung der Reinigungsleistung derzeit noch nicht möglich.

Kritischste Stellen

Für die Prüfung der Reinigungsleistung sind die kritischsten Stellen zu ermitteln (z.B. an den Ecken und in der Dreharmmitte, da insbesondere hier Spülschatten auftreten können). Die Prüfung der Reinigungsleistung hat vornehmlich an diesen Stellen zu erfolgen. Es sind hierzu mehrere Prüfkörper gleichzeitig in die Maschine in Abhängigkeit von Typ, Größe sowie Anzahl der Ebenen usw. zu legen bzw. zu befestigen.

Bedeutung der Vorreinigung

Bei der Reinigung im RDG ist eine ausreichend lange kalte Vorreinigung äußerst wichtig für das Reinigungsergebnis.[94] Außerdem spielt die Positionierung der Instrumente ein große Rolle. In der Regel ist in den unteren Einsätzen die Reinigungswirkung besser. Auch aus diesem Grunde sollten die stark verschmutzten Instrumente unten eingelegt werden. Oxidativ wirkende Zusätze verbessern die Reinigungswirkung.

Reinigungszeiten

Die bei RDG eingestellten Reinigungszeiten sind aus Zeitgründen häufig zu knapp bemessen und liegen in der Regel unter 10 min. Jede nur geringfügige Verlängerung der Reinigungszeit bringt eine spürbare Verbesserung der Reinigungsleistung.

Die Versprechen der Hersteller über kurze Zyklenzeiten sind kritisch zu hinterfragen, damit nicht im späteren Einsatz aufgrund einer zu geringen Reinigungsleistung Umprogrammierungen zu längeren Prozesszeiten notwendig werden.

Taktbandanlagen sind problematisch, wenn sie mit aufbereitetem Wasser arbeiten, denn etwa ab Mittag wird das Wasser zu warm und die Reinigungsleistung im Vorspülprogramm lässt nach.

Mangelhafte Reinigung durch zu niedrigen Spüldruck

Bei zu hoher Blutbelastung während des Reinigungsschrittes kann eine massive Schaumbildung auftreten. Besondere Bedeutung hat deshalb eine kalte Vorspülung. Ein Druckabfall kann mittels eines Druckloggers erfasst werden, um den Aufbereitungsprozess zu optimieren, z.B. Erhöhen der Vorspülphase auf 3 Minuten oder Spülen der Instrumente nach Ultraschallreinigung.[95]

Besonderheiten bei MIC-Instrumenten

Bei MIC-Instrumenten ist das Wichtigste, dass sie weitgehend zerlegbar sind. Problematisch sind lange dünne Lumen. Hier hilft nur eine gute Spültechnik mit guter Chemie und entsprechenden Anschlüssen. Dies gilt im Besonderen auch für die bezüglich Hygiene sehr problematische Augenchirurgie.

Spülanschlüsse für MIC- bzw. Hohlrauminstrumente

Nicht nur für MIC-Instrumente, sondern auch für alle anderen Instrumente mit Lumen sowie Schläuchen müssen Spülanschlüsse in ausreichender Anzahl vorhanden sein.

Empfindliche Instrumente und Kleinteile sind entsprechend zu fixieren (z.B. mittels geeigneter Trays).

> **Reinigungsmängel**
>
> Im Rahmen von Validierungen werden immer wieder eklatante Reinigungsmängel bei MIC-Instrumenten aufgrund alter Restanschmutzungen festgestellt.[96]

Dabei ist zu berücksichtigen, dass insbesondere lange MIC-Instrumente nicht ausreichend durchspült werden, wenn sie nur auf Spüldornen aufgesteckt werden. Nach Möglichkeit sind hier deshalb Spülanschlüsse zu verwenden.

Es muss angesprochen werden

Leider kommt es manchmal vor, dass RDG nicht das leisten, was sie sollen. Sie fallen bei einer ordnungsgemäß durchgeführten Validierung durch. Die im Anschluss daran notwendigen Optimierungsmaßnahmen führen nicht immer zum Erfolg. Deshalb kann nur geraten werden, erst alles zu bezahlen, wenn die Validierung ohne Zusatzkosten, z.B. durch notwendige Optimierungsmaßnahmen, erfolgt ist.

10.2.5. Mögliche Fehler bei der Bestückung der RDG

Bedienungs- und Beladefehler kommen bei RDG sehr oft vor. Bei Kontrollen findet man noch zu selten RDG, bei denen alle Instrumente ordnungsgemäß eingelegt waren. Auch verstopfte Düsen sind keine Seltenheit, insbesondere wenn OP-Schuhe in der gleichen Maschine gewaschen werden. Das gleiche gilt, wenn Mullbinden als Kennzeichnung mitgewaschen werden oder eine unzureichende Vorreinigung der Instrumente durchgeführt wird.

Häufige Bestückungsfehler:

Tabelle 16

Mangel	Lösungsvorschlag
Schüsseln werden als Träger für Kleinteile verwendet	Kleinteilesieb
Umfallen von Schüsseln und somit Vollaufen	Gitterrahmen als Beschwerung
Fehlende Vorreinigung und fehlende Durchspülung z.b. von Kanülen	detaillierte Vorgaben für die Vorreinigung erstellen
Spülschatten durch aufeinander gelegte Instrumente oder auch durch zusammengeklappte Specula	Arbeitsanweisung + Unterweisung
Mangelhafte Durchspülung durch bloßes Hinstellen von Instrumenten z.b. mit größerem Durchmesser auf Spüldorne	Einhängen in dafür ausgelegte Anschlüsse
Bei Instrumenten mit mehreren Anschlüssen werden nicht alle benötigten Anschlüsse konnektiert	Anschließen nach Herstellerangaben
Selbstbau-Siebe mit Rostansatz werden verwendet	aussondern
Gas-/Luftschläuche werden kreuz und quer eingehängt	zur ausreichenden (flächigen) Durchspülung von unten nach oben „laufen" lassen
Silikonmatten werden als Instrumentenschutz verwendet (Spülschatten)	Ersatz durch Silikonstreifen oder andere geeignete Halter
Kabel werden lose eingelegt – Dreharme bleiben hängen	Halter für Kabel verwenden
Instrumente werden zu hoch gepackt – Dreharme schleifen oder bleiben hängen	Arbeitsanweisungen
Schläuche mit MIC-Anschluss werden nicht zerlegt – Dreck am Anschluss	Schläuche jedes Mal kürzen (um ca. 1 cm), vorreinigen oder zerlegen
angeblich saubere und deshalb nicht zerlegte bzw. geöffnete Instrumente kommen mit Blutresten kontaminiert aus dem OP	Instrumente als unsauber einstufen und zerlegen oder über entsprechende Arbeitstechniken im OP Kontamination vermeiden

Siehe auch Empfehlungen des „AK-Qualität" Nr. 33: Siebkörbe und deren Einfluss auf den Reinigungserfolg im RDG sowie Nr. 35: Beladungsmuster und deren Einfluss auf den Reinigungserfolg im RDG [97]

Mängel bei der Bestückung der RDG
Es ist sinnvoll, Mängel bereits vor einer Validierung zu beseitigen.
Man kann nicht alles vom RDG verlangen!

10.3. Durchführung der Validierung

Grundsätzlich sind alle RDG mit aktueller Typprüfung nach DIN EN ISO 15883-1 vor Ort zu qualifizieren. Wenn dies nicht (vollständig) möglich ist, sind Ersatzmaßnahmen (siehe 10.4) durchzuführen

Validierungsbestandteile

Die Validierung setzt sich aus verschiedenen Bestandteilen zusammen, z.B.:

- Thermoelektrische Überprüfung
- Mikrobiologischer Test
- Überprüfung der Reinigungswirkung, in Verbindung mit der verwendeten Chemie
- Wasseruntersuchung
- Prüfung der Rohrleitungen
- Prüfung der Türen und Verriegelungen
- Prüfung der Störanzeigen
- Prüfung der Beladungsträger
- Festlegung von Referenzbeladungen, (siehe auch 10.3.3.)
- Berücksichtigung der verwendeten Instrumente, (siehe auch 10.3.2.)
- Festlegung von Routinekontrollen, (siehe auch 10.5)

10.3.1.   Was sollte noch zu Validierung gehören?

Einweisung des sowie Bestückung durch Klinikpersonal

Ein guter Validierer lässt die Bestückung des RDG durch das Klinik-/ Praxispersonal vornehmen. Damit werden Bestückungsfehler erkannt und können beseitigt werden.

Zusätzlich sollten die Eingewiesenen namentlich im Validierungsbericht genannt werden.

Zusammenfassung der Prüfungen

Ein guter Validierer fasst in der Übersicht die Prüfungen zusammen, damit auf einen Blick bereits erkennbar ist, ob die Validierung bestanden wurde oder ob noch Maßnahmen notwendig sind.

10.3.2.   Schwer zu reinigende Instrumente

Verschmutzung
Bei der Validierung ist die Verschmutzung der Instrumente zu berücksichtigen, welche durch Knochenmehl, Zement, koaguliertes Blut, Käseschmiere, Salben, Desinfektionsmittel usw. verursacht wird.

Bei der Validierung müssen insbesondere Instrumente, die sich wegen ihrer Gestalt nur schwer reinigen lassen, berücksichtigt werden. Dies sind z.B. Instrumente mit Lumen, Verengungen, schwer oder nicht zugänglichen Hohlräumen, Ventilen, Rückschlagklappen.

Validierung mit real beschmutzten Instrumenten

Die Validierung muss **auch** mit real beschmutzten Instrumenten erfolgen, da eine alleinige Verwendung von Prüfkörpern und Prüfanschmutzungen (z.B. Klemmen) nicht die realen Bedingungen vor Ort abdeckt. Das Reinigungsergebnis hängt sehr stark von den vor Ort verwendeten Instrumenten, den spezifischen Anschmutzungsgraden sowie den Beladungsmustern ab. Deshalb

Verwendung von Klemmen
Die alleinige Verwendung von Klemmen mit Prüfanschmutzung bei Instrumenten mit Lumen oder auch bei Instrumenten mit großflächigeren Überdeckungen ist ungeeignet.

wurde dies auch in die Leitlinie für die Validierung und Routineüberwachung[98] aufgenommen.

Schwankungen bei Prüfanschmutzungen

Prüfanschmutzungen auf Basis von Blut unterliegen natürlichen Schwankungen. Das langfristige Ziel muss deshalb eine künstliche gut standardisierbare Prüfanschmutzung sein. Bei einer Versuchsdurchführung mit insgesamt knapp 500 Einzeltests wurde festgestellt, dass der ´künstliche´ Soil-Test für die Validierung geeignet wäre. Er brachte trotz der kaum standardisierten und etwas umständlichen Anwendung reproduzierbare Ergebnisse bei einer optimalen Empfindlichkeit. Damit wäre er für den Nachweis von Reinigungsmängeln geeignet. [99]

10.3.3. Festlegung von Referenzbeladungen

Im Gegensatz zu validierten industriellen Prozessen erfolgen im Krankenhaus ständig wechselnde Beladungen. Deshalb müssen repräsentative Referenzbeladungen validiert werden und die besonders schwer zu reinigenden Beladungen und Beladungsmuster berücksichtigt werden.

10.3.4. Validierungsfehler

Eine ordentlich durchgeführte Validierung ohne vorgefundene Mängel gibt es bei RDG nicht. Auch eine Validierung in 3 Stunden bei einem RDG im Krankenhaus ist nicht möglich. Bereits die Fühlerkalibrierung nimmt mehr als eine halbe Stunde in Anspruch. Das dabei verwendete Messgerät muss eine ausreichend hohe Genauigkeit besitzen (besser 0,5°C) und kalibriert sein. Ggf. sind die Kalibrierzertifikate zu kontrollieren.

Wenn der Validierer durch den Hersteller nicht autorisiert ist, kann er bei den heutigen Geräten kaum noch die Störungsmeldung kontrollieren. Eine Prozessoptimierung z.B. mittels Softwarenachrüstung oder Programmierung einer längeren Vorspülphase ist nicht möglich.

Durch nicht autorisierte Validierer werden auch allzu häufig Beladefehler usw. nicht erkannt.

10.4. Ersatzmaßnahmen für nicht vollständig validierbare Prozesse

Die Norm DIN EN ISO 15883-1 gilt nur für Neugeräte. RDG **ohne** aktuelle Typprüfung (sog. Altgeräte) sind durch konstruktive Maßnahmen (Nachrüstung) auf den aktuellen Stand der Technik zu bringen und vor Ort zu qualifizieren. Dabei sind jedoch auch die Art und der Umfang der aufzubereitenden Instrumente und die daraus resultierende Verhältnismäßigkeit zu berücksichtigen.

Beispielsweise kann bei Instrumenten ohne besondere Anforderungen an die Aufbereitung (Semikritisch A u. Kritisch A) der Reinigungserfolg durch Sichtprüfung kontrolliert werden.

10.4.1. Übergangsweiser Betrieb

Falls eine vollständige Validierung nicht möglich ist, sind für den übergangsweisen Betrieb des RDG im Rahmen einer Validierung geeignete Ersatzmaßnahmen festzulegen, um die gleiche Sicherheit zu gewährleisten.

10. Validierung RDG

Hierzu gehört unter anderem die Festlegung von zusätzlichen Routinekontrollen (siehe 10.5) z.B. mittels Reinigungsindikatoren, Datenloggern und kürzeren Wartungsintervallen.

Nach der Leitlinie müssen mindestens folgende Voraussetzungen erfüllt werden, um reproduzierbare Aufbereitungsergebnisse zu erzielen:

- Automatische/elektronische Programmsteuerung
- Automatische Fehlermeldungen bei Störungen (Wassermenge, Dosierung)
- Kalibrierbarkeit der Messkette
- Temperaturanzeige
- Separate Sensoren zur Regelung und Überwachung
- Automatische Dosierung (Reinigungsmittel)
- Türverriegelung
- Wasserniveauregelung

Zusätzlich sind folgende Bedingungen einzuhalten:

- Reinigung und Desinfektion nur solcher Medizinprodukte, für die der Hersteller das RDG entsprechend seiner Zweckbestimmung in Verkehr gebracht hat
- Verwendung von geeigneten Einsätzen und Anschlüssen für Lumeninstrumente

Können nicht alle Bedingungen der Leitlinie erfüllt werden, sind weitere Maßnahmen erforderlich, die im Einzelfall vom Validierer in Zusammenarbeit mit dem Hersteller des RDG festzulegen und zu dokumentieren sind.

Hierzu gehören z.B.:

- Alle verwendeten Programmabläufe sind detailliert zu beschreiben und zu dokumentieren
- Zuordnung eines bestimmten Programms zu den zu reinigenden und zu desinfizierenden Medizinprodukten begründen
- Verfahrensanweisung für das weitere Verfahren bei aufgetretenen Fehlermeldungen erstellen
- Wasserqualität nach der Spezifikation des Herstellers prüfen
- Kalibrierung der Messkette
- Dokumentation der Maßnahmen

10.4.2.   Risikoanalyse

Im Rahmen einer Risikoanalyse ist zu prüfen, ob mit zusätzlichen Routineprüfungen oder organisatorischen Maßnahmen ein vergleichbares Sicherheitsniveau wie bei nach Norm gebauten Geräten erreicht werden kann, damit der übergangsweise Betrieb **reproduzierbar** und **nachvollziehbar** abläuft.

Hierfür sind z.B. folgende zusätzliche Prüfungen/Kontrollen durchzuführen:

- Reinigungswirkung mit Prüfanschmutzungen, siehe auch 10.5.3. Methoden zur Prüfung der Reinigungsleistung
- Reinigungswirkung mit betreibertypischen Beladungen
- Leistungsbeurteilung der Reinigungswirkung bei Hohlkörperinstrumenten mit dafür geeigneten Testverfahren
- Desinfektionswirkung (thermoelektrische Messungen) mit betreibertypischen Beladungen
- Rückstände von Behandlungsmitteln
- Trocknungsgrad (Sichtprüfung)
- Ermittlung des Sprühbildes mit Reinigungsindikatoren oder Prüfanschmutzungen
- Ermittlung des Prozessverlaufs (insbes. Temperatur- und Zeitverlauf)

Ist dies nicht möglich, erfüllt das Gerät nicht die Voraussetzungen für einen übergangsweisen Betrieb und ist stillzulegen.

10.4.3.   Ältere RDG stilllegen?

Ältere RDG müssen nicht zwangsläufig stillgelegt werden, auch wenn dies die Herstellerfirmen gerne sähen. Es müssen häufig nur zusätzliche Routinekontrollen durchgeführt werden, um die fehlende eigene Absicherung des Gerätes zu kompensieren.

Temperaturmessung im RDG

Die Temperatur im RDG wird meist **nur** an einem Punkt im Spülraumboden gemessen.

Bei Geräten mit aktueller Typprüfung müssen die Sensorsysteme zur Steuerung/Regelung und zur Überwachung getrennt sein. Zusätzlich müssen die vom Hersteller festgelegten Werte, z.B. für Temperatur, Reinigungsmittel, Wasserqualität dokumentiert werden. Durch diese Chargendokumentation erhält man für jede Charge den dokumentierten Beweis, dass das Verfahren in den bei der Validierung festgelegten Grenzen abläuft. Dabei sollte aber bedacht werden, dass die Reinigungsleistung für Instrumente mit Lumen derzeit nicht erfasst wird.

Bei Altgeräten erfolgt die Temperaturmessung mit dem gleichen Sensor wie für die Dokumentation der Prozess- oder Chargenparameter. Zusätzlich fehlt häufig die genannte Dokumentationsmöglichkeit.

Ersatzmaßnahmen

Diese Unzulänglichkeiten können zwar durch Festlegung **zusätzlicher Routinekontrollen** nicht vollständig ausgeglichen werden. Aber durch z.b. eine Temperaturmessung – falls möglich – mit einem kabelgebundenen Temperaturlogger (siehe auch 10.8) mit einer Genauigkeit (besser 0,5°C) kann von außen der Prozessverlauf jederzeit abgelesen und mittels Software ausgewertet und sogar zu Dokumentationszwecken gespeichert werden.

Zusätzlich können Routinekontrollen über den Wasserverbrauch in Zusammenhang mit dem Reinigungsmittelverbrauch durchgeführt werden. Bei trockener Zudosierung des Reinigers mit Messbecher kann die Konzentration über den Wasserverbrauch, ggf. über den Wasserstand im RDG, überprüft werden. Außerdem ist der pH-Wert des Wassers im Reinigungsschritt mit einfachen Maßnahmen (pH-Papier) kontrollierbar.

10.4.4. Gestörter Programmablauf

Bei der Festlegung von zusätzlichen Routinekontrollen für ältere RDG ist zu beachten, dass bei gestörtem Programmablauf nicht unbedingt Fehlermeldungen, z.B. bei Abweichungen von der Temperatur, ausgegeben werden.

Es gibt Geräte, bei denen sogar nur eine Sollwerterfassung der Temperatur erfolgt und somit Fehler nicht erkannt werden. Dabei ist zu berücksichtigen, dass es Geräte mit Kapillarfühler gibt, bei denen z.B. eine halbjährliche Messung der Temperatur genügt, da sich der Fühler kaum verändert und sich das Programm bei Ausfall 'totlaufen' würde.

Das weiß man aber nur, wenn man sich mit den Geräten auskennt!

10.5. Routinekontrollen

Routinekontrollen sind notwendig, um mit vertretbarem Aufwand eine hohe Sicherheit für den betreffenden Prozessschritt zu erreichen. Sie sind eine Gratwanderung zwischen 100%iger aber unbezahlbarer Sicherheit und zu großen Systemlücken.

Im Rahmen der Validierung sind deshalb angemessene Routinekontrollen festzulegen, um den validierten Zustand beständig gewährleisten und ggf. auch beweisen zu können.

Sicherheitslücke

Es würde keiner auf den Gedanken kommen, nur 1x pro Halbjahr den Sicherheitsgurt anzulegen und dann glauben, dass dies für die Sicherheit ausreichend wäre?

Genauso wichtig sind regelmäßige Routinekontrollen für die Aufbereitung.

10.5.1. Routinekontrollen bei validierten Prozessen

Folgende Routinekontrollen[100] sind erfahrungsgemäß bei der Benutzung von RDG im Rahmen einer Standardarbeitsanweisung festzulegen. Sie können im Einzelfall abweichen. Bei gravierenden Abweichungen im Validierungsbericht sollte eine Begründung vom Validierer gefordert werden.

Allgemeine Prüfungen

Überprüfung vor Chargendurchlauf:

- Korrekte Beladung der Siebe

- Einhaltung der Beladungsmuster

Leistungsfähigkeit des RDG
Je besser ein RDG ist, desto weniger Routinekontrollen sind notwendig.

- keine Spülschatten und keine Überladung

- Funktionsfähigkeit aller zu adaptierenden Verbindungen (z.B. MIC-Anschlüsse)
  bei Notwendigkeit *) sind die nicht benötigten Verbindungen zu verschließen

- keine geknickten Schläuche

*) Nur wenn bei der Validierung ermittelt wird, dass der Spüldruck in den verwendeten Spülanschlüssen ausreichend hoch ist, müssen die bei der Beladung **freibleibenden Spülanschlüsse** nicht mit Blindkappen verschlossen werden. Es kann ggf. auch eine Mindestbeladung bei der Validierung festgelegt werden.

Überprüfung nach Chargendurchlauf:

- Temperatur/Zeit (Erfassung der messtechnischen Verfahrensparameter)

- alle weiteren Prozessparameter, die entsprechend der aktuellen Typprüfung des Herstellers aufgezeichnet und überwacht werden (z.B. Reinigungsmittelverbrauch, pH-Wert, Leitfähigkeit)

- Optische Sauberkeit der Medizinprodukte

Wenn diese Prüfungen ohne Mängel erfolgt sind, können die Medizinprodukte für die weiteren Aufbereitungsschritte freigegeben werden.

10. Validierung RDG

Tägliche Routinekontrollen:
- Prüfung der Kammersiebe, ggf. Reinigung
- Kontrolle und Reinigung des Pumpensumpfes
- Prüfung der Drehbarkeit der Dreharme und Düsen auf Verstopfung
- Sichtkontrolle der Spülkammer auf Sauberkeit und Ablagerungen
- Prüfung der Anschlüsse des Beschickungswagens auf einwandfreie Verbindung (MIC-Anschlüsse)

Routinekontrollen zur Prüfung der Reinigungsleistung mit Reinigungsindikatoren:

Die Reinigungsleistung ist während des Prozesses nicht direkt messbar. Sie hängt aber von vielerlei Faktoren ab. Deshalb sind Routinekontrollen zur Prüfung der Reinigungsleistung insbesondere für Instrumente mit Lumen durchzuführen.

Als sinnvoll haben sich folgende Routinekontrollen bei validierten Prozessen erwiesen:

zumindest **alle 4 Wochen** bzw. nach Festlegung bei der Validierung (bis zu vierteljährlich):
- Prüfung der Reinigungsleistung z.B. mit Reinigungsindikatoren*)
- bei Verwendung von MIC-Instrumenten sind zusätzlich dafür geeignete Prüfkörper*) oder Testanschmutzungen*) zu verwenden

zumindest **halbjährlich** bzw. nach Festlegung bei der Validierung:
- Prüfung der Reinigungs- und Desinfektionsleistung mit Bioindikatoren**)
- Mikrobiologische Qualität des letzten Spülwassers***)
- Wartung des Gerätes incl. Prüfung der Zudosierung, wobei der Wartung ausreichende Bedeutung zuzumessen ist

zumindest **jährlich**:

- Große Wartung des Gerätes mit Teiletausch bei Bedarf

*) Siehe auch 10.5.3. Methoden zur Prüfung der Reinigungsleistung

**) Wird die thermischen Desinfektion überwacht, kann die Prüfung mit Bioindikatoren entfallen. In diesem Fall ist halbjährlich folgendes zu prüfen:
- Prüfung der Reinigungsleistung z.B. mittels Testanschmutzungen
- Prüfung der Desinfektionsleistung z.B. mittels Thermologger

***) Falls durch den Aufbereitungsprozess sichergestellt werden kann, dass nur ausreichend erhitztes Nachspülwasser in das RDG gelangen kann (ggf. auch durch entsprechende Mischung), ist die routinemäßige mikrobiologische Überprüfung des Wassers im Rahmen der kontinuierlichen Umgebungsuntersuchungen eventuell nicht notwendig. Dies kann aber nur in Zusammenarbeit zwischen Validierer und Hersteller ermittelt werden, da im Leitungssystem nach der thermischen Behandlung Biofilmbildung und somit Verkeimung auftreten kann. Eine regelmäßige Wartung ist zwingend erforderlich.

Empfehlungen in der Leitlinie

Empfehlungen zu Routinekontrollen sind auch in der Leitlinie sowie in den Empfehlungen des „AK-Qualität" z.B. Nr. 28: Tägliche Überprüfung der Reinigungs- und Desinfektionsgeräte (RDG) vor Arbeitsbeginn[101] zu finden.

Teil 2 der Leitlinie (herausgegeben 2006) fordert zwar nicht ausdrücklich Indikatoren für die Routinekontrolle. Aber für Instrumente bei denen eine visuelle Kontrolle nicht oder nur eingeschränkt möglich ist, müssen im Rahmen des Qualitätsmanagements entsprechende Prüfungen und Prüfrhythmen festgelegt, durchgeführt und dokumentiert werden.

Unzureichende Festlegung von Routinekontrollen

Eine von einem Hygieneinstitut festgelegte halbjährliche Prüfung der Reinigungsleistung mittels Anschmutzung (Prüfbeladung, Kammerwände und Beladungsträger) ergibt eine aussagekräftige Auswertung der Reinigungsleistung. Damit ist eine quantitative Momentaufnahme möglich, aber **nur** an 2 Tagen pro Jahr. Wenn dies durch den vierteljährlichen Einsatz eines standardisierten MIC-Prüfkörpers ergänzt wird, erhält man eine Momentaufnahme an **nur** 4 Tagen pro Jahr, was nicht ausreichend ist.

Für die Überprüfung der Chemikaliendosierung z.B. alle 6 Wochen kann keine allgemeingültige Aussage getroffen werden, da dies davon abhängt, wie die Dosierung und Pumpenfunktion überwacht wird.

Aber 6 Wochen waschen ohne ausreichende Zudosierung eines Reinigers ist eindeutig zu lang!

10.5.2. Zusätzliche Routinekontrollen bei nicht validierten Prozessen

Vor Festlegung von zusätzlichen Routinekontrollen muss folgendes vorliegen:
- detaillierte Beschreibung und Dokumentation aller verwendeten Programmabläufe
- Dokumentation der Prozessparameter
- Risikoanalyse

Die zusätzlichen Routineprüfungen sind durch einen Validierer in Abhängigkeit von den vorhandenen Funktionen (z.B. Stopp/Alarm bei verschiedenen Fehlfunktion) festzulegen.

10. Validierung RDG

Folgende Routinekontrollen sind erfahrungsgemäß bei der Benutzung von nicht validierten RDG im Rahmen einer Standardarbeitsanweisung zusätzlich festzulegen:

zumindest **täglich** bzw. in begründeten Fällen alle 2 Tage:

- Nachweis der Desinfektionsleistung durch Kontrolle der Temperatur, der Haltezeit und Programmdauer bei fehlender Erfassung der Temperatur über die Zeit z.b. mittels Thermologger oder Bioindikator
- Prüfung des Chemikalienverbrauchs*) (Reiniger, ggf. Neutralisator, Desinfektionsmittel, Klarspüler)

zumindest **wöchentlich**:

- Prüfung der Reinigungsleistung mit Reinigungsindikatoren (an den kritischsten Stellen im RDG)

zumindest **vierteljährlich**:

- Kontrolle der Reinigungsleistung z.b. mittels Testanschmutzungen
- Kontrolle der Desinfektionsleistung z.b. mittels Thermologger

*) Ältere RDG haben keine Dosierungsüberwachung für Reinigungs- und ev. Desinfektionsmittel. Hierfür gibt es Geräte, die die Zudosierung maschinenunabhängig überwachen. Alternativ kann auch eine Waage verwendet werden, oder der Verbrauch wird mittels genauer Strichmarkierungen am Behälter ermittelt.

Die genannten zusätzlichen Kontrollen erheben keinen Anspruch auf Vollständigkeit. Bei nicht geeigneter Dokumentation (bzw. Dokumentationsmöglichkeit) oder bei schlechtem Gerätezustand sind zusätzliche Kontrollen durchzuführen. Wenn sich ´Ausreißer´ häufen, sind die Prüfintervalle zu verkürzen.

10.5.3.   Methoden zur Prüfung der Reinigungsleistung

Für den am schwersten zu überwachenden Aufbereitungsschritt, nämlich die Reinigung gibt es noch keine einheitlichen Prüf- und Überwachungsmethoden, um eine bestimmte Reinigungsleistung technisch sicherzustellen.

Grundsätzliche Probleme der einzelnen Nachweismethoden

Die Validierung der Reinigungsleistung ist im Gegensatz zur thermischen Desinfektion noch nicht ausreichend durchführbar. Zudem ist es sinnvoll, den Reinigungs- und Desinfektionszyklus getrennt zu behandeln, wie dies auch in der Norm EN ISO 15883-1 vorgegeben wird.[102]

Die einzelnen Nachweismethoden haben zu berücksichtigende Schwächen.

Um die Reinigungsleistung mehr oder weniger indirekt zu erfassen gibt es verschiedene Methoden:

- Proteinnachweismethoden an real verschmutzten Instrumenten

- Testanschmutzungen, incl. Radionuklidmethode

- Reinigungsindikatoren (biologisch, chemisch)

Beurteilung der Sauberkeit

Die Beurteilung der Sauberkeit ist nur bei Instrumenten ohne Innenlumen durch Sichtkontrolle möglich, wobei beachtet werden muss, dass es auch Körperflüssigkeiten gibt, die keinen Farbstoff enthalten und auch in größeren Mengen nicht erkannt werden.

Instrumente mit engen Lumina erfordern zusätzliche Maßnahmen.

Überprüfung der Reinigungsleistung und Patientensicherheit

pro Instrument liegt weit über dem visuellen Sauberkeitsnachweis auf Oberflächen. Somit lässt man bei der Reinigungsprüfung von Lumen eine stärkere Verschmutzung zu als bei Oberflächen, die visuell beurteilt werden können.

Bedenkliche Reinigungsleistung

Beachtenswert ist, das die üblicherweise zum Test verwendete SDS-Lösung eine **schlechtere** chemische ´Leistung´ als gängige Reinigungsverfahren hat.

Es ist **bedenklich**, wenn trotzdem viele Reinigungsverfahren nicht einmal diesen Wert erreichen. Dies liegt auch daran, dass mehr Wert auf kurze Reinigungszeiten und milde Reiniger Wert gelegt wird, als auf die Patientensicherheit.[103]

Es ist nicht bekannt, wie viel µg Protein für den Patienten gefährlich wird, deshalb hat man den Wert auf 50 µg festgelegt. Es muss sich nun anhand von wissenschaftlichen Erkenntnissen zeigen, welcher Wert sinnvoll erscheint.[104]

Der Nachweis mit SDS (siehe10.5.3.a) ist ein Kompromiss zwischen der zwar genauen aber teuren Radionuklidmethode und einer einfachen günstigeren praxistauglichen Methode.

Manko Testanschmutzungen

In der Leitlinie sind Methoden zur Überprüfung der **Reinigungsleistung** mit Testanschmutzungen sowie real beschmutzten Instrumenten beschrieben. Die Kontrolle der Reinigungsleistung erfolgt durch anschließende Sichtkontrolle. Hierfür werden Arterienklemmen verwendet, die Kritisch-A Instrumenten entsprechen.

Für die Hohlrauminstrumente, bei denen die alleinige Sichtkontrolle aufgrund der vorhandenen Lumina nicht mehr ausreicht und deshalb der Reinigungsleistung besondere Bedeutung zuzumessen ist (Semikritisch-B und Kritisch-B und -C) wird paradoxerweise **keine** (Zusatz-)**Prüfung** vorgeschrieben. Es fehlt auch die Kontrolle der MIC-Anschlüsse auf ausreichende Reinigungswirkung.

Vergleich
Die Kontrolle mit Reinigungsindikatoren ist vergleichbar mit Straßenverkehr, denn auch nach 25 Jahren unfallfreiem Fahren macht es Sinn, sich anzugurten.

Hierfür sind deshalb zusätzliche Routinekontrollen festzulegen, siehe auch 10.5.1 und 10.5.2.

Es gibt zwar derzeit noch keine ΄validierfähigen΄ Indikatoren für die Überprüfung der Reinigungsleistung für MIC-Instrumente, eine Verwendung wird aber trotzdem empfohlen, siehe 10.5.3.c) Reinigungsindikatoren.

Auswahl von Reinigungsindikatoren

Die geeignete Kontrolle der Reinigungsprozesse ist bei der Validierung festzulegen. Bei der Leistungsvalidierung soll die Auswahl, die Positionierung und die Festlegung der Prüffrequenz z.B. mit Reinigungsindikatoren erfolgen.

10.5.3.a) Proteinnachweismethoden

Für Ermittlung der Reinigungsleistung bei der Validierung wurde in der DIN EN ISO 15883-1 die zulässige Restverschmutzung definiert. Akzeptiert wird maximal 50 μg Protein pro 1 ml Eluat[105]. Leider wird die zu verwendende Analysemethode nicht konkret vorgeschrieben. Es gibt verschiedene ähnliche Testmethoden mit unterschiedlicher Empfindlichkeit und auch Einschränkungen bezüglich Instrumente und Reinigungsverfahren. Außerdem gibt es beträchtliche Unterschiede im Hinblick auf den Aufwand bei der Durchführung der Prüfung[106].

Bei der Validierung ist eine Methode mit einem höheren Aufwand eher vertretbar als bei der Routinekontrolle.

Aussagekraft
Derzeit lassen die auf dem Markt erhältlichen Proteinnachweis-Tests keine vollständige Aussage über Verschmutzungen mit Proteinen zu. Eine Nachweismethode im Routinebetrieb muss zuverlässig, ausreichend genau und einfach anwendbar sein. Mangels Alternativen wird deshalb trotzdem der Einsatz im Rahmen von Routinekontrollen empfohlen.

Beispiele verschiedener Nachweismethoden:[107]

Tabelle 17

Methode	Vorteile	Nachteile
OPA-Methode (modifiziert)	quantitative Erfassung ausreichende Empfindlichkeit	nur leicht löslicher Blutbestandteile werden erfasst (ohne wasserunlösliches Fibrin) zusätzliches Prüfgerät (Photometer) notwendig nicht geeignet bei Aldehyden
Hemo-Check-S	schnell und einfach sehr empfindliche Messmethode	nur semiquantitative Auswertung nur Erfassung **sehr** leicht löslicher Blutbestandteile (ohne wasserunlösliches Fibrin) nur geeignet für Anschmutzungen mit Blut nicht geeignet bei Bleichmitten wie Peressigsäure oder Peroxid
Biuret/BCA-Testkit	einfache Anwendung *)	nur semiquantitative Auswertung geringe Empfindlichkeit nur Erfassung leicht löslicher Blutbestandteile (ohne wasserunlösliches Fibrin) Auswertung über mitgelieferte Farbskala schwer, da häufig keine eindeutige Zuordnung möglich falschpositive Ergebnisse bei Kupferinstrumenten Beeinflussung z.B. durch Ascorbinsäure
BCA-Protein Assay Kit	einfache Anwendung quantitative Erfassung ausreichende Empfindlichkeit	nur Erfassung leicht löslicher Blutbestandteile (ohne wasserunlösliches Fibrin) Ergebnis wird z.B. durch Cystein und Ascorbinsäure beeinflusst Schleim ist ein Störfaktor, da er Saccharose enthält sehr zeitaufwändig
Protect-M	einfach handhabbar	Empfindlichkeit bei 37°C am höchsten nur für Oberflächen geeignet

*) in Verbindung mit einem Reflektometer (z.B. RQflex plus 10) ist eine ge-

naue Bestimmung möglich

Daneben gibt es noch andere Testverfahren. Diese scheiden aber aus, z.B. aufgrund des zu hohen Arbeitsaufwands, der verwendeten gesundheitsschädlichen Stoffe (z.B. Ninhydrin) oder der fehlenden Kompatibilität mit der für den Proteinnachweis auf den Instrumenten verwendeten Natriumdodecylsulfatlösung (SDS) als Eluat.

Bei einer Untersuchung erwiesen sich Protect-M (Fa. VWR), OPA-Methode (Fa. Miele) und die BCA-Methode (Fa. Pierce) für den praktischen Einsatz als am besten geeignet.[108]

Geeignetes Zubehör zur Proteinbestimmung

Zur Verwendung in Lumen ist entsprechendes Zubehör zu verwenden, z.B. für den HemoCheck-S (www.bag-germany.com) geeignete „Wattestäbchen":
- Swab-Aluminium, (Ø 1,0 mm)
- Swab-Polypropylen (Ø 2,5 mm)

Alternative Methoden

Für den Nachweis von Blutrückständen in Biopsiekanälen oder alternativ in Lumina ist auch HemoCheck-E (www.bag-germany.com) geeignet.

Möglicherweise kann auch folgendes verwendet werden:
- Pyromol-Test, Nachweis von Proteinrückständen auf Instrumenten, www.pereg.de
- AccuPoint ATP Hygiene Monitor (PD-10 N), Bestimmung von organischen Resten (ATP-Bestimmung), www.mibius.de

Auswertung vor thermischer Desinfektion

Nachteilig ist, dass die Auswertung der Verfahren mit SDS als Eluat vor einem Desinfektionsschritt erfolgen muss, da bei hohen Temperaturen die Proteine denaturiert und somit der quantitativen Bestimmung entgehen.[109] Ansonsten erhält man falsch positive Ergebnisse und wiegt sich zu Unrecht in Sicherheit!

Schwächen

Die chemischen Nachweismethoden sind nur für eine Analyse geeignet, wenn man ihre Schwächen kennt. Z.B. müssen die Proteine teilweise in gelöster Form vorliegen. Ninhydrintest und OPA-Methode erfassen beispielsweise die Proteine nicht direkt, sondern nur sehr instabile Bestandteile. Somit können Fehlinterpretationen aufgrund der unterschiedlichen Verhaltensweise auftreten. Um die Reinigungswirkung zu erfassen, müsste die Nachweismethode auch eine höhere Leistung haben, als für das zu prüfende Instrument erforderlich ist. Die SDS-Lösung erfasst nur grobe mechanische Reinigungsprobleme. Probleme z.B. mit der Reinigungschemie werden leider nicht ausreichend erfasst.[110]

10.5.3.b) Testanschmutzungen

Wie bei den Proteinnachweismethoden gibt es auch bei den Testanschmutzungen starke Unterschiede. Trotz ihrer hohen Genauigkeit ist die Radionuklid-Methode aufgrund des beträchtlichen Aufwands und der radioaktiven Strahlung nur im Rahmen von Validierungen oder zu grundsätzlichen Feststellungen bezüglich Aufbereitbarkeit eine geeignete Methode.

Die derzeit auf dem Markt erhältlichen Testanschmutzungen sind nicht repräsentativ für alle möglichen Verschmutzungen, wie Blut, Schleim, Käseschmiere (vernix caseosa) usw. Zudem sind sie sind **nicht** vergleichbar und liefern unterschiedliche Ergebnisse.[111]

Beispiele verschiedener Testanschmutzungen:

Tabelle 18

Methode	Vorteile	Nachteile
Radionuklid-Methode	sehr genau großer Messbereich hohe Empfindlichkeit auch das wasserunlösliche Fibrin wird erfasst auch für schwer zugängliche Stellen	aufwändig zusätzliches Prüfgerät (Strahlungsmessgerät) notwendig nicht geeignet für real verschmutzte Instrumente nicht geeignet für Routinekontrollen
Schrauben, Klemmen…	einfache Anwendung	repräsentieren nur einfachere Instrumente
Test-Soil	gute Aussagekraft	aufwändig, deshalb nicht geeignet für Routinekontrollen
Blutanschmutzungen zum Auftragen	einfache Anwendung	nicht standardisierbar repräsentieren nur einfachere Instrumente
Bioindikatoren	gute Aussagekraft	Auswertung erst nach Bebrütung im Labor möglich bei gleichzeitigem ´Mitlaufenlassen´ ist eine Kontamination von realen Instrumenten möglich

Radionuklidmethode

Die effektivste Methode, die Reinigungsleistung zu überprüfen, ist die Bildung eines Albumin-Technetium-Komplexes (Radionuklidmethode). Im Gegensatz zu den anderen Methoden (Testanschmutzungen und Proteinnachweismethoden mit SDS) zeichnet sich die Radionuklidmethode durch hervorragende Bindung des radioaktiven Markers an das Albumin aus. Auch bei hohen Temperaturen, Denaturierung, alkalischen Reinigern zeigen sich keine verfälschenden Ergebnisse.[112]

Bedeutung von Fibrin beim Reinigungsprozess

Im Ggs. zur Radionuklidmethode lassen die anderen Methoden nur einen Nachweis der wasserlöslichen Blutbestandteile zu. Gerade aber das Fibrin stellt aufgrund seiner **Wasserunlöslichkeit** höchste Anforderungen an den Reinigungsprozess. Die Reste der Anschmutzungen konnten bei einem Versuch im Durchschnitt[113] nur zu etwa einem Viertel im Anschluss an einen Reinigungsprozess zurück gewonnen werden. Damit verblieben auf den Instrumenten noch etwa drei Viertel, also 3 mal so viel, als abgelöst werden konnte.

Schwächen bei der Prüfung der Reinigungsleistung im RDG

Die Ergebnisse von Untersuchungen sind teilweise widersprüchlich. Bei einer Untersuchung wurde festgestellt, dass die Reinigungswirkung am besten bei 90°C sei,[114] eine andere Untersuchung zeigt, dass das Optimum bei 55°C liegt. Anscheinend treten hier Schwächen verschiedener Analysemethoden zu Tage.

Die Schwächen der jeweiligen Analysemethode sollten bei Veröffentlichung der Ergebnisse dargestellt werden, was aber häufig unterbleibt. Aus diesem Grunde gibt es leider immer wieder Fehlinterpretationen.[115]

Unterschiedliche Verfahren unterschiedlich behandeln

Eine Testanschmutzung, die eine gute Aussagekraft bei alkalischen Reinigern hat, muss nicht für enzymatische Reiniger, wie sie bei der maschinellen Reinigung von Endoskopen verwendet werden, geeignet sein. Diese Testanschmutzung hat vermutlich auch nicht die gewünschte Aussagekraft für die manuelle Reinigung.[116]

Bioindikatoren

Die Anwendung von Bioindikatoren zur Prüfung der Keimreduktion durch die Reinigung und Desinfektion ist eine genaue Methode. In Abhängigkeit davon, auf welchen Trägern (z.B. Schrauben) sie aufgebracht werden, repräsentieren sie unterschiedliche Instrumente. Sie sind z.B. für halbjährliche Routineprüfungen geeignet. Im täglichen Routinebetrieb sind sie aber nach Möglichkeit zu vermeiden, da Kreuzkontaminationen bei fehlerhaften Prozessen entstehen können. Besser sind Testanschmutzungen z.B. mit denaturiertem Blut.

10.5.3.c) Reinigungsindikatoren

Für die Prüfung der Reinigungsleistung gibt es noch keine einheitlichen Vorgaben. Sinnvoll sind aber spezielle **sofort auswertbare** Reinigungsindikatoren.

Kompromiss

Die jeweiligen Testanschmutzungen sind genauso wie die Reinigungsindikatoren nicht repräsentativ für alle möglichen Instrumente und Verschmutzungen, wie z.B. Blut, Schleim usw.

Deshalb ist die Empfehlung, Reinigungsindikatoren zu verwenden, ein Kompromiss zwischen der Verwendung der aussagekräftigen aber aufwändigen Prüfbeladungen und standardisierten Prüfanschmutzungen mit langen Prüfintervallen auf der einen Seite und dem Fehlen einer geeigneten Messeinrichtung für die ständige Überwachung der Reinigungsleistung auf der anderen Seite. Die jeweiligen Maßnahmen können nur in Abstimmung zwischen Validierer und Hersteller des RDG in Abhängigkeit der Leistung des jeweiligen RDG ermittelt werden.

Beispiele für verschiedene Indikatoren:

Tabelle 19

Indikator	Vorteile	Nachteile
TOSI (BAG)	kleine Bauart gute Aussagekraft mit Prüfkörper	Auswertung erfordert etwas Erfahrung lageabhängig
STF Load-Check (Browne)	eindeutige Auswertung Abdeckung mehrerer Spülrichtungen	Muss in Prüfkörper eingelegt werden Platzbedarf (ggf. Spülschatten) etwas geringere Empfindlichkeit
Reinigungs-Indikator RI (Simicon)	Kleine Bauart gute Aussagekraft	Muss genau positioniert in Prüfkörper eingelegt werden Platzbedarf (ggf. Spülschatten)
TOSI Flexi-check	Gute Aussagekraft auch bei Endoskopen	Muss in Prüfkörper eingelegt werden

Beispielhafte Verwendung diverser Indikatoren

Der STF LoadCheck lässt eine Ja/Nein-Aussage zu, damit ist er auch für weniger qualifiziertes Personal geeignet, wogegen der TOSI-Prüfkörper interpretiert werden muss, aber somit auch qualitative Aussagen zulässt, ob das Ergebnis bereits grenzwertig ist. Der Reinigungsindikator RI dürf-

Empfindlichkeit der Reinigungsindikatoren
Bei einem Versuch wurde festgestellt, dass sich TOSI und STF gegenseitig ergänzen. Die Empfindlichkeit hängt aber sehr stark von der Lage im RDG ab.
Außerdem haben das verwendete Programm, der Reiniger und weitere Parameter auf das Ergebnis (auch aus anderen Studien) einen sehr starken Einfluss.[117]

te in der Aussagekraft vergleichbar sein. Er kann in Verbindung mit dem dafür entwickelten Metalldöschen an die jeweiligen Bedingungen angepasst werden.

Aussagekraft

Die genannten Reinigungsindikatoren entsprechen in der Regel einem Spalt- oder Gelenkinstrument, bei welchem die Reinigungsleistung durch Inaugenscheinnahme bei guten Lichtverhältnissen und bei Bedarf mit Lupe überprüft werden kann. Zudem sind die unterschiedlichen Systeme nicht vergleichbar.

Repräsentative Ergebnisse
Es muss genau festgelegt werden, wo die Reinigungsindikatoren eingelegt werden und welche Beladung mit welchem Programm gefahren wird, damit man repräsentative Ergebnisse erhält.

Es ist aber trotzdem sinnvoll und notwendig, standardisierte Reinigungsindikatoren zur Routinekontrolle zu verwenden.

Simulationsprüfkörper (PCD)

Die Reinigungsindikatoren haben genauso wie die bei der Validierung verwendeten diversen Prüfanschmutzungen eine unzureichende Aussagekraft für Instrumente mit Lumina, die nicht ausreichend inspiziert werden können. Hierfür müssen Indikatoren in einem speziellen Simulationsprüfkörper (PCD) verwendet werden.

Es gibt derzeit nur wenige Prüfkörper, die zudem aufgrund der fehlenden Standardisierung noch nicht vergleichbar sind. Trotzdem ist es sinnvoll und notwendig standardisierte Reinigungsindikatoren zur Routinekontrolle an den MIC-Anschlüssen zu verwenden.

PCD-Indikatorsysteme (Beispiele):

TOSI LumCheck, Flexicheck: www.bag-germany.com,
Simicon RI-Kleinteilekorb, RI-MIC: www.simicon.de

TOSI Flexicheck mit Adapter für RDG-E (mit spezieller Anschmutzungskombination für Endoskope – Blut und Polysaccharid): www.bag-germany.com

Beispielhafte Verwendung von Prüfkörpern

Tägliche Prüfung	Mit einem einfach auswertbaren Reinigungsindikator pro Ebene
Wöchentliche Prüfung	Mit einem qualitativ auswertbaren Reinigungsindikator und einem PCD-Indikatorsystem
Vierteljährliche Prüfung	Routinekontrolle mit einer erhöhten Anzahl an Prüfkörpern

Der Prüfkörper kann nicht alles

Die derzeit erhältlichen Prüfkörper können die Bedingungen für die Reinigung eines stark verschmutzten durchgängigen oder zumindest durchgängig gemachten und nicht verstopften Hohlkörperinstruments simulieren. Die Prüfkörper können die Reinigungswirkung des RDG überprüfen, sind aber nicht in der Lage eine mangelhafte Vorreinigung zu erkennen. Dies muss anderweitig sichergestellt sein.

Unkonventionelle Methoden zur Prüfung der Reinigungswirkung

Die Beurteilung des Reinigungserfolges ist ein heikles Thema. Es lassen sich laut Aussage eines Betreibers auch Rückschlüsse auf eine gute Reinigungsleistung ziehen, wenn neben anderen Prüfmethoden, benutzte Stanzen regelmäßig zerlegt und ausgewertet werden. Gut eignen sich auch Knochenfräsen, da hier schwer entfernbare Reste vorhanden sind.

10.6. Revalidierung und Leistungsbeurteilung

Revalidierung

Revalidierungen sind erforderlich, wenn Änderungen ausgeführt wurden, welche die Leistung der Aufbereitungsverfahren beeinflussen können oder wenn unakzeptable Abweichungen von den bei der Validierung ermittelten Prozessparametern aufgetreten sind.

10. Validierung RDG

Beispiele, bei denen eine Revalidierung notwendig ist:
- Wechsel der Prozesschemikalien
- Änderung von Beladungskonfigurationen
- Prozessänderungen

Leistungsbeurteilung (Leistungsqualifikation LQ)

Wenn sich am Prozess nichts ändert, erfolgt bei validierten Aufbereitungsprozessen eine erneute Leistungsbeurteilung derzeit in der Regel in einem zeitlichen Abstand von einem Jahr. Der zeitliche Abstand kann verlängert werden, wenn die Prozesse ständig stabil ablaufen.

Der Umfang der Prüfung ist bei einer Leistungsbeurteilung geringer.

Prüfumfang der Leistungsbeurteilung nach der Leitlinie

Im Laufe der Zeit können sich primär physikalische Parameter ändern, wie Druck, Temperatur und Dosierung von Prozesschemikalien, deshalb ist zumindest ein Programm zu prüfen.

Wenn keine Veränderungen durchgeführt wurden, sind z.B. folgende Prüfungen durchzuführen:
- Wartung maximal 6 Wochen vor der erneuten Leistungsqualifikation *)
- erfolgreiche Funktionskontrolle bei Beladewagen und Andockvorrichtungen
- Kalibrierung aller Sensoren
- Prüfung bei einem Programm, vorzugsweise mit MIC-Instrumenten Verwendung von 3 Realinstrumenten sowie 5 Prüfinstrumenten

*) Es dürfte nichts dagegen sprechen, wenn die Wartung direkt vor der Leistungsqualifikation durchgeführt wird, da andernfalls ggf. ein Mehraufwand durch eine zweimalige Anfahrt und sich überschneidende Prüfungen vorhanden wäre.

Reduzierung des Prüfumfangs bei Prozessänderungen

Die Validierung insbesondere von bereits in Betrieb befindlichen RDG ist sehr kostenintensiv. Deshalb möchte der Betreiber möglichst keine Veränderungen am Prozess vornehmen. Um die Einführung von innovativen Produkten nicht zu verhindern, hat der AKI[118] eine Ergänzung zur Leitlinie verfasst.

Wechsel von Reinigungsmitteln
Bei Wechsel von Reinigungsmitteln ist aufgrund der sehr starken Wirkung auf den Reinigungserfolg eine Leistungsprüfung durchzuführen.

Damit ist eine Validierung bei Wechsel des Reinigers, Neutralisators, Klarspülers oder auch der Wasserqualität im Rahmen einer vereinfachten Leistungsqualifikation ohne allzu großen Aufwand möglich.[119]

10.7. Besondere Reinigungs- und Desinfektionsgeräte

Aufgrund des vom ´normalen´ chirurgischen Einsatz gravierend abweichenden Einsatzes von RDG wird auf die Besonderheiten in der Endoskopie und in Zahnarztpraxen näher eingegangen.

10.7.1. Waschmaschinen für die Endoskopie

Bei der Verwendung von Endoskopen im Magen-Darm-Trakt besteht auch heute noch ein nicht zu unterschätzendes Infektionsrisiko. Als Beispiel sei eine Studie genannt, bei der 50 % der aufbereiteten Endoskope erhöhte nicht akzeptable Keimzahlen enthielten[120]. Bei der maschinellen Aufbereitung wurden „nur" 10 % der Endoskope beanstandet. Bei der manuellen Aufbereitung wurden dagegen bei 75 % unakzeptable Keimwerte ermittelt.

Manuelle Aufbereitung

Die manuelle Aufbereitung von Endoskopen birgt ein wesentlich größeres Risiko als die maschinelle Aufbereitung, was durch mehrere Studien, aber auch durch Erkrankungsfälle gezeigt wurde. Beispielsweise werden Clostridien mit den meisten Desinfektionsmitteln nicht sicher abgetötet.

Reinigungserfolg

Der optisch nicht überprüfbare Reinigungserfolg bei Endoskopen hängt sehr stark von der Wasserqualität, der Wirksamkeit des Reinigers, der Temperatur und der Reinigungszeit ab.[121]

An die RDG-E genannten, Reinigungs- und Desinfektionsgeräte müssen deshalb **hohe Anforderungen** gestellt werden, da aufgrund der geringen Temperaturbeständigkeit und der langen und dünnen Lumen der Endoskope eine ausreichende Reinigungs- und Desinfektionswirkung nur äußerst schwer erreichbar ist.

Deshalb soll eine eigene Herstellernorm veröffentlicht werden.

Hohe Anforderungen

Endoskope lassen sich nur sehr schwer reinigen und desinfizieren, deshalb müssen hohe Anforderungen an die Aufbereitung gestellt werden, um das Risiko für die Patienten nicht unnötig zu erhöhen.

Norm für RDG-E

Die EN 15883-4 wurde 2008 veröffentlicht. Sie enthält Anforderungen an die RDG-E und Wirksamkeitsprüfungen. Die neuen Geräte werden in der Regel nach dieser Norm gebaut. Durch die hohen Anforderungen hat auch die Störungsanfälligkeit zugenommen, da insbesondere die Einzelkanalüberwachung zu Störungen führen kann.

Es kommt deshalb immer wieder vor, dass die Fehlerüberwachung vor Ort ausgeschaltet wird. Aus Zeitgründen wird sogar manchmal der notwendige Spülschritt zwischen Reinigung und Desinfektion nicht programmiert. Es wird empfohlen, deshalb auf diese Punkte beim Kauf zu achten.

Validierung

Eine Validierung von RDG-E ist analog zum RDG auch bei Altgeräten weitgehend möglich. Hierbei hat die Messung der Temperaturverläufe, sowie ggf. Fühlerkalibrierung für die ausreichende Wirksamkeit immense Bedeutung.

Unterschiedliches Leistungsspektrum bei RDG-E

Aufgrund der Problematik bei der manuellen Aufbereitung von englumigen Medizinprodukten sind maschinelle Verfahren vorzuziehen. Ungünstig ist aber derzeit bei den Endoskopwaschmaschinen das stark unterschiedliche Leistungsspektrum der einzelnen Geräte, z.B. nur reine Blockademessung oder exakte und somit validierbare Durchflussmessung. [122] Bei der Beschaffung ist deshalb zu beachten, ob das Gerät auch wirklich die gewünschte Leistung bringt.

Problem Reinigungstest

Der Reinigungstest beim RDG-E ist derzeit noch problematisch. Es gibt derzeit noch sehr wenige Prüfsysteme für die Leistungsbeurteilung (z.B. ENDUO-6, www.simicon.de). Derzeit werden für die Validierung von RDG-E auch Prüfkörper und Testanschmutzungen auf der Basis von Mehl und Hühnerei entwickelt.[123]

Es gibt auch einen Endoskopdummy, bei dem an verschiedenen (kritischen) Stellen Chemo- oder Bioindikatoren eingebracht werden können. Er soll für alle gängigen RDG-E geeignet sein (www.spypach.com).

Problem Kurzprogramme

Die Kurzprogramme von RDG-E gewährleisten keine ausreichende Reinigung der flexiblen Endoskope, da z.B. Clostridien nicht ausreichend entfernt werden. Von der Verwendung dieser Programme ohne Zwischenspülschritt wird deshalb abgeraten.[124]

Schaumverhalten

Wie bei den RDG sind schaumarme Reinigungsmittel z.B. für die Vorreinigung zu verwenden, damit nicht durch übermäßige Blasenbildung die Reinigungswirkung eingeschränkt wird.

Manuelle oder halbautomatische Endoskopaufbereitung

Neben den maschinellen Verfahren gibt es auch noch halbautomatische Verfahren, die mit der manuellen Aufbereitung vergleichbar sind. Aufgrund der Unsicherheiten können diese nicht validiert werden.

Problem Fixierung

Aldehydhaltige Desinfektionsmittel wirken bei nicht ausreichender Reinigung bei der manuellen und maschinellen Aufbereitung von Endoskopen fixierend. Sie haben aber eine gute Desinfektionswirkung. Eine Alternative insbesondere wegen der allergisierenden Wirkung von Glutaraldehyd stellt Peressigsäure dar.

10.7.2.   Kleinere RDG, z.B. für Zahnarzt- und OP-Praxen

Aufgrund der Bauart sind die kleinen RDG in Arzt- und insbesondere Zahnarztpraxen mit weniger Aufwand validierbar. Häufig wird außerdem nur ein Programm mit einer typischen Beladung gefahren.

Es gibt einen Hersteller, der hierzu sogar eine CD mit Vorschlägen für eine Validierung des Reinigungs- und Desinfektionsprozess herausgegeben hat.[125]

Für die Routinekontrolle sind u.a. folgende Messungen durchzuführen:

-    Temperaturmessung, z.B. mittels drahtgebundenem Datenlogger (siehe 10.8)
-    Wassermengenregelung, Messung des Wasserniveaus
-    pH-Wert-Messung

Es muss z.B. für die in der Regel trocken erfolgende Dosierung eine ausreichende Arbeitsanweisung erstellt werden und bei fehlender Türverriegelung ein gut sichtbarer Warnhinweis auf dem Gerät angebracht werden (natürlich mit entsprechender Unterweisung der Mitarbeiter). Ansonsten gelten die unter Validierung und Routinekontrollen dargestellten Anforderungen.

Damit können auch ältere Geräte noch übergangsweise weiter betrieben werden.

Enthärtungsanlagen

Härtebildner im Wasser fallen bei Temperaturen über 60°C aus. In kleineren RDG z.B. für Zahnärzte oder OP-Praxen sind Enthärtungsanlagen in der Regel in die Geräte eingebaut.

Die Schlussspülung muss bei allen chirurgischen Operationen mit VE-Wasser erfolgen, z.B. mittels Ionenaustauscherpatrone. Bei zahnärztlichen (ohne Chirurgie oder Implantologie), urologischen oder gynäkologischen Praxen genügt in der Regel eine Schlussspülung mit Wasser aus der eingebauten Enthärtungsanlage, ggf. auch mittels geeignetem Klarspüler (Achtung! Keinen Haushaltsklarspüler verwenden!).

Klarspüler im RDG

Vorteile von Klarspülern sind eine verbesserte Trocknung insbesondere von Kunststoffinstrumenten und die Fleckenfreiheit bei Verwendung von Wasser geringerer Güte z.B. in Zahnarztpraxen.

Nachteile

Bei ophthalmologischen und anderen Instrumenten, die in sensiblen Bereichen eingesetzt werden, können die Tensidreste Juckreiz und Rötungen empfindlicher Gewebe hervorrufen, deshalb muss die Biokompatibilität geprüft worden sein. Siehe auch Empfehlung des AK „Qualität" Nr. 49: Aufbereitung von Kunststoff-Sterilisiercontainern und Kunststofflagerungen.[126]

10.8. Sonstiges

Schaumverhalten

Es gibt Entwicklungen von alkalischen Reinigern, die für die manuelle Vorreinigung, die Reinigung und die Desinfektion im RDG verwendet werden können. Damit entfällt eine problematische Kombination verschiedener Mittel.[127]

Datenlogger für die Validierung und Routinekontrollen

Datenlogger erfassen den gesamten Prozessverlauf, da sie z.B. in Sekundenabständen die Temperatur oder den Druck aufzeichnen. Die Werte werden dann im Anschluss über eine Andockstation ausgelesen und können dann über eine geeignete Software am PC angezeigt und ausgewertet werden (teilweise mit Eingabe von Alarmwerten). Anschließend kann zur Dokumentation der ordnungsgemäße Prozessverlauf gespeichert werden.[128]

Zum Einlegen in die zu prüfenden Geräte (RDG oder Sterilisator – je nach Ausführung) gibt es für die Temperatur- oder Druckerfassung geeignete Logger.

Für die **Validierung** sowie teilweise auch für **Routinekontrollen** geeignete Logger siehe: www.ebro.de, www.3m.com, www.bag-germany.com, www.hs-technik.de, www.technetics.de

Speziell für **Routinekontrollen** im RDG gibt es, falls das Fühlerkabel über die Türdichtung geführt werden kann, preisgünstige drahtgebundene Logger, in Verbindung mit einem geeignetem Fühler zur Temperaturerfassung, z.B.:

Wuntronic S0111: www.wuntronic.de, Ebi 20-T: www.ebro.de, Lufft Opus 10: www.lufft.de, www.cwaller.de, Testo 175-T3: www.testo.de, Greisinger Easy-Log 40 KH: www.gsg-messtechnik.de oder www.greisinger.de, Voltcraft Digital Temperatur Datalogger 306/K202: www.conrad.de

Spezialsiebe zur Verringerung oder Vermeidung von Umpackarbeiten

Es gibt Spül- und Desinfektionssiebe für Instrumente, die einer speziellen Vorbehandlung bedürfen. Die Instrumente z.B. HNO-Sauger oder ArthroShaverblades werden einfach in die speziellen Adapter gesteckt. Damit können sie in speziell für Hohlrauminstrumente ausgelegte Ultraschallbäder ohne Umpacken eingelegt werden. Anschließend werden diese Siebe direkt ins RDG eingelegt. Es gibt auch OP-Siebe, die nach Kontrolle der Durchgängigkeit, direkt ins RDG einsetzbar sind. Anschließend können über einen Anschluss die Instrumente mit Druckluft – ohne Entnahme – nachgetrocknet und auch sterilisiert werden. Damit verringert sich der Zeitaufwand für die manuellen Tätigkeiten. Es werden die Fehlerquote sowie auch die Kontaminationsmöglichkeiten (siehe 13.1 unter Endotoxine) verringert.[129]

Sinn und Unsinn des BGA-Programms

Dieses Programm für RDG führt bereits zu Beginn des Reinigungs- und Desinfektionsprogramms eine Desinfektion durch. Erst nach Abschluss der Desinfektion wird erstmalig Wasser abgelassen.

Das Reinigen und Desinfizieren mit dem BGA-Programm kann bei behördlicher Anordnung durch die Gesundheitsämter zur Abwendung von Gefahren durch übertragbare Krankheiten (Seuchenfall) eingesetzt werden. Aufgrund der hohen Temperatur bereits zu Beginn des Prozesses wird das Eiweiß denaturiert und ´backt´ in den Instrumenten fest. Insofern ist es nicht praxisgerecht, wenn das BGA-Programm in allen Einrichtungen gefordert wird.

Dieses Programm müsste außerdem validiert werden. Deshalb wäre es besser, auf dieses Programm zu verzichten und im Seuchenfall die Instrumente zu verwerfen, da ein Transport in die Aufbereitung und die manuellen Arbeitsschritte bis zur Bestückung des RDG auch aus Arbeitsschutzgründen besser unterlassen werden. Alternativ wäre sogar die manuelle Aufbereitung mit einem nach RKI gelisteten, in der Regel fixierend wirkenden Desinfektionsmittel zugelassen!

Behandlung nicht benutzter Instrumente

Nicht benutzte Instrumente aus dem OP, bei denen eine Verschmutzung nicht sicher ausgeschlossen werden kann, müssen auch den Reinigungs- und Desinfektionsprozess durchlaufen.

Unbenutzte Instrumente aus dem OP

Wenn in die Aufbereitung zu viele Instrumente zurückkommen, die nicht benutzt wurden, steckt hier noch viel Einsparpotential.

Müssen die Container, Siebe auch wirklich alles enthalten? Eventuell kann man die Siebe in ein Grundsieb und ein oder mehrere Bedarfssiebe aufteilen oder auch diverse Instrumente einzeln verpacken. Dann muss das Bedarfssieb nicht jedes Mal geöffnet werden.

Es kann **nicht Aufgabe der ZSVA** sein, unbenutzte aber nicht mehr sterile Instrumente zu öffnen, ins RDG einzulegen, zu pflegen, zu verpacken usw.

Strittig ist zurzeit die Frage, ob nicht benutzte Instrumente (wie Scheren und Klemmen) vor dem Einbringen ins RDG geöffnet werden müssen. Ein hoher Aufwand steht der Problematik entgegen, dass im Spalt Reinigungsmittelrückstände verbleiben können, die in Verbindung mit eventuell verbleibender Feuchtigkeit zu Rostansatz führen können. Es wird unterschiedlich beurteilt, ob die Instrumente für die Pflege (Ölen der Gelenke) trotzdem geöffnet werden müssen.

In Zukunft weniger Aufwand für die Validierung?

Es wird erwartet, dass in Zukunft der Aufwand bei der Validierung bei entsprechend ausgestatteten RDG reduziert werden kann. Durch eine Optimierung der Maschinen könnte es dann sein, dass nur noch eine Messung anstatt der vergleichenden Messungen des Prozessverlaufs notwendig ist.

OP-Schuhe im RDG

OP-Schuhe sollen nach der Empfehlung des „AK-Qualität", Nr. 40: Maschinelle Aufbereitung ophthalmologischer Instrumente [130] nicht im gleichen RDG aufbereitet werden. Dies entspricht auch den praktischen Erfahrungen, da durch die in den OP-Schuhen getragenen Socken Flusen erzeugt werden, die Dreharm- und MIC-Düsen der RDG verstopfen können, was die Reinigungsleistung stark verringert. Das gleiche passiert, wenn Reste von Mullbinden mitgewaschen werden.

In feinen Instrumenten, wie sie z.B. bei der Ophthalmologie verwendet werden, können diese Flusen hängen bleiben und zu Komplikationen bei Operationen oder auch zu Funktionsausfällen führen.

Durchlade-RDG

Um eine sinnvolle räumliche Trennung von Unrein und Rein zu erreichen, sind Durchlade-RDG besser als Frontlader. Bei hohem Durchsatz an Instrumenten und dementsprechend hoher Mitarbeiterzahl wie im Krankenhaus ist ein organisatorisch einwandfreier Ablauf erst durch die komplette Trennung der Bereiche mittels Durchladgeräten möglich.

Materialbeanspruchung bei empfindlichen Instrumenten

Durch den direkten Kontakt mit Wasser kann die Materialbeanspruchung bei empfindlichen MP wie Optiken im RDG höher sein als im Dampfsterilisator. Deshalb ist bei empfindlichen Instrumenten eine geeignete Programmeinstellung sehr wichtig. Ein Kaltwasserzulauf bei bereits hohen Temperaturen im RDG ist zu vermeiden.[131]

11. Validierung von Sterilisationsprozessen

Um die geforderte Keimreduzierung zu erreichen, gibt es verschiedene Sterilisationsverfahren mit unterschiedlicher Wirksamkeit und Eignung für bestimmte Medizinprodukte.

Auf die Dampfsterilisation wird aufgrund der großen Verbreitung und der Beherrschbarkeit und dementsprechend guter Validierbarkeit des Sterilisationsprozesses näher eingegangen. Die anderen Sterilisationsarten (Niedertemperaturverfahren) werden lediglich am Rande behandelt, da sie nur für erfahrenes Personal und spezielle Instrumente geeignet bzw. zugelassen sind.

Übersicht über die wichtigsten Sterilisationsverfahren:

Tabelle 20

Verfahren	Vorteile	Nachteile
Dampf-Sterilisation	Gute Durchdringungsfähigkeit Weniger kritisch bei organischen Resten Toxikologisch unbedenklich Relativ kurze Zyklenzeiten Gut validierbar	Materialbelastung Nur für thermisch stabile Instrumente geeignet
Heißluft-Sterilisation	Geringe Anschaffungskosten Toxikologisch unbedenklich	Lange Zyklenzeiten Nur für thermisch sehr stabile Instrumente geeignete Kritisch bei organischen Resten Stark Protein fixierend Kaum validierbar
EO-Sterilisation	Sehr gute Durchdringungsfähigkeit bei Kunststoffen Für thermisch labile Instrumente Validierbar	Giftiges Gas Sehr lange Ausgasungszeiten notwendig Kritisch bei organischen Resten
FO-Sterilisation	Für thermisch labile Instrumente Kürzere Zyklenzeit als bei EO Validierbar	Gefahrstoff Kritisch bei organischen Resten

Verfahren	Vorteile	Nachteile
H2O2-Sterilisation	Für thermisch labile Instrumente	Sehr kritisch bei organischen oder kristallinen Resten
	Toxikologisch unbedenklich	Enge Wirkgrenzen, z.B. nicht für Instrumente mit langen oder engen Lumen geeignet *)
	Kurze Zyklenzeiten	
	Neue Geräte für bestimmte Instrumente validierbar	

*) Je nach Verfahren sind die Wirkgrenzen unterschiedlich (ähnlich der Dampfsterilisation mit oder ohne Vorvakuum).

Dampfsterilisation

Dampfsterilisatoren werden seit zig Jahrzehnten eingesetzt. Der Sterilisationsprozess ist gut erforscht, das Verfahren ist sicher beherrschbar und wenn man die Eigenheiten der verschiedenen Verfahren beachtet, kann man die Medizinprodukte **sicher sterilisieren**.

Deshalb unterscheidet auch die RKI-Empfehlung zwischen mit und ohne Dampf sterilisierbaren Medizinprodukten und verlangt zusätzliche Qualitätssicherungsmaßnahmen für nicht dampfsterilisierbare Kritisch-C Medizinprodukte.

Heißluftsterilisation

Dieses Verfahren birgt eine Reihe von Unsicherheiten:[132]

- Die Wärmeübertragung auf das Sterilisiergut erfolgt relativ langsam;

- durch Bildung von Kälteinseln kann der Sterilisationserfolg beeinträchtigt werden;

- die Vorbereitung des Sterilisiergutes, vor allem aber die Art der Beschickung beeinflussen in hohem Maße die Sicherheit des Verfahrens;

- eine Verfahrensvalidierung ist nicht ohne weiteres möglich.

Die üblicherweise nach ISO 11138-4 verwendeten Bioindikatoren sind hierfür zu unempfindlich, da sie bereits nach wenigen Minuten abgetötet werden. Ein qualitätsgesicherter Sterilisationsprozess ist damit nicht möglich.[133]

Aufgrund dieser bereits seit langem bekannten Unwägbarkeiten fordert die RKI-Empfehlung eine Sterilisation mit feuchter Hitze.

Niedertemperatursterilisationsverfahren

Vorzugsweise ist die Dampfsterilisation durchzuführen. Damit sind auch vorzugsweise dampfsterilisierbare Medizinprodukte zu beschaffen. Nur wenn der

11. Validierung von Sterilisationsprozessen

Einsatz temperaturbeständiger Instrumente nicht möglich ist, kann als Alternative ein geeignetes Niedertemperaturverfahren verwendet werden. Hierbei sind die Wirkungsgrenzen zu beachten. Es darf nur besonders geschultes Personal eingesetzt werden.

EO (Ethylenoxid)

Die EO-Sterilisation ermöglicht für viele nicht dampfsterilisierbare Medizinprodukte eine sichere Sterilisation, wenn die Rahmenbedingungen eingehalten werden.

Die besten Ergebnisse liefert die Ethylenoxidsterilisation bei Kunststoffen. Es wird eine sehr hohe Durchdringung erreicht, die wiederum einen Nachteil beim anschließend notwendigen Entfernen dieses giftigen Gases darstellt. Deshalb sind lange Ausgasungszeiten notwendig.

FO (Formaldehyd)

Die Formaldehydsterilisation liegt in der Eignung zwischen EO und H_2O_2.

Es kann auf eine mikrobiologische Leistungsbeurteilung nicht verzichtet werden, da der Nachweis einer gleichmäßigen Durchdringung mit Formaldehydkondensat mit den verwendeten (technisch bedingt zu ungenauen) Messgeräten nicht möglich ist.

Die alleinige parametrische Freigabe ist nicht möglich. Deshalb sind auch geeignete Chargen-Indikatoren zu verwenden.[134]

H_2O_2-Sterilisation

Der Vorteil der H_2O_2-Sterilisation sind zwar die schonende Sterilisation von empfindlichen Medizinprodukten und die kurzen Zyklenzeiten. Es dürfen aber nur spezielle Verpackungsmaterialien (z.B. Tyvek) und spezielle Siebe zum Einsatz kommen. Um die Sterilisationswirkung nicht zu behindern, müssen zudem die Medizinprodukte sorgfältigst gereinigt und getrocknet werden, da weder kristalline noch organische Reste auf den Oberflächen verbleiben dürfen. Einseitig geöffnete Lumen sind genauso wenig geeignet, wie absorbierende Materialien.[135] Deshalb wird die Wasserstoffperoxid-Sterilisation derzeit nicht für Medizinprodukte empfohlen, die invasiv eingesetzt werden.[136]

Das österreichische Gesundheitsministerium hat aufgrund der Problematik für diese Systeme (auch NX) nur eine begrenzte Zulassung erteilt.[137] Damit ist dieses Verfahren derzeit noch keine Alternative zu EO (Ethylenoxid) oder FO (Formaldehyd).

Aber auch bei dieser Form von Sterilisation gibt es laufend Verbesserungen. Beispielsweise wurde in einer Studie die Wirksamkeit von Plasmasterilisatoren nach ISO 14937 untersucht. Hierbei wurden starre und flexible Endoskope mikrobiologisch überprüft. Nur bei einem Ureteroskop lag die Abreicherungsrate unter dem geforderten Wert von 1 000 000 : 1. Dabei muss berücksichtigt werden, dass die Wirksamkeit je nach verwendetem H_2O_2-System unterschiedlich ist. Das neuere NX-System erreicht bessere Werte.[138]

11.1. Dampfsterilisationsverfahren

Auf die Besonderheiten dieses seit langem bekannten Verfahrens, den zu beachtenden Punkten und zur Validierung wird auf den nachfolgenden Seiten genauer eingegangen.

11.1.1. Grundsätzliches

Zur Sterilisation muss ein geprüftes, wirksames und validiertes Verfahren angewendet werden, welches für die verwendeten Medizinprodukte geeignet ist. Für den Erfolg der Sterilisation sind auch die Art der Verpackung und die Beladungskonfiguration von Bedeutung.

Bei den Sterilisatoren wird in Groß- und Kleinsterilisatoren unterschieden. Aus diesem Grunde wurden zwei verschiedene Normen entwickelt.

Norm für Großsterilisatoren

Die für die Dampfsterilisation mit Sattdampf bei 121°C sowie 134°C entwickelte Norm EN 285 für Sterilisatoren mit einem Volumen von mehr als 54 l gibt es mittlerweile schon über 25 Jahre. Damals ging man noch davon aus, dass Hohlkörperinstrumente ähnlich schwer zu sterilisieren sind wie ein Wäschepaket. Deshalb wurde nur der BD-Test vorgeschrieben. Mittlerweile hat sich dies als falsch herausgestellt.

Aus diesem Grunde gibt es Sterilisatoren, die z.B. für Lumeninstrumente nicht geeignet sind, obwohl sie nach der ´betagten´ Norm für alle Instrumente verwendet werden konnten. Deswegen wurde die Norm überarbeitet. Ob ein ´alter´ Sterilisator für die heute verwendeten Medizinprodukte geeignet ist, muss im Rahmen einer Validierung ermittelt werden.

Der Hersteller hat nach der 2006 veröffentlichten neuen EN 285 nun auch festzulegen, unter welchen Bedingungen der Sterilisator ausreichend funktioniert.

In der neuen EN 285 ist die Prüfung der Dampfdurchdringung mit einem hohlen Prüfkörper noch kein verbindlicher Bestandteil, denn es wurde festgestellt, dass verpackte Hohlkörperinstrumente häufig schwerer zu sterilisieren sind als verschiedene unverpackte Prüfkörper anzeigen.[139] Deshalb wurde die Norm durch die EN 285-

Eignung des Sterilisators
Insbesondere bei Sterilisatoren, die mit Fremddampferzeugern betrieben werden, spielen eine Vielzahl von Faktoren eine Rolle. Die Eignung kann deshalb nur im Rahmen einer **Validierung** ermittelt werden.

11. Validierung von Sterilisationsprozessen

A1 ergänzt. Im Normenausschuss hat man sich auf den „Hollow-A" Prüfkörper geeinigt.

Norm für Kleinsterilisatoren

Früher gab es keine Norm für Dampf-Kleinsterilisatoren. Deshalb gibt es Altgeräte mit nicht vergleichbaren Eigenschaften. Sogar Sterilisatoren des gleichen Typs können eine unterschiedliche Leistung haben.

Nachdem sich die Hersteller lange nicht einigen konnten, wurde erst 2004 die Norm DIN EN 13060 verabschiedet, nach der alle neuen Kleinsterilisatoren gebaut werden müssen.

Diese Norm definiert drei verschiedene Sterilisationsklassen, welche auch gleichzeitig in einem Gerät vorhanden sein können:

Tabelle 21

Sterilisationsklasse	Eignung	Bezeichnung des Verfahrens
Typ N	Sterilisation **nur unverpackter massiver** Produkte	**Gravitations-Verfahren**
Typ S	Sterilisation von Produkten **nach Herstellerangaben** z.B. verpackte massive und poröse Instrumente, ggf. auch Instrumente mit Hohlkörpern	Verschiedene Verfahren möglich, z.B. Überdruck- oder Unterdruckverfahren
Typ B	Sterilisation von allen verpackten oder unverpackten massiven Produkten, außerdem **auch von Hohlkörpern** des Typs A*) und von porösen Produkten	Verfahren mit fraktioniertem Vakuum

*) Hohlkörper Typ A: Das sind Medizinprodukte die Hohlkörper aufweisen, deren Produkt von Länge zu Durchmesser größer als fünf ist. (In der Norm steht noch fälschlicherweise Verhältnis von Länge zu Durchmesser)!

Erläuterung dieser drei Sterilisatorklassen

Ein Sterilisator, der nur mit strömendem Dampf arbeitet, also ein so genannter Gravitationssterilisator, oder **Typ-N-Sterilisator**, kann nur massive unverpackte Instrumente sterilisieren, da der Dampf nicht ausreichend in Hohlräume oder gar Verpackungen eindringt. Er kann deshalb nur zur Dampfdesinfektion oder zu dem selten vorkommenden Fall eingesetzt werden, bei dem massive, thermostabile und **nicht verpackten** MP zur **unmittelbaren Anwendung** sterilisiert werden.

Bei einem **Typ-S-Sterilisator**, bei dem es verschiedene Verfahren gibt, um den Dampf in gewissem Umfang auch in Verpackungen und Hohlräume eindringen zu lassen, hängt die Eignung vom verwendeten Verfahren und den zu sterilisierenden Gütern ab. Der Hersteller muss deshalb die Eignung angeben.

Bei einem **Typ-B-Sterilisator** mit fraktioniertem Vorvakuum lassen sich praktisch alle Medizinprodukte sterilisieren, die aufgrund ihrer Konstruktion sterilisierbar sind. Aber auch hier gibt es Unterschiede, da nur bestimmte Hohlkörper beim Hersteller geprüft werden. Zudem hat ein Kleinsterilisator bauartbedingt eine schlechtere Dampferzeugung und auch eine geringere Leistung der Vakuumpumpe, was sich auch auf die Leistungsfähigkeit auswirkt.[140]

> **Fraktioniertes Vakuum**
>
> Dies ist ein Verfahren, bei dem die Luft aus der Sterilisationskammer durch mehrmaliges mit Dampfstößen abwechselndes Entlüften mittels Unterdruck entfernt wird.

Herstellervorgaben

Der Sterilisator und die zugehörige Ausrüstung dürfen nur für die Sterilisation der Produkttypen verwendet werden, für die sie gemäß Hersteller ausgelegt sind. Die Gerätehersteller müssen in den Bedienungsanleitungen entsprechende Angaben zur Verwendung des jeweiligen Sterilisationszyklus machen. Die Eignung eines Sterilisationsprozesses für einen bestimmten Produkttyp muss durch eine Validierung überprüft werden. Nach EN 17664 ist auch der Hersteller der Medizinprodukte verpflichtet, ein geeignetes Sterilisationsverfahren anzugeben.

Problemfall Altgeräte

Für Altgeräte muss die Eignung u.a. anhand der Herstellerangaben ermittelt werden. Meist sind die Herstellerangaben nicht ausreichend. Es fehlen auch häufig Angaben über die Funktionsweise. Es kommt sogar vor, dass die Angaben falsch sind, z.B. angebliche Eignung für verpackte Sterilisation von Lumen bei einem Gravitationssterilisator.

> **Problem Gravitationssterilisator**
>
> Es stehen noch massenweise unverwüstliche Gravitationssterilisatoren in Arzt- und Zahnarztpraxen, da häufig unbekannt ist, dass hier nur unverpackte massive Instrumente sterilisiert werden dürfen.

Für die Beschaffung von Kleinsterilisatoren hat das Schweizerische Heilmittelinstitut eine Checkliste herausgegeben: www.swissmedic.ch > Suche: Kleinsteri-Check

Folgende „alte" Sterilisatoren sollten nicht weiter betrieben werden:[141]

- ohne automatische Steuerung
- ohne Messung des Absolutdrucks (Programmablauf abhängig vom Wetter)
- mit inakzeptabel starken Schwankungen der Programmparameter wegen veralteter und unzuverlässiger Steuerungstechnik
- mit Zeitsteuerung (anstatt Drucksteuerung), die nicht reproduzierbar arbeitet
- Geräte ohne redundante Überwachung

Ggf. ist eine Nachrüstung möglich. Ob dies wirtschaftlich sinnvoll ist, muss im Einzelfall geprüft werden.

11.2. Validierung von Dampfsterilisationsprozessen

Normen

Für die Validierung von Dampfsterilisationsprozessen gab es die Norm DIN EN 554. Sie wurde 2009 durch die Norm DIN EN ISO 17665-1 abgelöst.

Bereits die DIN EN 554 ging in ihren Anforderungen über die Abnahmeprüfung nach EN 285 hinaus. Es musste der Nachweis erbracht werden, dass bei den gewählten Beladungsmustern und der verwendeten Verpackung eine ausreichende Sterilisation erfolgt.

Validierung ohne Lumeninstrumente

Bei der Validierung wurden aufgrund fehlender Normung die Lumeninstrumente häufig ausgenommen. In den Prüfberichten stand nur, dass für diese Instrumente die DIN 58946-6 zu beachten wäre. Damit fehlte die Validierung gerade für die Instrumente, für die sie geschaffen wurde.

Die Verpflichtungen aus der alten DIN 58946-6 wurden in erweiterter Form in die DIN EN ISO 17665-1 aufgenommen, z.B. QM, Chargendokumentation, Freigabedokumentation. Außerdem wird eine angepasste Kommissionierung und Leistungsbeurteilung an die entsprechenden Verhältnisse gefordert, um z.B. kritische Beladungen sicher zu erkennen. Außerdem werden Prüfungen für MIC-Instrumente mit mikrobiologischen Methoden verlangt.

Vor- und Nachteile der neuen Validierungsnorm

Die DIN EN 554 enthielt genaue Vorgaben für die Validierung von Dampfsterilisationsprozessen. Dagegen lässt die „neue" DIN EN ISO 17665-1 dem Validierer mehr Spielraum bei den Prüfungen. Damit kann die Prüfung an die jeweiligen Gegebenheiten angepasst werden.

Nach DIN EN ISO 17665-1 müssen nun auch Prüfungen durchgeführt werden, um für die Chargenkontrolle bei der Sterilisation von Lumeninstrumente folgendes festzulegen:[142]

- Prozessprüfort, d.h. wo der PCD eingelegt werden muss
- Prozessprüfsystem (Indikator), d.h. welche Spezifikation ein PCD mit Indikatorstreifen erfüllen muss

Aufgabe der Behörden

Nachteilig ist, dass nicht gewissenhaft durchgeführten Validierungen durch die neue Norm mehr Spielraum gegeben wird. Aufgabe der Behörden muss sein, die Einhaltung von gewissen Mindeststandards zu überwachen. Manchmal wird sogar versucht, eine Prüfung mit Bioindikatoren, also eine „Momentaufnahme" als Validierung zu verkaufen.

Begriffsverwirrung durch Normen

Mit der Norm DIN EN ISO 11140-1 wird der Anwender verwirrt, da nach Klasse 2 ein Indikatorsystem (der eigentlich nur ein Indikator ist) und ein Prüfkörper (PCD) zu einem Indikator werden. Siehe auch 11.2.9.b) unter Indikatorklassen

---

11.2.1. Besonderheiten bei Kleinsterilisatoren

Aufgrund der unterschiedlichen Typen von Kleinsterilisatoren, sowie der im Gegensatz zu Großsterilisatoren häufig standardisierten Systeme, ist es sinnvoll, eine differenzierte Vorgabe für die Validierung zu treffen (z.B. vor Ort oder beim Hersteller).[143]

Validierungsanforderungen

Die Eignung und die Anforderungen, um einen validierten Prozess zu erreichen, hängen bei Kleinsterilisatoren von den zu desinfizierenden oder sterilisierenden Instrumenten ab. Eine sinnvolle Abstufung ist in der folgenden Tabelle dargestellt:

Tabelle 22

Nr.	Instrumente Einstufung	Validierungs-anforderungen	Geeigneter Indikator	Geeignete Sterilisatoren
a)	Semikritisch-A	Gering [1]	Klasse 5, 6 [3]	N, S, B [2]
b)	Semikritisch-B	Mittel	Klasse 2 [4]	S, B
c)	Kritisch-A	Hoch	Klasse 5, 6 verpackt [3]	S, B
d)	Kritisch-B	Sehr hoch	Klasse 2 [4]	B, ggf. S

[1] Validierung in Abhängigkeit von der Ausstattung des Sterilisators und Einstufung der Instrumente (Erläuterung - siehe folgenden Text).

[2] Klassifizierung der Dampf-Sterilisatoren nach EN 13060.
Bei anderen Sterilisatoren ist teilweise ein höherer Aufwand für die Prozessvalidierung notwendig. Ggf. ist eine Nachrüstung oder ein Austausch erforderlich.

[3] Geeignete Indikatoren sind z.B. Chemoindikatoren der Klasse 5 oder 6 nach DIN EN ISO 11140-1

[4] Ein geeigneter Indikator ist z.B. ein System der Klasse 2 nach DIN EN ISO 11140-1.
Diese System besteht aus einem PCD, also Prüfkörper und einem dafür geeig-

neten Chemoindikatorstreifen. Dieses System muss in seiner Testanforderung (einschließlich der Dampfdurchdringung) die am schwersten zu sterilisierenden (ggf. zu desinfizierenden) Medizinprodukte in ihren Verpackungen in der am schwersten zu sterilisierenden Beladung <u>übertreffen</u>.

Validierte Prozesse

Bei Einhaltung der Rahmenbedingungen für einen sicheren Betrieb, z.B. Temperatur-, Druckerfassung (über Schreiber oder PC-Schnittstelle), Beladung, Wasserqualität usw. nach Herstellervorgaben, kann aus derzeitiger Sicht der Prozess als validiert angesehen werden, wenn:

a) nur massive unverpackte Instrumente desinfiziert werden (Semikritisch-A) und

- ein Temperatur-, Druckschreiber vorhanden ist,
- bei jeder Charge ein Indikator*) der Klasse 5 oder 6 nach ISO 11140-1 die ausreichende Einwirkung von Dampf erfasst.

*) Es gibt derzeit noch keine geeigneten Chemoindikatoren für die Dampfdesinfektion. Aufgrund der höheren Wertigkeit können deshalb Chemoindikatoren für die Dampfsterilisation verwendet werden.

Bei nach EN 13060 gebauten Sterilisatoren genügt das tägliche Einlegen eines Indikators der Klasse 5 oder 6.

b) auch unverpackte Instrumente mit Lumen desinfiziert werden (Semikritisch-B) und

- ein Temperatur-, Druckschreiber vorhanden ist,
- bei jeder Charge ein PCD *) mitgeführt wird, der für die Art der verwendeten Instrumente die Dampfdurchdringung für die Dampfdesinfektion erfasst.

*) Es gibt zwar geeignete PCD aber noch keine geeigneten Chemoindikatoren für die Dampfdesinfektion. Aufgrund der höheren Wertigkeit kann ein Indikator der Klasse 2 (PCD und Chemoindikator) für die Dampfsterilisation verwendet werden.

Bei nach EN 13060 gebauten Sterilisatoren genügt das tägliche Einlegen eines PCD.

c) auch massive verpackte Instrumente sterilisiert werden (Kritisch-A) und

- ein Temperatur-, Druckschreiber vorhanden ist,
- der Sterilisator jährlich mit einem Logger auf Einhaltung der vorgegebenen Bedingungen, wie Zeit und Druck geprüft wird,
- bei jeder Charge ein **verpackter** Indikator der Klasse 5 oder 6 nach ISO 11140-1 die Dampfdurchdringung erfasst.
Bei unterschiedlichen Verpackungen muss ein Indikator pro Verpackungsart verwendet werden.

d) Werden auch verpackte Instrumente mit Lumen sterilisiert (Kritisch-B), kann auch bei Einhaltung der Rahmenbedingungen (Beladung, Wasserqualität usw.), der Prozess grundsätzlich **nicht mehr** als **validiert** angesehen werden und **muss** deshalb vor Ort validiert werden.

Bei jeder Charge ist mit einem für die Art der verwendeten Instrumente geeigneten Indikator (PCD) die Dampfdurchdringung zu prüfen (siehe auch Index 4 zur Tabelle 22).

Ausnahme: „Herstellervalidierung"

Wenn der Hersteller des Sterilisators für bestimmte Beladungen und Medizinprodukte im Rahmen eines „alternativen Verfahrens zur Validierung" die sichere Sterilisation geprüft hat, kann bei Einhaltung der Rahmenbedingungen (verwendete Instrumente, Verpackung, Beladung usw.) auf eine vollständige Validierung vor Ort verzichtet werden. [144] Als validiert kann dann angesehen werden, wenn bei dem nach EN 13060 gebauten Sterilisator die vom Hersteller vorgegebenen Rahmenbedingungen beachtet werden und der Sterilisator mit einem Logger (nach den Vorgaben des Herstellers, in der Regel jährlich) auf Einhaltung der vorgegebenen Zeit und Druck geprüft wird.

Wird von den vorgegebenen Bedingungen abgewichen, z.B. wenn anstatt der geprüften Instrumente zusätzlich lange Schläuche sterilisiert werden sollen, muss die Validierung entweder durch den Hersteller oder mittels einer Vor-Ort-Validierung ergänzt werden.

Validierung mit Prüfkörper

Da die EN 13060 einen nicht praxisgerechten Hohlkörper definiert, soll für die Validierung auch der für Großsterilisatoren in der Norm DIN EN ISO 285 A1 festgelegte Prüfkörper verwendet werden.

Mängel bei Kleinsterilisatoren

Es kommt relativ häufig vor, dass die Tür „atmet", insbesondere bei Wechsel zwischen Vakuum und Druckaufbau oder bei nur geringem Unterdruck. Mit dem Vakuumtest kann dies aber nicht erfasst werden.

Auch folgende Mängel treten auf:
- Manuelles Befüllen mit ungeeignetem Wasser
- „Überfahren" der Entsalzung
- **Fehlende Entgasung:**
  Es gibt sogar neue Sterilisatoren, bei denen der Wasservorrat bei voller Sterilisatorbeladung nicht ausreicht. Somit muss während dem Prozess nachgespeist werden, wobei die durch die Nachspeisung vorhandenen Gasblasen mit in die Sterilisationskammer eingebracht werden.

11.2.2.   Besonderheiten bei Großsterilisatoren

Im Gegensatz zu den Kleinsterilisatoren beeinflussen hier wesentlich mehr Faktoren die Sterilisation. Insbesondere an die Wasseraufbereitung

und die Bedingungen im Innern der Kammer müssen hohe Anforderungen gestellt werden. Aus diesem Grunde kann auf eine **Validierung vor Ort** nicht verzichtet werden.

| **Nasse Oberflächen** |
| Alle Oberflächen, die sterilisiert werden sollen, müssen durch den Dampf nass werden, da eine Sterilisation bei den im Dampfsterilisator herrschenden Bedingungen **nur** durch die Wirkung von Wasser in Verbindung mit der Temperatur und einer bestimmten Zeit erfolgt. |

11.2.3.   Durchführung der Validierung

Eine Hilfestellung bei der Validierung bietet der „Leitfaden für die Prozessvalidierung – Schwerpunkt Dampfsterilisation", siehe: www.a-k-i.org > Instrumentenaufbereitung aktuell.

Bei der Validierung sind auch die folgenden Punkte zu beachten.

Prüfung von schwer zu sterilisierenden Medizinprodukten

Um zu Prüfen, ob schwer zu sterilisierende Medizinprodukte für den jeweiligen Dampfsterilisationsprozess geeignet sind, ist derzeit noch die direkte Beimpfung die sicherste Methode, wenn der Hersteller des Medizinprodukts keine ausreichenden Angaben nach DIN EN ISO 17664 bereitstellt. Für die Prüfung ist die DIN EN ISO 17665-1 heranzuziehen. Alle anderen Methoden, auch Prüfungen mit PCD ergeben nur Näherungswerte.

| **Beimpfen von Instrumenten** |
| Durch das Beimpfen muss die jeweilige Einrichtung ca. 2 Wochen auf die betreffenden Instrumente verzichten. Durch mehrere Sterilisatorhersteller wird eine Datenbank aufgebaut und an einer Norm gearbeitet, um diese aufwändigen zusätzlichen Prüfungen weitgehend überflüssig zu machen. |

Das schwierigste ist, die schwer zu sterilisierenden Instrumente zu identifizieren. Einige Validierer sind leider damit überfordert.

Speisewasseranalyse

Der Wasseraufbereitung ist ausreichende Bedeutung zuzumessen, da ansonsten die erforderliche Sterilisationsleistung insbesondere für Hohlrauminstrumente nicht gewährleistet ist. Es kommt sogar vor, dass Fremdstoffe (z.B. Magnesium) aufgrund grundsätzlicher Probleme bei der Dampferzeugung in den Dampf eingebracht werden, was die Dampfqualität zusätzlich verschlechtert. Siehe auch 11.2.7. Nichtkondensierbare Gase (NKG).

Anhand einer Speisewasseranalyse kann der Anteil an nichtkondensierbaren Gasen (NKG) erfasst werden. Diese Messung wird aber leider nicht immer durchgeführt.

Inertgasmessung

Inertgase und insbesondere Inertgaspeaks sind absolut unberechenbar. Sie müssen bei der Validierung mit einer geeigneten, ausreichend genauen, kontinuierlichen Messmethode, ggf. über den Tagesverlauf, ermittelt werden. Dabei ist zu berücksichtigen, dass Inertgase nur ein Teil der NGK sind. Siehe auch 11.2.7. Nichtkondensierbare Gase (NKG)

Weder mit dem Standard BD-Test noch über eine Druck-/ Temperaturmessung können Inertgase in für **MIC-Instrumente** kritischen Konzentrationen erkannt werden. Deshalb muss bei **jeder Charge** ein den zu sterilisierenden Medizinprodukten entsprechender Chargenkontrolltest durchgeführt werden[145]. Es sind daher im Rahmen der Validierung geeignete Chargenkontrollen mit **Hohlkörper-Prüfkörpern**, z.B. PCD nach EN 867-5 festzulegen. Geeignete Systeme erfassen auch geringe Gasanteile einschließlich der **Dampfdurchdringung**, bevor sie in für die zu sterilisierenden Medizinprodukte schädlichen Konzentrationen auftreten. Siehe auch 11.2.9. Chargenkontrollen.

Da sich NKG mehr oder weniger mit Dampf mischen (wie bei einer Emulsion), aber auch teilweise als Blase im Sterilisator vorkommen, kann ein Prüfkörper nicht alle NKG erfassen. Bei der Validierung muss man aus diesem Grunde je nach Größe des Sterilisators ggf. mit mehreren Prüfkörpern möglichst an den kritischen Stellen arbeiten.

Routinekontrollen

Im Rahmen der Validierung sind Anleitungen für Routinekontrollen zu erstellen, um den validierten Zustand beständig beweisen bzw. gewährleisten zu können. Siehe auch 11.2.8. Routinekontrollen. Zu den Routinekontrollen gehören auch Chargenkontrollen.

Chargenkontrollen

Die Prüfungen im Rahmen der Validierung stellen nur eine Momentaufnahme dar. Auch sind die aus den Temperatur- und Druckaufzeichnungen erhaltenen Daten für eine Freigabe der Sterilgüter nicht ausreichend. Damit würden Mängel, die zwischenzeitlich (bis zur nächsten Leistungskontrolle) auftreten, häufig nicht erkannt. Nur periodisch auftretende Fehler oder Mängel werden hierbei meist nicht entdeckt.

Um einen validierten Prozess zu erhalten, müssen deshalb ausreichende

Chargenkontrollen durchgeführt werden. Ergänzend zu den elektronisch erfassten Parametern sind chemische Prüfmittel zur Bewertung der Abläufe zu verwenden. Siehe auch 11.2.9. Chargenkontrollen.

Validierung mit Datenlogger

Bei der Validierung von Sterilisatoren können anstatt der üblicherweise verwendeten Thermoelemente (Typ K) auch Datenlogger mit PT-1000 (siehe auch 10.8 > Datenlogger) verwendet werden. Der Vorteil ist, dass keine Kabel in die Sterilisationskammer eingeführt werden müssen.[146]

11.2.4. Ersatzmaßnahmen für nicht validierte Sterilisationsprozesse

Nicht normkonforme Dampfsterilisatoren (sog. Altgeräte ohne aktuelle Typprüfung) müssen durch konstruktive Maßnahmen (Nachrüstung) auf den aktuellen Stand der Technik gebracht und vor Ort qualifiziert werden.

Falls keine vollständige Validierung möglich ist, sind im Rahmen der Validierung **übergangsweise** geeignete Ersatzmaßnahmen festzulegen, um die gleiche Sicherheit zu gewährleisten, z.B. durch Festlegung zusätzlicher Routinekontrollen (beispielsweise mittels Datenlogger) und ggf. kürzeren Wartungsintervallen. Dies gilt auch für normkonforme Dampfsterilisatoren ohne abgeschlossene Prozessvalidierung.

Es sind zudem folgende Anforderungen zu erfüllen:

- Wartung des Sterilisators gemäß Herstellerangaben,
  bei fehlenden Angaben zumindest alle 12 Monate
- Dokumentation der einwandfreien Funktionsfähigkeit des Gerätes und erfolgter Kalibrierung der Zeit-, Druck- und Temperaturanzeige,
  ggf. eine Inertgas-Analyse im Wartungsprotokoll
- Aufzeichnung der für den Prozess der Sterilisation wesentlichen Parameter
  wie Zeit-, Druck- und Temperatur und Beurteilung im Anschluss
  oder
  messtechnische Erfassung durch ein Prozessbeurteilungssystem, welches den entsprechenden Normen entspricht und anschließender Auswertung
- Dokumentation der Prozessparameter
- mindestens halbjährlich (zumindest alle 400 Chargen):
  Wirksamkeitskontrollen mit Bioindikatoren

Ggf. kann es auch sinnvoll sein, die Entlüftungsleistung des Sterilisators zu messen. Verschiedene Indikatorenhersteller bieten hierzu Testsets mit unterschiedlich langen Schläuchen an. Damit kann erfasst werden, ob der Sterilisator bereits an der Grenze arbeitet wird oder ob noch eine ausreichende Sicherheitsreserve vorhanden ist (was mit Bioindikatoren **nicht** erfassbar ist).

Bioindikatoren

Chemoindikatoren haben gegenüber Bioindikatoren den Vorteil, dass sie Mängel sofort anzeigen und die Charge sofort nach Auswertung freigegeben werden kann. Bioindikatoren können erst nach ein paar Tagen ´Entwicklungszeit´ ausgewertet werden, deshalb wäre für die MP in dieser Zeit eigentlich Quarantäne notwendig. Dagegen lässt sich mit Chemoindikatoren, Temperatur- und Druckerfassung usw. nur indirekt die Keimabtötende Wirkung während des Sterilisationsprozesses erfassen. Zum direkten Beweis der Wirksamkeit wurden deshalb Bioindikatoren entwickelt.

Routinekontrolle mit Bioindikatoren

Bei validierten Prozessen ist die regelmäßige Überprüfung mittels Bioindikatoren nicht mehr erforderlich.

Bei noch nicht validierten Prozessen ist nach der DGKH eine vierteljährliche Überprüfung, (halbjährlich bzw. alle 400 Chargen – laut früherer Empfehlung nach RKI) mit biologischen Indikatoren vorgeschrieben. Je nach Alter oder Störanfälligkeit des Sterilisators sind die Überprüfungen unter Umständen in erheblich kürzeren Abständen durchzuführen.

Biologische Indikatoren sind ggf. als Nachweis der Effizienz des Sterilisationsverfahrens einzusetzen, bei:

- voneinander abweichenden Ergebnissen in der Routineprüfung (Abweichungen zwischen den Schreiberaufzeichnungen und den Ergebnissen der chemischen Chargenkontroll-Indikatoren) am Dampfsterilisator; diese Abweichung ist der am häufigsten auftretende Fehler
- bei Veränderungen der Prozessbedingungen (Änderungen in der Dampfversorgung oder auch in den Programmabläufen)
- größeren Reparatur- oder Wartungsarbeiten (z.B. an der Vakuumpumpe)

Die Norm DIN EN ISO 14161 beschreibt die Eigenschaften und den sinnvollen Einsatz von biologischen Indikatoren. Es wird ausführlich die Verwendung der Bioindikatoren bei Prozessentwicklung, Validierung und Routinekontrolle beschrieben.

Bei der Auswahl ist zu berücksichtigen, dass Bioindikatoren je nach Hersteller eine unterschiedliche Ausgangskeimzahl sowie eine abweichende Abtötungskinetik in Abhängigkeit vom Prozess (z.B. 121°C, 134°C, Haltezeit) haben.

11.2.5.   Revalidierung - Leistungskontrolle

Leistungskontrolle

In der Regel ist eine Leistungsprüfung (Leistungsbeurteilung) jährlich (bzw. laut Festlegung bei der Validierung) durchzuführen, ob die bei der Validierung festgelegten Leistungen des Aufbereitungsprozesses weiterhin erbracht werden. Im Rahmen der Leistungsprüfung sind auch die Parameter Druck, Temperatur und Zeit zu prüfen.

Die Zeit für eine erneute Leistungsprüfung kann nach derzeitigem Stand auf bis zu 18 Monate ausgedehnt werden, wenn für das betreffende Gerät ein geeigneter Wartungsvertrag abgeschlossen wurde und der Validierer der Verlängerung zugestimmt hat.

Bei allen Geräten muss die Wartung nach Herstellerangaben oder falls nicht angegeben mindestens nach 12 Monaten erfolgen.

Revalidierung

Bei Prozessänderung, z.B. geänderte Beladungen, Siebe mit gravierenden Abweichungen von den festgelegten Beladungsmustern, neue abweichende MIC-Instrumente, Wechsel von Reinigungs- oder Desinfektionsmittel, ist eine Revalidierung durchzuführen. Bei Bedarf sind auch die manuellen Aufbereitungsschritte anzupassen.

11.2.6.   Unvollständige Validierungen

Da festgestellt wurde, dass die Validierungsberichte oft nicht vollständig sind, sollten diese auf die notwendigen Punkte wie Routinekontrollen, Chargenkontrollen, Wasser-, Dampfqualität (Speisewasseranalyse) und Dokumentation überprüft werden. Bei Bedarf sind die entsprechenden Punkte nachzufordern.

Es kommt leider viel zu häufig vor, dass Teile von Validierungen als gesamte Validierung verkauft werden, ohne dass dies für den Betreiber eindeutig erkennbar ist. Es sind z.B. folgende Mängel vorhanden:

- Nichtermittlung der am schwersten zu sterilisierenden Beladung (worst-case)
- fehlende Berücksichtigung von nicht ausreichend sterilisierbaren Instrumenten (z.B. Kunststoffteile in Kunststoffbehälter) bei der Prozessfestlegung
- fehlende Inertgasmessung bei Großsterilisatoren oder Messung mit einem dafür zu unempfindlichen Gerät
- fehlende Festlegung von Routinekontrollen
- keine Festlegung von Chargenkontrollen, obwohl die Aufzeichnung von Temperatur und Druck, sowie der tägliche BD-Test nicht für MIC-Instrumente ausreichend sind

11.2.7.   Nichtkondensierbare Gase (NKG)

Eigendampferzeuger

Bei Sterilisatoren mit Eigendampferzeugung hat das Speisewasser einen erheblichen Einfluss auf die Dampfqualität. Deshalb kann auch durch Betrachtung des Speisewassers und dessen Aufbereitung eine Aussage hinsichtlich der Dampfqualität getroffen werden.

Auswirkungen von NKG in Kleinsterilisatoren

Kleinsterilisatoren haben immer einen Eigendampferzeuger. Deshalb ist bei Verwendung von geeignetem Wasser das Risiko von nichtkondensierbaren Gasen (NKG) geringer. Es muss aber Wasser ausreichender Güte (ggf. mittels ständiger Leitwertmessung) verwendet werden. Destilliertes Wasser von der Tankstelle ist hierfür bei weitem nicht ausreichend (siehe auch 11.2.3 Speisewasseranalyse)

Fremddampferzeuger

Bei Fremddampferzeugung müssen im Validierungsbericht neben den Angaben zur Speisewasseraufbereitung und eventuell notwendiger Routineprüfungen auch Messberichte von NKG vorhanden sein. Zusätzlich muss das Vorhandensein von NKG sensitiv detektiert werden.

> **NKG**
>
> NKG entstehen z.B. durch die ´Dampfzehrung´, das heißt, durch den Verbrauch an Dampf zum Aufheizen der eingebrachten Instrumente. Zusätzlich können nichtkondensierbare Gase durch mangelhafte Luftentfernung in der Kammer verbleiben oder durch Undichtigkeiten z.B. an der Tür entstehen.[147]

Kein Dampferzeuger produziert reinen Dampf

Beim Aufheizen von Dampf entweichen die im Wasser enthaltene Luft sowie gelöste inerte Gase. Dabei entstehen auch Inertgaspeaks, z.B. durch die Frischwassernachspeisung im Dampfkessel, die von diskontinuierlichen Messmethoden nicht erfasst werden.

Wasseraufbereitung

Für die Entstehung von NKG hat die größte Bedeutung die Speisewasseraufbereitung. Deshalb muss das Wasser z.B. durch Revers-Osmose mit zusätzlichem Ionentauscher aufbereitet werden. Ohne Ionentauscher können noch Restgase im Wasser enthalten sein (CO_2), wobei auch Rost durch den niedrigen pH-Wert auftreten kann. Daneben gibt es noch weitere Möglichkeiten zur Entsalzung des Wassers.

Neben einer geeigneten Anlage zum Entfernen der Mineralstoffe ist zusätzlich das Wasser zu entgasen, z.B. mittels vorgeschaltetem Entgaser oder Restluft- bzw. Inertgasabscheider. Ansonsten ist die erforderliche Sterilisationsleistung insbesondere für Kritisch-B MP, also Hohlrauminstrumente wie MIC-Instrumente, Katheter, Schläuche nicht gewährleistet.[148]

NKG-Messung

Entsprechen die Leitfähigkeit, die Wassergüte oder die Wasseraufbereitungs-anlage nicht den Anforderungen oder gibt es andere Hinweise auf die Anwe-senheit nichtkondensierbarer Gase, ist der Anteil dieser Gase im Dampf mit einem geeigneten Prüfgerät zu ermitteln.

Dabei müssen die Messungen zur Ermitt-lung nichtkondensierbarer Gase mindestens über einen typischen Nutzungszyklus der Wasseraufbereitungs- und Dampferzeu-gungsanlage erfolgen. Die Prüfung kann nach DIN EN 285 oder mittels einer minde-stens gleichwertigen Methode erfolgen. Dabei ist zu berücksichtigen, dass mit der Meßmethode nach DIN EN 285 nur Mittel-werte über den Messzeitraum erfasst wer-den können.

Wasseruntersuchung
Neben den genannten Maß-nahmen können zusätzlich eine Wasseruntersuchung und ein Bericht des versorgenden Wasserwerkes über eventu-elle Sauerstoffeinspeisung (z.B. Aufoxidierung von Eisen) zur sicheren Beurteilung er-forderlich werden.

Treten unsystematische größere Schwankungen beim gemessenen Anteil nichtkondensierbarer Gase auf, so ist die Messdauer zu verlängern. Siehe auch der Leitfaden für die Prozessvalidierung – Schwerpunkt Dampfsterilisati-on, www.a-k-i.org > Instrumentenaufbereitung aktuell.

Inertgas-Detektoren

Mit in Sterilisatoren eingebauten Inertgas-Detektoren lässt sich kaum eine Korrelation zwischen dem zeitmäßigen Erscheinen des Inertgas-Peaks und der entsprechenden ´gefährlichen´ Sterilisationsphase erkennen. Hierbei ist zu berücksichtigen, dass Inertga-se nur ein Teil der bei einem Dampfprozess störenden NKG sind. Deshalb sind Char-gen-Prüfkörper zu verwenden. Siehe auch 11.2.9 Chargenkontrollen.

Inertgas-Detektoren
Die derzeit gebräuchlichen Inertgasdetektoren erfassen nicht alle NKG. In der Regel sind diese Geräte „blind" ge-genüber CO_2 und O_2, weil sich diese Gase im Kondensat wieder lösen. [149]

Für die Validierung gibt es bereits wenige genaue Inertgas-Messgeräte. Es kann vielleicht in naher Zukunft auf eine Chargenkontrolle verzichtet werden, wenn diese Geräte die Dampfqualität in der Charge überwachen könnten.

11.2.8.   Routinekontrollen

Folgende Routinekontrollen sind erfahrungsgemäß bei der Benutzung von Sterilisatoren im   Rahmen einer Standardarbeitsanweisung festzulegen. Sie können im Einzelfall abweichen. Bei gravierenden Abweichungen im Validie-rungsbericht sollte eine Begründung vom Validierer gefordert werden.

Routinekontrollen für die Beladung

Die Art und Weise der Beladung trägt wesentlich zu einer erfolgreichen Sterilisation bei. Eine falsche Beladung kann zu einer unsterilen Charge führen, auch wenn die übrigen Regeln eingehalten wurden.

Deshalb ist insbesondere folgendes zu berücksichtigen:
- Beladungsvorgaben einhalten
- geeignete Programmwahl für die Sterilgüter einhalten
- geeignete Siebe, Einsätze, Halterungen, Trays, Sterilisierbehälter verwenden
- schwere Ladungen unten platzieren, ebenso Glaswaren
- den Sterilisator sowie die Körbe nicht zu dicht packen, denn der Dampf muss ungehindert auf das Sterilisiergut treffen; Faustregel: Man sollte mit der Hand ohne großen Widerstand zwischen die Ladung greifen können
- geeignete Anordnung von Papier-Folie-Verpackungen
- das Sterilisiergut darf die Wand der Sterilisierkammer nicht berühren
- Behältnisse und Flaschen mit der Öffnung nach unten platzieren
- Anleitung zur Mitführung von Prozessindikatoren einhalten
- Abkühlung vor Transport

Tägliche Routinekontrollen

Anhand von den in der Validierung festgelegten Bedingungen sind folgende Kontrollen vor der täglichen Inbetriebnahme bzw. einmal täglich durchzuführen:

Sichtkontrolle:
am Sterilisator, z.B. Kontrolle Innenraum, Türdichtungen

Vakuum-Test:
Testprogramm, ob die Pumpen ein ausreichendes Vakuum ziehen und halten, da z.B. durch poröse Türdichtungen oder andere Leckagen Luft in den Sterilisator strömt. Der Vakuum-Test muss nur durchgeführt werden, wenn dies der Hersteller des Sterilisators vorschreibt.

Auf die Durchführung eines Vakuum-Testprogramms kann eventuell verzichtet werden, wenn anschließend ein BD-Test durchgeführt wird. Bei Nicht-Bestehen des BD-Tests kann dann zur Ermittlung der Störung anschließend ein Vakuum-Test durchgeführt werden.

BD-Test:
Testprogramm zur Prüfung auf:
- mangelhafte Entlüftung
- Lufteinbruch durch Leckage während der Vakuumphase
- mit Luft gefüllte Zuleitungsrohre bei Betriebsbeginn
- NKG im zugeführten Dampf
- Luftzufuhr durch Leckagen der Türdichtung, wenn diese pneumatisch ange-

presst wird

Die Prüfung auf Dampfdurchdringung erfolgt mittels Bowie-Dick-Test (BD-Test nach EN 285) z.B. Papierstapel mit Indikator oder einem alternativen BD-System nach DIN EN ISO 11140-4, z.B. BDS-Test, www.gke.de   oder AutoCheck, www.bag-germany.com

Der BD-Test muss nur durchgeführt werden, wenn dies der Hersteller des Sterilisators vorschreibt.

Der Standard BD-Test darf nur mit einem speziellen BD-Test-Programm (z.B. 3,5 min bei 134°C) durchgeführt werden, da verlängerte Sterilisationszeiten falsch positive Ergebnisse ergeben. Leider gibt es einige Sterilisatoren, die mit diesem Programm nicht ausgerüstet sind. Hier muss der Validierer festlegen, welches Testsystem dafür geeignet ist.

BD-Test ist nur eine Funktionsprüfung

Der BD-Test ist ausschließlich eine Funktionsprüfung u.a. hinsichtlich der Luftentfernungsqualitäten der Vakuumpumpe aus der leeren Sterilisierkammer.

Er kann allerdings keine Aussage über die Effizienz und Reproduzierbarkeit der nachfolgenden Chargen geben.

Als Beispiel sei eine Untersuchung aus den Niederlanden genannt, bei der alle Sterilisatoren aus 20 Einrichtungen den BD-Test bestanden, aber 41 % bei einem Helix-Test (PCD) zur Chargenkontrolle durchfielen.[151] Deshalb wurden der BD-Test in der Norm EN 285 A1 durch eine Prüfung mit einem PCD (Hollow-A) ergänzt.

Veralteter BD-Test

Der klassische BD-Test stammt aus dem Jahr 1963 und wurde für Wäschepakete entwickelt. Damals gab es noch nicht die heute vielfach verwendeten Lumeninstrumente wie MIC. Die einschlägige Norm ISO 11140-4 (vormals EN 867-4 mit gleichem Inhalt) ist nur auf ein Volumen von 200 ml an Inertgasen ausgelegt. Damit ist diese Messung viel zu unempfindlich.[150]

Die Realität hat sich somit von der Norm entfernt.

Es muss angesprochen werden

Da sich der BD-Test so weit von der Realität entfernt hat, ist der Sinn des BD-Testprogramms eigentlich nur noch, dass der Sterilisator „warm gefahren" wird. Somit könnte man grundsätzlich auf den BD-Test verzichten und das Programm „leer" durchlaufen lassen. Stellt man dann bei der anschließenden Charge ein Problem fest, kann man ggf. den BD-Test zur 'Ursachenfindung' nachholen. Die betroffenen Instrumente müssen aber für die anschließende Sterilisation neu verpackt werden.

11.2.9. Chargenkontrolle

Bei jeder Charge muss sichergestellt sein, dass der Dampf keine zu hohen Werte an nicht kondensierbaren Gasen (NKG, Luft oder andere Gase, die unter den Bedingungen der Dampfsterilisation nicht kondensieren) enthält. Deshalb sind geeignete Chargenkontrollen durchzuführen.

Die **Chargenkontrolle** besteht aus:

a) Dokumentation der Prozessparameter (Druck- und Temperaturverlauf)

b) Chemoindikator oder

c) bei Verwendung von Hohlkörperinstrumenten:
Indikator, bestehend aus PCD (Prüfkörper, z.B. Helix) sowie Chemoindikator, der die am schwersten zu sterilisierende Beladung übertrifft

---

Anforderungen an das Indikatorsystem

Der Indikator (PCD + Chemoindikator) muss in seiner Testanforderung die am schwersten zu sterilisierenden Medizinprodukte in ihren Verpackungen in der am schwersten zu sterilisierenden Beladung **übertreffen**, ansonsten ist dieses System ungeeignet. Leider wird dies allzu häufig nicht berücksichtigt.

Das Ergebnis der Chargenkontrolle ist schriftlich zu dokumentieren. Hierzu gehören auch die Aufzeichnungen über das verwendete Sterilisationsprogramm, Name des Bedieners oder Kürzel sowie ggf. Beschreibung oder Kürzel für die Art der Beladung.

11.2.9.a) Dokumentation der Prozessparameter

Die Aufzeichnung von Temperatur, Druck- und Zeit ist zur grundsätzlichen Feststellung, ob der Sterilisationszyklus ordnungsgemäß abgelaufen ist, notwendig. Die Prüfergebnisse sind zu dokumentieren.

Eine ausreichende Dampfsterilisation ist durch die alleinige Aufzeichnung von Temperatur und Druck während des Programmdurchlaufs nicht sicher gewährleistet, da die Messgeräte insbesondere für Instrumente mit Lumen zu unempfindlich sind und die Entlüftung bzw. Dampfpenetration nicht messen können.

11.2.9.b) Chemoindikatoren

Zum Nachweis der Reproduzierbarkeit des Prozessablaufes ist deshalb bei jeder Charge neben der Aufzeichnung von Temperatur, Druck- und Zeit auch eine Chargenkontrolle mit einem **geeigneten** Chemoindikator, ggf. mit Prüfkörper durchzuführen.[152]

Feuchtigkeitsgehalt

Auch der Feuchtigkeitsgehalt im Dampf ist thermoelektrisch schwer zu erfassen, obwohl er bekanntlich einen sehr großen Einfluss auf die Sterilisationsbedingungen ausübt. Ein zu geringer Feuchtigkeitsgehalt des Dampfes führt zu einer Überhitzung, wodurch die Keiminaktivierung während dem Zyklus gefährdet wird. Leichter zu erfassen ist ein zu hoher Feuchtigkeitsgehalt, der ggf. durch nasse Verpackungen bemerkt wird.

Indikatorklassen

Die einschlägige Norm für Chemoindikatoren ist derzeit die ISO 11140 Teil 1, die die DIN EN 867 Teil 1 abgelöst hat. Je nach Anforderungen an den Sterilisationsprozess gibt es verschiedene Prozessindikatoren:[153]

Schwankungen

Insbesondere bei Großsterilisatoren kann die Dampfqualität über den Tagesverlauf sehr stark schwanken. Aufgrund der Unzulänglichkeiten der Messgeräte muss ein geeignetes Chargenkontrollsystem die Bedingungen (z.B. nichtkondensierbare Gase oder Luft) kontinuierlich überwachen.

Tabelle 23

DIN EN 867-1	ISO 11140-1	Besonderheiten
Klasse A	**Klasse 1**	Prozessindikator dient **nur** der **Unterscheidung** zwischen unbehandeltem und behandeltem Produkt, z.B. Autoklavenband
Klasse B	**Klasse 2**	Indikatoren für spezielle Prüfverfahren z.B. **alternativer BD-Test** oder auch bestimmte Chargenprüfsysteme
Klasse C	**Klasse 3**	Indikatoren für nur **einen** Prozessparameter z.B. Formaldehyd- oder Peroxidsterilisationsverfahren
Klasse D	**Klasse 4**	Indikatoren für mindestens **zwei** Prozessparameter Erreichen eines Endpunktes, nachdem bestimmte Prozessparameter (z.B. Haltezeit und Temperatur) erreicht wurden
	Klasse 5	Indikatoren für **alle prozessrelevanten Parameter** Erreichen eines Endpunktes, nachdem alle relevanten Parameter (bei Dampf: Haltezeit, Temperatur und Dampf) erreicht wurden (= integrierender Indikator) (gibt es auch für Ethylenoxid)
	Klasse 6	Indikatoren für **alle prozessrelevanten Parameter** Nachweis, dass alle relevanten Parameter (bei Dampf: Haltezeit, Temperatur und Sattdampfkondensat) erreicht wurden (= emulierender Indikator)

Erläuterung der Tabelle

Klasse-1-Indikatoren:
Diese Indikatoren, die häufig auf den Sterilgutverpackungen aufgebracht sind oder als Klebeetiketten angeboten werden, haben nur den Zweck, anzuzeigen, ob ein Medizinprodukt den Prozess durchlaufen hat (= Behandlungsindikator). Sie sollen Verwechslungen zwischen behandeltem und nicht behandeltem Sterilgut ausschließen und liefern **keine** Aussage über die Qualität des Sterilisationsprozesses.

Klasse-2-Indikatoren:
In Verbindung mit einem geeigneten Prüfkörper sind diese Systeme z.B. für alternative BD-Tests oder auch für die Chargenkontrolle geeignet.

BD-Testsysteme dürfen nicht für die Chargenkontrolle verwendet werden, da sie falsch positive Ergebnisse aufgrund der beträchtlich längeren Sterilisationszeit bei normalen Programmen gegenüber dem BD-Programm liefern.

Die Norm spricht hier von einem Indikator, obwohl dies eigentlich Indikatorsysteme bestehend aus einem Indikatorstreifen und einem PCD sind. Dies trägt nur zur Verwirrung bei.

Klasse-3-Indikatoren:
Sie sind für Sterilisationsverfahren geeignet, bei denen nur ein Prozessparameter für die Sterilisationswirkung ausreichend ist.

Klasse-4-Indikatoren:
Diese erfassen nicht alle Prozessparameter. Sie sind deshalb als Chargenkontrollsystem für die Dampfsterilisation ungeeignet.

Klasse-5-Indikatoren:
Sie erfassen alle für die Dampfsterilisation wichtigen Prozessparameter (Dampfdurchdringung in Verbindung mit der Zeit und Temperatur). Diese integrierenden Indikatoren schlagen um, wenn die vorgegebenen Bedingungen über die Zeit eingehalten wurden. Diese Indikatoren entsprechen in ihrer Empfindlichkeit den Bioindikatoren für die Dampfprozesskontrolle.

Klasse-6-Indikatoren:
Sie erfassen aller relevanten Prozessparameter. Das Zeitfenster für den Farbumschlag weist eine wesentlich geringere Toleranz auf als bei Klasse-5-Indikatoren. Die Empfindlichkeit dieser Indikatoren ist in der Norm nicht festgelegt und muss vom Hersteller angegeben werden.

Klasse-5 oder -6-Indikatoren können die Dampfdurchdringung nicht erfassen, da hierfür immer ein Prüfkörper notwendig ist. Diese Indikatoren sind deshalb nur geeignet, eine ausreichende Dampfqualität für massive Instrumente zu erfassen.

Die Indikatoren sollen die zu sterilisierenden Instrumente nicht berühren, da sie je nach Ausführung z.B. Blei oder Chrom enthalten können. Ggf. ist vom Hersteller einen Nachweis über die Unbedenklichkeit zu fordern, oder dass sich die eventuell enthaltenen problematischen Stoffe zumindest nicht ablösen.

11. Validierung von Sterilisationsprozessen

Die einzelnen Indikatoren dürfen nicht verwechselt werden. Sie müssen zum Sterilisationsprozess, den Instrumenten und ggf. dem verwendeten PCD passen.

Welches Indikatorsystem verwendet wird, hängt von der Art der Anwendung der Medizinprodukte (Steril oder Desinfiziert) und der Art der Medizinprodukte (Massiv, Hohlkörper) und ggf. Verpackung ab. Siehe auch Tabelle 22 unter 11.2.1 Besonderheiten bei Kleinsterilisatoren.

Bei Hohlkörper-Instrumenten wird bis auf wenige Ausnahmen derzeit bei

Wechsel auf billigere Indikatoren

Es darf nur das System verwendet werden, welches validiert wurde. Ein anschließender Wechsel auf 'billigere' Indikatoren kann zu falsch positiven Ergebnissen führen.

Ein validierter Prozess ist hiermit aber nicht mehr möglich.

den Prüfsystemen noch nicht nach der Art des Hohlkörpers unterschieden. Es wird aber an Medizinproduktesimulatoren gearbeitet, siehe 11.2.9.d)

Berücksichtigung der Sterilisationsdauer

Bei der Auswahl der Indikatoren bzw. Indikatorsysteme muss nur die für die Sterilisation relevante Prozesszeit berücksichtigt werden, wenn mit dem Indikator die Zeit erfasst werden soll. Überwacht der Sterilisator die Zeit, ist ein Indikator für F_0 = 15 min ausreichend.

Es gibt deshalb z.B. für das CJK-Programm spezielle Indikatoren.

F_0-Wert

Dieser Wert steht für eine bestimmte Sterilisationswirkung. Mit ihm können verschiedene Sterilisationsprogramme verglichen werden (ähnlich dem A_0-Wert für thermische Desinfektion mit Wasser.

Aufbewahrung der Chemoindikatoren

Chemoindikatoren stellen einen Teil der Dokumentation dar und sind deshalb aufzubewahren. Leider haben die meisten Indikatoren die Eigenart in Abhängigkeit von der Lagerung zu verblassen oder sogar in die Ursprungsfarbe umzuschlagen. Damit ist eine langfristige Dokumentation nicht möglich.

Trotz dieses Mankos sollen die Indikatoren aufbewahrt werden, um Rückschlüsse auf die in den letzten Monaten durchgeführten Sterilisationsprozesse zu ermöglichen. Als sinnvoll erscheint eine Aufbewahrung für 2 Jahre (möglichst kühl und dunkel). Ggf. ist eine schriftliche Bescheinigung der

Fehlerhafte Freigabe

Aus welchen Gründen auch immer werden Sterilisationsprozesse mit einem Häkchen freigegeben, obwohl die Indikatoren nicht oder nicht vollständig umgeschlagen haben. Wird nun der Chemoindikator weggeworfen, erhält man ein **falsch positives Bild** der Prozesse, was dann vielleicht bei einem Behördebesuch zu **unnötigem Ärger** führen kann.

Lagerbedingungen durch den Hersteller ist sinnvoll.

Einscannen

Eine gute Alternative ist, die Indikatorstreifen einzuscannen, insbesondere, wenn die Datenschreiber der Sterilisatoren bereits am Computer angeschlossen sind. Dies kann mittels handelsüblichem Scanner oder mit automatischer Auswertung der Ergebnisse über eine dafür entwickelte Hard- und Software erfolgen.

Nicht vollständiger Farbumschlag

Wenn Indikatoren nicht vollständig umschlagen, führt man dies häufig darauf zurück, dass der Indikator ´zu empfindlich´ ist. Allzu oft liegt aber die Ursache ganz wo anders, z.B. weil man bei einem Kleinsterilisator das falsche Wasser gekauft hat oder bei einem Großsteri der NKG-Abscheider ausgefallen oder sogar die Tür undicht ist.

Auch wenn der Prüfkörper bei der Chargenkontrolle **zwischendurch** Probleme anzeigt, ist der Sterilisationsprozess **nicht in Ordnung**, da der Prüfkörper (ob mit Chemo- oder Bioindikator) immer nur eine Momentaufnahme an der betreffenden Stelle darstellt.

Indikatoren im Paket

Ein großer Nachteil ist, dass bei Indikatoren im undurchsichtigen Paket (z.B. bei Vliesverpackungen) oder Container eventuelle Mängel erst sichtbar werden (z.B. im OP), wenn es zu spät für Gegenmaßnahmen ist. Sie sind deshalb für die Chargenkontrolle ungeeignet, können aber eventuell dazu benutzt werden, um gezielt Mängel in einzelnen Containern aufzudecken.

11.2.9.c)   Prüfkörper (PCD)

Chargen-Prüfkörper nehmen wie die zu sterilisierenden Güter die Inertgase auf. Somit können Inertgas-Probleme erkannt werden.

Um auch für Hohlkörperinstrumente gefährliche Konzentrationen an nichtkondensierbaren Gasen (NKG) zu erfassen, müssen bei der Validierung Chargenkontrollen mit geeigneten Indikatorsystemen festgelegt werden, z.B. mittels Simulationsprüfkörper (PCD = Process Challenge Device).

Grundsätzliche Eignung des Prüfkörpers

Der bei der Validierung verwendete Prüfkörper darf für die Chargenkontrolle nur verwendet werden, wenn bei der Validierung nachgewiesen wurde, dass dieses Kontrollsystem einen **Fehler** bei der realen Beladung findet, **bevor** er in der Beladung nachzuweisen ist.

---

11. Validierung von Sterilisationsprozessen

Prüfkörper muss zu Indikatorstreifen passen

Das Indikatorsystem (bestehend aus Prüfkörper und Chemoindikator) muss die Beladung repräsentieren und schwerer zu ´sterilisieren´ sein als das am schwersten zu sterilisierende Medizinprodukt. Bei Verwendung von MIC-Instrumenten kann dies ein Schlauch oder Rohr sein, an dessen Ende ein Verschlussteil für den Indikator angebracht ist (Helixprüfkörper).

Das verwendete Indikatorsystem muss zusammenpassen, denn die Empfindlichkeit hängt entscheidend von der Art des Indikators ab (z.B. Volumen des Indikators, Porosität des Trägermaterials usw.[154]). Bereits kleine Abweichungen können die Empfindlichkeit gravierend beeinflussen, denn im Inneren des Prüfkörpers herrscht immer eine Mischung aus NKG und Dampf oder Wasser.

Der Prüfkörper muss an einer **bei der Validierung** festgelegten repräsentativen Stelle in die Beladung eingebracht werden (auf einem Sieb oder im Set). Er darf nicht einfach auf den Behälterboden gelegt werden.

Probleme bei der Sterilisationsüberwachung

Die Prüfkörper für die Chargenkontrolle sind für Großsterilisatoren derzeit nicht normiert. Es können hierfür Prüfkörper in Anlehnung an die EN 867-5 (Prüfkörper für die **Leistungsprüfung** bei Kleinsterilisatoren) verwendet werden, wenn die Validierung den Nachweis erbracht hat, dass die Anforderungen des Prüfsystems höher sind als bei der am schwersten zu sterilisierenden Beladung.

Deshalb soll auch bei Großsterilisatoren zukünftig ein obligatorischer Funktionstest mit einer Helix nach EN 867-5 (als Mindestanforderungen an den Sterilisator) notwendig sein, da der BD-Test nach EN 867-4/11140-4 keine ausreichenden Aussagen für Hohlkörperinstrumente macht.[156]

Dies gibt trotzdem nicht die gewünschte Sicherheit, dass die Helix die gesamte Beladung repräsentiert.[157] Deshalb ist eine geeignete Festlegung bei Validierung notwendig.

> **Grenzen von PCD**
>
> PCD, z.B. Helix-Prüfkörper, haben nur den Anspruch, die **größten Risiken** in einem Dampf-Sterilisationsprozess **aufzudecken**. Thermische Effekte, wie zu langsame Aufheizzeit, Überhitzungen können nicht dargestellt werden.
>
> Diese Probleme müssen bei der Validierung erkannt und ausgeschlossen werden.[155]

Probleme mit den PCD

Leider gibt es Lücken in den Normen, z.B. muss ein Prüfkörper nach DIN EN 867-5 gar nicht auf die Nachweisfähigkeit der NKG geprüft werden.[158] In einem noch nicht veröffentlichten Ringversuch wurde aber der Nachweis erbracht.[159] Dagegen fielen bei einer Untersuchung aus knapp 500 Einzeltests 41 % der verwendeten Helixprüfkörper durch. Insbesondere von der Art der Entlüftung hing es ab, ob die verwendeten Helixprüfkörper auch die NKG anzeigten. Bei dem Test wurde festgestellt, dass die Anforderungen teilweise nur mit doppelt verpackten Prüfkörpern erreicht wurden.[160] Eine andere Untersuchung zeigt, dass herkömmliche Prüfkörper (Helixtest) in der Regel nicht dort in den Großsterilisator eingebracht werden, an dem die Sterilitätssicherheit am geringsten ist, deshalb sind sie auch nicht geeignet, mögliche Schwächen aufzuzeigen.[161] Der geeignete Prozessprüfort muss bei der Validierung ermittelt werden..

Es muss angesprochen werden

Insbesondere bei den Kleinsterilisatoren gibt es PCD-Entwicklungen, die dem Sinn eines PCD widersprechen. Damit der eigene Sterilisator nicht „schlecht gemacht" wird, werden die eigenen PCD und Indikatoren an die Leistung des Sterilisators (insbesondere Kleinsterilisatoren Typ S) und nicht an die verwendeten Medizinprodukte angepasst. Das führt dann dazu, dass der Indikator sogar umschlägt und somit anzeigt, dass der Prozess in Ordnung ist, wenn anstatt eines Sterilisationsprozesses fälschlicherweise nur der BD-Test gefahren wird.[162]

Als Beispiel seien PCD für Kleinsterilisatoren angesprochen, die bereits von der Bauart her ungeeignet zur Erfassung von NKG sind. Aufgrund der zu großen Indikatorkapsel hat die Schlauchlänge keinen wesentlichen Einfluss mehr auf die Empfindlichkeit des Indikatorsystems. Auch bei mangelhaften Sterilisationsprozessen werden gefährliche Ansammlungen von NKG nicht mehr erfasst. [163]

Leider gibt es auch PCD, die nicht in ausreichender Qualität gefertigt werden. Durch unterschiedliche Materialien zwischen Schraubverschluss und Gehäuse kann der Dampf durch die unterschiedliche Materialausdehnung auch auf den Indikator gelangen, ohne über den Schlauch geführt zu werden. Auch falsch herum eingelegte Indikatoren, oder Indikatoren, bei denen der Indikatorstreifen nicht an der schwerst zu sterilisierenden Stelle des Indikatorprüfsystems liegt (insbesondere bei Faltindikatorstreifen), sind nicht repräsentativ.[164] Eine aktuelle Untersuchung von 2011 bestätigt, dass auch normgerechte Prüfkörper einige Fehler nicht anzeigen, da z.B. nach DIN EN 867-5 ein Indikator bereits nach nur 36 s bei 134°C umschlagen darf. Damit werden Fehler, die danach auftreten nicht mehr erkannt.[165]

Es muss deshalb berücksichtigt werden, dass es zwischen den verschiedenen PCD als Chargenüberwachungssystem (CÜS oder englisch BMS) derzeit noch gravierende Unterschiede gibt. Was für den einen Sterilisatortyp geeignet ist, muss nicht zwangsläufig für einen anderen repräsentativ sein.[166]

Insbesondere bei unbekannten Systemen oder auch Systemen, die direkt vom Sterilisatorhersteller mitgeliefert werden, sollte man sich ggf. einen Nachweis über die Funktionsfähigkeit geben lassen (Zertifikat) und eventuelle Einschränkungen berücksichtigen.

Beispiele für Indikatorsysteme

Universal- oder Helixprüfkörper: www.bag-germany.com

Helix-Prüfkörper in verschiedenen Aus-

Welches ist das beste System?

Jeder Hersteller ist der Meinung, sein Prüfsystem ist das Beste, obwohl es gravierende Unterschiede gibt. Nicht die Form des Prüfkörpers oder die Länge des eventuell vorhandenen Schlauchs ist allein entscheidend, denn das Gesamtsystem muss die Leistung bringen.

Wie soll dann der Anwender wissen, was Sache ist?

führungen: www.gke.de, www.steris.com

Daneben gibt es noch weitere, teilweise nur für bestimmte Sterilisator- oder Medizinproduktetypen entwickelte Systeme von z.B.: www.van-dijk-medical.de, www.webeco.de, www.melag.com

11.2.9.d) Entwicklung von Medizinproduktesimulatoren

Derzeit wird an Standards für **Medizinproduktesimulatoren** (MDS) und Chargenkontrollsystemen gearbeitet, um repräsentative Systeme für verschiedene Medizinprodukte (z.B. für die Zahnheilkunde, Chirurgie usw.) zu erhalten. Hierbei muss auch die unterschiedliche Empfindlichkeit der derzeitigen verschiedenen Chargenkontrollsysteme berücksichtigt werden.

Dies ist insbesondere für Kleinsterilisatoren, die mit einfacheren, für diesen Sterilisatortyp geeigneten Instrumenten bestückt werden und nicht mit fraktioniertem Verfahren arbeiten, von Bedeutung, denn hierfür sind die derzeitigen Indikatorsysteme zu empfindlich.

Zahnärztliches Instrumentarium

Es gibt bereits Entwicklungen, die z.B. auch das zahnärztliche Instrumentarium (insbesondere Hand- und Winkelstücke) abdecken.

Helix für Zahnärzte

Vom Abschneiden des PCD-Schlauchs auf die Länge der Hand- und Winkelstücke sollte man lieber „die Finger lassen", denn damit zerstört man eher die Aussagekraft des PCD als dass man einen validierten Prozess erhält.

11.3. Probleme durch Medizinprodukte

Hohlkörper mit Außenisolierung

Hohlkörper mit Außenisolierung gehören zu den am schwersten zu sterilisierenden Medizinprodukten. Im Grunde sind sie eine **Fehlkonstruktion**, da sie nicht für die Dampfsterilisation geeignet sind. Aufgrund der Kondensation von Dampf entsteht viel Wasser im Innern der Hohlkörper. Dies kann sogar eine ausreichende Sterilisation aufgrund der geringeren Wärmeleitfähigkeit von Wasser verhindern. Nicht isolierte Helix-Modelle können solche Hohlkörperinstrumente nicht simulieren.[167]

Tupfer und Vlies in Sieben

Tupfer und Vlies in Sieben und Containern sind kritisch zu betrachten, da Papier und Wäsche ausgast. Flusen stellen das weitaus größere Problem dar, welches durch die Dampfsterilisation verstärkt wird. Es können die Flusen auch in andere MP und in den Patienten gelangen. Deshalb sind vorzugsweise bereits sterilisierte und verpackt gekaufte Tupfer im OP zu verwenden. Dies bedeutet auch einen wesentlich geringeren Arbeitsaufwand, da in der ZSVA die Tupfer und Kompressen nicht mehr gezählt werden müssen. Gegebenenfalls sind die Tupfer in einer eigenen Folie-Papier-Verpackung zu sterilisieren.

Überzug von Instrumenten

Leider kommt es sogar vor, dass als Überzug von Instrumenten (zum Schutz des Patienten vor scharfen Wundhaken) Baumwollgewebe, so genanntes Stülpa zur anschließenden Sterilisation verwendet wird, welches vom Hersteller für diesen Zweck gar nicht zu gelassen ist. Beim Schneiden des Gewebes entstehen Flusen, die auch in den Patienten gelangen können. Als Überzug gibt es nicht flusende Alternativgewebe. Gegebenenfalls kann durch geeignete Instrumente auf einen Überzug verzichtet werden.

Feuchtigkeitsprobleme durch zu schwere Siebe

Zu schwere Siebe müssen eigentlich bei der Validierung ´herausfallen´. Auch aus Gründen des Arbeitsschutzes sind sie auf mehrere leichtere Siebe aufzuteilen. Wer heutzutage noch Siebe über 10 kg hat, der sollte schleunigst nach einer Lösung suchen und ggf. den Validierer wechseln. Bei schweren Sieben ist die Trocknung das größte Problem.

Probleme bei Kunststoffen

Bei heutigen Instrumenten wird aufgrund der verwendeten Plastik- oder Harzgriffe sowie Plastiktrays, die gewählte Dampf-Temperatur bei den Standardprogrammen nicht erreicht. Problematisch sind insbesondere mehrere Kunststofftrays in einem Sieb. Deshalb ist es wichtig, sich ein Herstellerzertifikat auf ausreichende Sterilisierbarkeit geben zu lassen.

Leihinstrumente in ungeeigneten Trays

Leihinstrumente und Kunststofftrays sind häufig weder für eine ausreichende Reinigung- und Desinfektion noch für die Sterilisation geeignet. Dies widerspricht eindeutig der RKI-Empfehlung sowie der EN 17664. Die dabei auftretenden Feuchtigkeitsprobleme, werden teilweise durch die Beigabe von Textilgut verschleiert. Die ganze Problematik tritt aber nur auf, weil die Verleiher möglichst billige Kunststofftrays verwenden und die Anwender hier noch zu wenig kritisch gegenüber den Verleihern auftreten.

Es gibt aber auch gute Beispiele von „zeitgemäßen" Lösungen. Beispielsweise Leihsiebe aus Edelstahlgitter, die in mehreren Ebenen in einem Rahmen hängen. Für die Reinigung sind sie trennbar, für die Sterilisation wieder zusammen fügbar.[168]

Schlechte Dampfqualität

Überhitzter Dampf wird gar nicht erst kondensieren und seine Energie an die Medizinprodukte abgeben. Er kann somit nicht sterilisieren.

Zuviel Kondensat durch zu nassen Dampf ist genauso ein nicht zu unterschätzendes Problem, denn es dauert doppelt so lange, Gegenstände unter Wasser zu sterilisieren als mit gesättigtem Dampf. Der beste „Arbeitspunkt" liegt bei etwa 98

% Dampf und 2 % Wasser, denn hier ist eine hohe im Dampf gespeicherte Energie vorhanden und das Risiko noch nicht zu groß, in den Bereich des überhitzten Dampfes zu kommen, der seine Energie kaum noch abgeben kann.

Probleme dieser Art können durch eine nicht auf den Prozess ausgelegte Druckreduzierung in der Dampfzuleitung auftreten, z.B. durch zu starke Reduzierung zu nahe am Steri. Auch eine nachträgliche Veränderung der Isolierung der Dampfleitung kann zu mangelhafter Dampfqualität oder zu überhitztem Dampf führen.

An feuchten oder nassen Objekten kann keine Kondensation stattfinden. Gerade in Großsterilisatoren kann die Dampfqualität nicht garantiert werden, deshalb ist eine regelmäßige Kontrolle so wichtig.[169]

Es ist zu berücksichtigen, dass einige Chemoindikatoren und auch die üblichen Bioindikatoren diese Probleme nur unzureichend anzeigen.

11.4. Sonstiges

Resterilisation von geöffneten oder beschädigten Verpackungen

Bei abgelaufenen oder an der Verpackung beschädigten MP, welche die Sterilgutabteilung nach der Sterilisation noch nicht verlassen haben, ist es ausreichend, diese neu zu verpacken und zu sterilisieren.

Beim Öffnen von Verpackungen im OP wird dagegen der immer vorhandene keimbelastete Staub aufgewirbelt. Zudem kann man in der Regel nicht ausschließen, dass Blutreste auf die Instrumente gebracht werden (z.B. durch verschmutzte Handschuhe), deshalb sind grundsätzlich alle Instrumente ob benutzt oder nicht ins RDG zu legen.

Bei Einmalinstrumenten kommt es häufiger vor, dass die Verpackung versehentlich geöffnet wird. Da sie mit den hauseigenen Methoden nicht sterilisiert werden können, werden sie z.B. bei der nächsten OP unsteril angewendet.[170]

Keimwachstum

Eine Sterilisation ohne ausreichende Trocknung ist nur bei einer Anwendung am gleichen Tag (max. etwa 6 h) aufgrund von Keimwachstum möglich.

Auch bei vermeintlich trockenen Instrumenten kann starkes Keimwachstum auftreten. Staphylococcus Epidermis vermehrt sich in 5 Stunden bei 28°C um das 30 000fache. Aus diesem Grund sind nach dem Waschen und Packen die MP zur Vermeidung dieser Gefahr unverzüglich zu sterilisieren.

Prionen-Problematik

Das 134°C/5min-Programm hat ein höheres Inaktivierungspotential für Prionen (hochtemperaturstabile pathogene Eiweißmoleküle) als das 121°C/20min-Programm und bietet zusätzlich noch einen Zeitvorteil. Nach RKI soll deshalb für die generelle Prävention von TSE-Übertragungen grundsätzlich bei 134°C sterilisiert werden. Besondere Bedeutung hat die Reinigung bezüglich der Prionenproblematik und anderer temperaturbeständiger Keime. Wenn eine alkalische Reinigung nicht möglich ist, soll die Haltezeit bei 134°C bei mindestens 18 min liegen.

Endotoxine im Wasserbehälter von Kleinsterilisatoren

Die Sauberkeit der Wasserbehälter ist bedeutend für eine Endotoxinbelastung der Instrumente. Insbesondere in der Augenheilkunde, bei HNO und Kieferchirurgie können die Endotoxine entzündliche Reaktionen hervorrufen. Es muss beachtet werden, dass Endotoxine aufgrund ihrer Hitzebeständigkeit nicht vollständig bei der Sterilisation entfernt werden. Aus diesem Grund sind die Wasserbehälter regelmäßig zu reinigen.[171]

Keimreduktion und Sicherheit

Es gibt keine absolute Sterilität, sondern nur eine Unwahrscheinlichkeit des Vorhandenseins von Keimen (Ziel: sterility assurance level SAL von 10^{-6}). Die Sicherheit des Sterilisationsverfahrens ist umso größer, je kleiner die Anfangskeimzahl des zu sterilisierenden Gutes ist. Das bedeutet, dass nur ausreichend gereinigte und desinfizierte Güter in den Sterilisator dürfen.

Theoretische Keimreduktionssicherheit
Der hohe theoretische Wert, dass unter 1 Million sterilisierten Instrumenten nur 1 kontaminiertes sein darf, wird in der **Praxis nicht erreicht**, da auch nur geringe Abweichungen bei der vorhergehenden Reinigung oder Desinfektion bereits eine höhere Ausgangskeimzahl bewirken.

Ein großes Problem ist, dass die Keimarmut bzw. Sterilität (Keimfreiheit) nicht durch einfache Prüfungen an den aufbereiteten Medizinprodukten ermittelt werden kann, deshalb muss der Prozess die Sicherheit geben.

Ausfälle von Sterilisatoren

Manchmal kommt es unverhofft zu Ausfällen von Sterilisatoren. Um das Risiko zu verringern, eine Charge aufgrund z.B. einer Undichtigkeit im Sterilisator nicht freigeben zu können, gibt es elektronische Frühwarnsysteme, so genannte Trendanalysesysteme, die zusätzlich zum Vakuum- und BD-Test den Sterilisator elektronisch überwachen, z.B.: ETS 3 M, www.3m.com

12. Manuelle Aufbereitungsschritte

Insbesondere bei Semikritisch-B und Kritisch-B Instrumenten ist eine alleinige manuelle Aufbereitung mit unabwägbaren Risiken verbunden. Denn es ist zweifelhaft, dass die Reinigungsbürste, das Reinigungsmittel oder gar das Desinfektionsmittel überall an die Hinterschneidungen, Hähne und an alle Oberflächen und Lumen von nicht ausreichend zerlegbaren Instrumenten hingekommen ist.

Dabei ist bedenken, dass grundsätzlich die für den Patienten risikoärmere Aufbereitungsmethode anzuwenden ist. Deshalb soll nach RKI-Empfehlung grundsätzlich eine maschinelle thermische Reinigung und Desinfektion bei der Aufbereitung von zumindest Kritisch-B MP erfolgen. Siehe auch 14. Aufbereitung und Aufbereitungsverfahren.

Standardisierung aller manuellen Aufbereitungsschritte

Die manuellen Arbeitsschritte bei der Aufbereitung unterliegen **starken Schwankungen**.

Aus diesem Grunde müssen **Ersatzmaßnahmen** getroffen werden, um die Schwankungen auf ein Minimum zu reduzieren und gleichzeitig eine möglichst gleich bleibend hohe Aufbereitungsqualität sicherzustellen. Siehe auch: 13.2 Festlegung der Aufbereitungsverfahren sowie 14. Aufbereitung und Aufbereitungsverfahren.

Bedeutung der manuellen Vorreinigung

Die manuelle (Vor-)Reinigung hat neben der maschinellen Reinigung und Desinfektion grundsätzliche Bedeutung. Manches maschinelle Aufbereitungsverfahren (z.B. von flexiblen Endoskopen) ist ohne manuelle Vorreinigung nicht in der erforderlichen Qualität möglich. Auch kann sich nach der maschinellen Reinigung bei der abschließenden Sichtprüfung die Notwendigkeit einer manuellen Entfernung nicht beseitigter Verschmutzungen ergeben.

Bei der manuellen Reinigung besteht die Möglichkeit, gut geschultes Personal zum gezielten Einsatz für eine intensive Reinigung unter zu Hilfenahme von Hilfsmitteln wie Bürsten, Schabern usw. einzusetzen. Diese manuelle Tätigkeit kann auch durch hohen Einsatz von Reinigungschemikalien in Maschinen nicht vollständig ersetzt werden.

12.1. Manuelle Aufbereitung von Augeninstrumenten

Eine alleinige manuelle Aufbereitung augenchirurgischer Instrumente geht zu Lasten der Ergebnisqualität, da die Reinigungs- und Desinfektionsmittel aufgrund der nur kurzen Durchspülzeiten nicht ausreichend entfernt werden können.[172]

Zusätzlich zählt die Task Force am RKI den Augenhintergrund zu den Risikoge-
weben. Deshalb muss eine sichere Reinigung, Desinfektion und Dampfsterilisation
mit entsprechenden validierten Verfahren erfolgen.[173]

12.2. Manuelle Aufbereitung beim Zahnarzt

Dokumentierte Arbeitsanweisungen stellen alleine keine nachvollziehbare Wieder-
gabe der angewandten Methoden dar. Somit kann juristisch keine Sicherheit vermutet werden, auch wenn die RKI-Empfehlung für die Zahnheilkunde diese Möglichkeit zulässt. Maschinelle validierte Verfahren liefern eine ungleich höhere
Sicherheit. Patienten haben das Recht auf die gleiche Sicherheit.[174] Siehe auch
1.3, 2.6.2 sowie 14.2.

Langfristiges Ziel	Wichtiger Schritt zur Qualitätssicherung
Das Ziel muss langfristig sein, manuelle Arbeitsschritte, deren Ergebnisqualität nicht beurteilt werden können, wie die Reinigung oder die Desinfektion von Innenlumen, so weit wie möglich	Es wird häufig verkannt, dass ein wichtiger Schritt zur geforderten Qualitätssicherung ist, unwägbare Prozessschritte möglichst durch sichere Schritte zu ersetzen oder zumindest zu ergänzen.

durch geeignete maschinelle Verfahren zu ersetzen.

Problem Hand- und Winkelstücke

Aufgrund von Erkenntnissen fordert die RKI-Empfehlung für die Zahnheilkunde für
die Aufbereitung fast aller MP, dass die manuellen Reinigungs- und Desinfektions-
schritte ihren Abschluss in einem thermischen Desinfektionsverfahren finden müssen. Damit soll eine sichere Abtötung der relevanten Krankheitserreger trotz aller
Unwägbarkeiten bei einer manuellen Reinigung gewährleistet werden.

Hand- und Winkelstücke sind Geräte mit komplexen Innenlumen (Spraywasserkanäle, Antrieb). Sie lassen sich derzeit manuell nicht ausreichend durchspülen.
Damit wird auch bei anschließender Dampfdesinfektion keine ´validierte´ Aufbereitung erreicht. Dies ist leider ein unzulänglicher Kompromiss. Siehe insbes. 9.2.3
Validierung und Standardisierung in der Zahnheilkunde.

Auch die manuelle Anwendung von Reinigungssprays ist nicht ausreichend.

Desinfektionssprays sind allein schon aufgrund der Wirkungslücken nicht zulässig.
Zudem enthalten sie häufig fixierende und korrosiv wirkende Bestandteile. Es
muss deshalb immer eine abschließende Dampfdesinfektion bzw. –sterilisation
erfolgen (siehe auch RKI-Empfehlung für die Zahnheilkunde).

Speicheldichter Wundverschluss

Dieser Begriff wurde in der Zahnheilkunde geprägt. Bei allen Eingriffen mit spei-
cheldichtem Wundverschluss und bei Patienten mit erhöhtem Infektionsrisiko
dürfen nur sterile Instrumente eingesetzt werden.

Tagesabschlussdokumentation

Aus juristischer Sicht ist eine Positivdokumentation sinnvoll, deshalb sollte sich keiner auf die schon öfter angepriesene Negativdokumentation (bei der ausschließlich die fehlerhaften Prozesse dokumentiert werden) einlassen.

Eine eindeutige Patientenzuordnung der Instrumente ist in der Zahnarztpraxis normalerweise nicht möglich. Deshalb ist eventuell in kleineren Zahnarztpraxen mit für die Aufbereitung klar zugeordnetem Personal eine Tagesabschlussdokumentation in Kombination mit einer Negativdokumentation für fehlerhafte Prozesse möglich. Dabei muss aber sichergestellt sein, dass nur dann die MP freigegeben werden, wenn sämtliche Aufbereitungsprozesse korrekt abgelaufen sind.

12.3. Manuelle Aufbereitung in der Endoskopie

Wegen der hohen Unsicherheitsfaktoren bei der manuellen Reinigung und der chemischen Desinfektion fordert die RKI-Empfehlung eine vorzugsweise maschinelle Aufbereitung. Maschinelle Verfahren haben eine quantifizierbare (also mengenmäßig bestimmbare) Reinigungs- und Desinfektionswirkung und sind gegenüber den manuellen Verfahren validierbar.

Mängel bei der Aufbereitung von Endoskopen

Insbesondere im niedergelassenen Bereich wurde festgestellt, dass relativ oft Mängel bei der Aufbereitung von Endoskopen und deren Zubehör vorgefunden werden [175]:

- Verwendung fixierender Reiniger
- kein Dichtigkeitstest vor der Reinigung
- kein ausreichendes Spülen nach der Reinigung
- kein Freiblasen der Kanäle nach dem Bürsten
- keine Sterilisation des endoskopischen Zusatzinstrumentariums
- keine Aufbereitung von Optikspülflaschen, trotz hoher Verkeimung [176]

Endoskope abstöpseln

Beim Aufnehmen des Endoskops am Kopf und am Einführschlauch können durch das anschließend notwendige ´Abstöpseln´, z.B. des Optikspülschlauchs, der Optik/Luftverbindung sowie ggf. weiterer Anschlüsse unvermeidbare Kontaminationen der genannten Schläuche und Anschlüsse auftreten. Deshalb darf das anschließende Wischdesinfizieren vor dem nächsten Patienten nicht vergessen werden.

Komplexe Struktur und Bakterien

Aufgrund des komplexen Aufbaus von Endoskopen ist die Reinigung ein kritischer Arbeitsschritt bei der Aufbereitung. Die Endoskope sind nach Gebrauch relativ stark nicht nur mit Bakterien verschmutzt. Eine optimale Reinigung ist aufgrund der komplizierten inneren Struktur der Endoskope nicht möglich. Nur bei optimierten und ausreichend standardisierten Arbeitsabläufen ist eine gerade noch ausreichende Reinigung möglich **(Grenzwertige Aufbereitung)**. Sogar bei vorschriftsmäßig gebürsteten Kanälen können Reste verbleiben. Bei der anschließenden Desinfektion werden sie nicht entfernt, da z.B. Glutaraldehyd fixierend wirkt.

Hohe Anforderung an die Reinigung von Endoskopen

Gerade bei der Endoskopie wurde aufgrund verschiedener Studien gezeigt, dass ein Misserfolg der Aufbereitung wahrscheinlich ist, wenn nicht alle einzelnen Aufbereitungsschritte „minutiös" durchgeführt werden, da eine nur geringe ´Sicherheitstoleranz´ vorhanden ist.

Bereits bei geringfügigen Abweichungen sind Infektionen von z.B. Escheria coli, Pseudomonas, Serratia, Salmonella spp., Helicobacter pylorie und Virusinfektionen wie HBV möglich.

Auch die Verwendung immer dünnerer Endoskope sowie der immer höhere Druck, die Endoskope möglichst schnell wieder verfügbar zu machen, führt zu nicht akzeptablen Qualitätsschwankungen. Aus diesem Grunde ist die manuelle Vorreinigung besonders zu berücksichtigen.

Manuelle Endoskopaufbereitung

Eine manuelle Endoskopaufbereitung z.B. mit Peressigsäure als Desinfektionsmittel erfordert eine optimale Vorreinigung und eine ausreichende Zwischenspülung. Ansonsten ist die Wirksamkeit trotz der vom Hersteller nachgewiesenen und von der RKI-Empfehlung vorgeschriebenen bakteriziden, fungiziden und viruziden Wirkung

Einmalendoskope - Entwicklung

Weil die Reinigung und Desinfektion von Endoskopen aufgrund der Geometrie (z.B. enger Arbeitskanal) und der Komplexität der Instrumente äußerst schwierig ist, gibt es Entwicklungen von Einmal-Endoskopen, z.B. www.invendo-medical.de.

nicht ausreichend.[177] Eine ausschließlich manuelle Aufbereitung unterliegt inakzeptablen Qualitätsschwankungen und sollte deshalb unterlassen werden. [178]

Analysemethoden

Bei den Analysemethoden muss bedacht werden, dass ein Nachweis, der nur lösliche Proteine erfasst, bei Glutaraldehyd versagt, da dieses Desinfektionsmittel die löslichen Proteine vernetzt und durch Analysemethoden nicht mehr erfasst werden können. Somit wird bei der Auswertung die Abwesenheit denaturierter Reste vorgetäuscht. Gerade aber diese unlöslichen Proteine verursachen naturgemäß die größten Reinigungsschwierigkeiten.[179]

Siehe auch 10.5.3. Methoden zur Prüfung der Reinigungsleistung.

Derzeit ist der Nachweis für die Kontrolle der Reinigung und Desinfektion von Endoskopen besorgniserregend unempfindlich. Damit wird eine falsche Sicherheit vorgetäuscht.[181]

Auch die häufig verwendete Spüllösung CSL (Casein-Sojabohnen-Mehlpepton-Lösung) erreicht eine nicht akzeptable geringe Nachweisquote. Das gleiche gilt für die derzeit von den kassenärztlichen Vereinigungen verwendete Kochsalzlösung.

Testanschmutzung

Gerade aufgrund der Tendenz, immer dünnere flexible Endoskope zu entwickeln, werden an die Reinigung und deren Überprüfung in Zukunft noch höhere Anforderungen verlangt werden müssen.

Deshalb wurde speziell für Endoskope eine nach einem Standardprotokoll herstellbare künstliche Testanschmutzung (ATS) entwickelt, welche die verschmutzten Endoskope recht gut darstellt.[180]

12.4. Besonderheiten in der Gynäkologie

In der Regel ist der Infektionsstatus der Patientinnen insbesondere mit viralen Erregern (Papilloma-, Herpes-, HBV, HCV, HIV) bei gynäkologischen Untersuchungen nicht bekannt. Deshalb sind Medizinprodukte bei Schleimhautkontakt (z.B. Spekula, transvaginale Ultraschallsonden) sachgerecht mit geeigneten auch viruziden Desinfektionsverfahren aufzubereiten.[182]

Es wurden aber schon Fälle bekannt, bei denen die verwendeten Spekula nur in begrenzt viruzide Desinfektionsmittel oder sogar nur in Reinigungsmittel eingetaucht wurden.

Impfpropaganda kontra Hygiene

Die Deutsche Gesellschaft für Gynäkologie und Geburtshilfe (DGGG) propagiert eine Impfung gegen Papillomaviren.

Soll diese Impfung auch eine mangelhafte Hygiene bei der Anwendung von Spekula und transvaginalen Ultraschallsonden ausgleichen …?

Transvaginale Ultraschallsonden werden leider immer noch zu häufig nur allein mit einem „Verhüterli" geschützt.[183] Eine anschließende Desinfektion unterbleibt, obwohl es hierfür z.B. geeignete Wischdesinfektionsmittel gibt, wie Cleanisept wipes, siehe: www.schumacher-online.com, www.lootec.de, www.akula.de

13. Festlegung der Aufbereitungsverfahren und Arbeitsanweisungen

Wie im letzten Kapitel beschrieben, unterliegen die manuellen Arbeitsschritte bei der Aufbereitung starken Schwankungen. Auch bei einer maschinellen Aufbereitung verbleiben immer noch sehr viele manuelle Arbeitsschritte. Deshalb müssen Maßnahmen getroffen werden, um möglichst beständig eine hohe Aufbereitungsqualität sicherzustellen.

13.1. Allgemeines

Das Ziel der Aufbereitung ist der Erhalt der sicheren Funktionsfähigkeit und das Erreichen der hygienischen Unbedenklichkeit und gegebenenfalls auch der Sterilität. Auf dieses Ziel müssen die Aufbereitungsverfahren und die dazugehörigen Arbeitsschritte ausgerichtet werden.

Hierbei sind die in den vorhergehenden Kapitel beschriebenen Anforderungen z.B. über die Medizinprodukte, Validierung oder auch Fachkunde zu berücksichtigen.

Die Aufbereitung ist nur so gut wie das schwächste Glied der Kette

Eine mangelhafte Reinigung kann durch die anschließende Desinfektion und Sterilisation nicht ausgeglichen werden, da alle Prozesse nur zu einer gewissen Keimreduzierung führen. Schwächen in einem Einzelschritt können den Erfolg des Gesamtprozesses in Frage stellen. Siehe auch Nr. 1 der RKI-Empfehlung.

Keimzahlreduzierung

Bei einer guten Reinigung und Desinfektion liegt die Keimzahlreduktion **jeweils** im Bereich von mindestens 5 Zehnerpotenzen, also 100 000 zu 1.

Ein den Vorschriften entsprechender Sterilisationsprozess hat eine Keimreduktion von 6 Zehnerpotenzen bei einer angenommenen Ausgangskeimzahl von maximal 1000. Liegt die Ausgangskeimzahl wesentlich über diesem Wert, kann eine ausreichende Sterilität nicht mehr gewährleistet werden.

Überschreitung der Ausgangskeimzahl
Bereits ein ´Abdruck´ mit einem nicht desinfizierten Finger auf einem Instrument enthält mehr als 1000 teilweise sogar sehr resistenter Keime.

Endotoxine

Durch die im Anschluss an die Reinigung und Desinfektion notwendigen Tätigkeiten können Endotoxine (z.B. von Escheria coli) auf die Instrumente gelangen. Sie werden aufgrund ihrer Hitzebeständigkeit durch die anschließende Sterilisation nicht vollständig entfernt. Zur Vermeidung von unerwünschten Wirkungen (z.B. entzündliche Reaktionen) bei Einsatz von kontaminierten Instrumenten ist eine ausreichende Händehygiene nach der Reinigung und Desinfektion unerlässlich.[184]

13.2. Festlegung der Aufbereitungsverfahren

Um möglichst standardisiert arbeiten zu können, müssen die Aufbereitungsverfahren aufeinander abgestimmt werden, auf vorangegangene Aufbereitungen, Vorreinigung bei nicht zeitnaher Aufbereitung, geeignete Verpackungsmittel für die jeweiligen Sterilisationsarten usw.

Dabei ist auch folgendes zu berücksichtigen:

- Verschmutzungsgrad,
  z.B. durch Knochenmehl, Zement, koaguliertes Blut, Käseschmiere, Salben, Desinfektionsmittel
- nachfolgende Aufbereitungsverfahren,
  zur Vermeidung von Fixierung müssen die Mittel und Verfahren der Vorreinigung darauf abgestimmt werden
- thermolabile oder nicht zerlegbare englumige MP,
  z.B. Instrumente mit Lumen, Verengungen, schwer oder nicht zugänglichen Hohlräumen, Ventilen, Rückschlagklappen
- Risiken vor Anwendung von neuen Verfahren,
  z.B. giftige Folgeprodukte oder Rückstände auf diversen MP durch Reaktion mit dem Desinfektionsmittel
- Abweichungen von den Herstellerangaben (ob Maschinen- oder Medizinprodukte-Hersteller),
  Begründung im Rahmen einer Risikobewertung

13.3. Arbeitsanweisungen

Für eine möglichst gleich bleibend hohe Qualität bei der Aufbereitung sind die manuellen Arbeitsschritte in Arbeitsanweisungen detailliert zu beschreiben. Es müssen alle wichtigen Angaben für eine ordnungsgemäße Aufbereitung enthalten sein, wobei auch (ggf. bebilderte) Bestückungspläne von Sieben für die Beladung der RDG und der Sterilisatoren sowie Hinweise zu den kritischen Punkten (z.B. Vorbehandlung, Beladung) nicht vergessen werden dürfen.

Die Arbeitsanweisungen sind am Arbeitsplatz griffbereit zu halten und müssen alle notwendigen Verfahrensschritte für eine ordnungsgemäße Aufbereitung enthalten, insbesondere:

- Vorbehandlung
  z.B. Vorreinigung, Vorbehandlung, Zerlegen, Transport zur Aufbereitung
- Reinigung/Desinfektion, Spülung, Trocknung

13. Festlegung der Aufbereitungsverfahren

z.B. Tauchbäder, Anschlüsse für MIC-Instrumente

- Prüfung auf Sauberkeit, Unversehrtheit, Funktionstüchtigkeit
- Pflege, ggf. Instandsetzung
- falls nötig: Freigabe des Prozesses nach Reinigung/Desinfektion
- Kennzeichnung, Verpackung, Sterilisation
- Freigabe, Lagerung

Bei der Erstellung der Arbeitsanweisungen sind zu berücksichtigen:

- Konstruktion, Material, Funktion und Anwendung der Medizinprodukte
- die angewandten Verfahren und Herstellerangaben
- Maßnahmen zur Risikominimierung,
  z.B. Vermeidung von Kreuzkontaminationen in Taktbandanlagen, manuelles Entfernen von unlösbaren Rückständen
- besondere Verfahren für schwer aufzubereitende Medizinprodukte,
  z.B. Vorbehandlung von mit Zement oder Knochensplitter verunreinigten Instrumenten (aus der Orthopädie, Kieferchirurgie usw.) oder mit verbranntem Gewebe und Blut verunreinigte Elektroden
- Hinweise zur Freigabeentscheidung für MP mit Rückständen
- ausreichende Eigentümeridentifikation
  bei Aufbereitung für andere oder externer Aufbereitung
- Berücksichtigung der Herstellerangaben
- Behandlung von Dichtungen
- Verfahren bei defekten Medizinprodukten, z.B. Reparatur
- vorangegangene Aufbereitungen
- Vorreinigung bei nicht zeitnaher Aufbereitung
- geeignete Verpackungsmittel für die jeweiligen Sterilisationsarten

Die Aufbereitungsschritte können nach Medizinprodukten oder Medizinproduktegruppen festgelegt werden.

Siehe auch Empfehlung „AK-Qualität" Nr. 37: Leitfaden zur Erstellung von Standardarbeitsanweisungen.[185]

Aufbereitung für andere bzw. externe Aufbereitung

Bei Aufbereitung (auch) für andere oder bei externer Aufbereitung ist wichtig, dass z.B. durch Kennzeichnung der Medizinprodukte, ggf. unter Einsatz von Scan-Systemen (siehe auch 13.4. > Software) eine ausreichende Eigentümeridentifikation erfolgt, um eine ordnungsgemäße Rückgabe nach der Aufbereitung sicherzustellen.

Neu- oder Leihinstrumente:

Bei Neu- oder Leihinstrumenten müssen die Arbeitsanweisungen anhand der Herstellerangaben vor Einsatz erstellt werden.

Es kommt insbesondere in Belegkrankenhäusern immer wieder vor, dass Instrumente (und auch Implantate) durch die Ärzte selber beschafft werden und die ZSVA erst nach Gebrauch davon erfährt. Hierdurch entstehen Probleme, wie zu große oder ungeeignete Trays (Transportverpackungen), die nicht in den RDG mit gewaschen werden können und manuell gereinigt werden müssen. Siehe auch 4.2 Neu- und Leihbeschaffung von Medizinprodukten.

Inverkehrbringen
Zu beachten ist, falls ein Rücklauf zum Eigentümer nicht sichergestellt ist, wird der Aufbereiter zum Inverkehrbringer nach MPG mit entsprechend hohen Anforderungen.

MIC-Anschlüsse

Problematisch ist die Reinigung der Anschlüsse (Schraub- oder Steckanschlüsse) der Medizinprodukte. Da an diesen Stellen nur eine geringe oder gar keine Reinigungswirkung vorhanden ist, müssen die Anschlüsse manuell vorgereinigt werden oder es sind Ersatzmaßnahmen notwendig, z.B. entsprechendes Kürzen der Schläuche bei jedem Aufbereitungsvorgang.

Verwechseln von Aufbereitungsschritten

Eine Verwechslung von

- sterilen, nicht angewandten
- angewandten Medizinprodukten
- abgelaufenen sowie
- nicht freigegebenen Sterilgütern

darf nicht möglich sein.

Behandlungsindikatoren
Dies sind einfache Chemoindikatoren, die nur die Aussage zulassen, dass ein bestimmter Prozess durchlaufen wurde. Sie sind nicht zur Chargenkontrolle z.B. beim Sterilisator geeignet.

Insbesondere bei fehlenden Durchlademaschinen (RDG, Sterilisator) oder unzureichender räumlicher Trennung der Aufbereitungsschritte kann der Bearbeitungsstatus verwechselt werden. Das Risiko ist durch organisatorische Maßnahmen und ggf. ausreichende Kennzeichnung zu minimieren, z.B. mittels Behandlungsindikatoren, Folienverpackung mit sichtbarer Siegelung, Papierverpackung zumindest mit Papier zerreißendem Klebestreifen oder Container mit Plombe.

Begrenzte Zyklenzahl

Bei MP, die nicht unbegrenzt aufbereitbar sind, wie Larynxmasken (Kehlkopfmasken zur Beatmung) sind Vorkehrungen zu treffen, wie die Zyklenzahl auf die vom Hersteller vorgegebenen Werte begrenzt werden kann.[186]

13. Festlegung der Aufbereitungsverfahren

Bei geringeren Zyklenzahlen sind die Instrumente z.B. anhand einer Karteikarte zu erfassen, wobei fehlerhaft ausgefüllte Karteikarten zu einer Verfälschung des Ergebnisses führen können. Besser wäre das Erfassen solcher MP mit Scannern bei jedem Durchlauf.[187] Bei MP mit größeren Zyklenzahlen (z.B. 100) wäre bei bekannten und abschätzbaren Durchlaufzeiten auch eine zeitliche Begrenzung, beispielsweise auf 100 Tage möglich.

Die Zyklenzahl hängt von verschiedenen Faktoren ab, z.B.:

- Materialien sowie Art des Instrumentes
- Alter und Lagerungsbedingungen, z.B. Einfluss von Licht, Wärme, Ozon
- vorhergehende Aufbereitungsprozesse
- mögliche Wechselwirkungen z.B. mit Desinfektionsmitteln oder anderen Instrumentenmaterialien

Anlieferung von Instrumenten aus anderen Abteilungen

Für die Anlieferung von Instrumenten aus anderen Abteilungen sind insbesondere Arbeitsanweisungen für die Vorbehandlung und Anlieferung zu erstellen. Es kommt immer wieder vor, dass die Stationen, die Endoskopie, das Herzkatheterlabor usw. übersehen wird. Deshalb passiert es immer wieder, dass die Vorbehandlung nicht ausreichend ist, z.B. fehlende chemische und mechanische Vorreinigung von Biopsiezangen aus der Endoskopie. Deshalb müssen die Schnittstellen und die dazu notwendigen Arbeiten genau definiert werden.

Nicht benutzte Instrumente

Grundsätzlich sind alle aus dem OP kommenden MP so aufzubereiten, als wären sie benutzt worden. Somit sind diese auf der unreinen Seite anzuliefern und durchlaufen den gesamten Aufbereitungsprozess.

Werden nicht benutzte Instrumente anders behandelt, dann muss eine Kontamination sicher ausgeschlossen sein. Davon kann nur ausgegangen werden, wenn das Sieb oder Medizinprodukt in der Transportverpackung verblieben ist oder in einem ungefährdeten Bereich abgestellt war. Es muss zudem sichergestellt sein, dass ein geregelter Ablauf vorhanden ist und es nicht zu Verwechslungen z.B. durch den Zureicher kommen kann. Außerdem muss eine ausführliche Risikoanalyse erstellt werden. Damit können einzelne Aufbereitungsschritte (z.B. Vorreinigung, Reinigung) ggf. entfallen. Auf die Desinfektion kann in der Regel nicht verzichtet werden. Eine notwendige Sterilisation ist immer durchzuführen.

Die Entscheidung darf nicht allein aus Kostengründen getroffen werden!

13.4. Sonstiges

Kosten sparen durch Verringerung von OP-Reklamationen

Mit leicht verständlichen Arbeitsanweisungen für das Aufbereitungspersonal kann die Reklamationshäufigkeit durch fehlerhaft bestückte Siebe oder auch fehlerhaft zusammengebaute Instrumente gravierend verringert werden.

Auch durch überfrachtete Siebe entstehen unnötige Kosten durch Mehrarbeit bei der

| **Fehleranfälligkeit** |
| In einem Krankenhaus wurde die Reklamationshäufigkeit durch Sieboptimierung von über 1 % auf 0,3 % reduziert, was nebenbei auch noch Kosten spart.[188] |

Aufbereitung. Außerdem ist durch eine höhere Anzahl von Instrumenten die Fehleranfälligkeit höher.

Sieboptimierung

Eine 'Entschlackung' der Siebe lässt sich durch Zusammenarbeit der Operateure und des Aufbereitungspersonals erreichen. Nach den Operationen wird ausgewertet, welche Instrumente wiederholt nicht benötigt wurden. Hilfreich kann hierbei eine Software für das Instrumentenmanagement sein.

Optimierte Siebe, spezielle Prozesssiebe, Transportbehälter (Shuttle-Systeme), Containersysteme usw. können dazu beitragen, die Mehrbelastung durch die heutigen aufwändigen Instrumente wie MIC-Systeme in der ZSVA zu reduzieren. Es gibt hierfür diverse Hersteller. Ob sich die Systeme rechnen, muss durch die Zusammenarbeit von OP und ZSVA im Einzelfall entschieden werden. Durch pfleglichen Umgang mit den Instrumenten und einer schonenden und geeigneten Aufbereitung können auch **Einsparungen** bei den Kosten erreicht werden.

Schäden an Instrumenten

Die Instandhaltungskosten für Instrumente sind nicht zu vernachlässigen. Vermeidbare Instrumentenschäden treten häufig auf, z.B. durch:[189]

- unsachgemäße Handhabung, z.B. durch mangelnde Kenntnisse
- einen falschen Aufbereitungsprozess, z.B. durch ungeeignete Chemikalien, schlechte Wasser- oder Dampfqualität
- niedrige Qualität der beschafften Instrumente (Billigeinkauf, aber hohe Folgekosten)
- niedrige Qualität der Reparaturen (Billigreparatur)
- unsachgemäße Entsorgung, z.B. durch ungeeigneten 'Abwurf, überfüllte Abwurfbehälter, Erschütterungen beim Transport

13. Festlegung der Aufbereitungsverfahren

Straftatbestand

Es sollte bedacht werden, dass Fehldiagnosen, die z.B. aufgrund unsachgemäß behandelter und dadurch beschädigter Optiken auftreten, eine strafbare Handlung darstellen.

Durch Schäden an Instrumenten kommt es vor, dass ein weiteres Sieb bei einer OP geöffnet werden muss, was wieder zu unnötigen OP-Zeiten und Folgekosten für das Aufbereiten führt.

Auch fehlerhaft gepackte Siebe bedeuten Zeitverlust. Somit dauert die Operation unnötig lange. [190] Deshalb ist die Zusammenarbeit zwischen ZSVA und 'Kunden' im OP ist sehr wichtig.

Software für die Aufbereitung

Für die Aufbereitung gibt es verschiedene Computerprogramme, die auch teilweise die Einstufung von MP, Auswahl geeigneter Aufbereitungsverfahren, Erstellung von Packlisten usw. ermöglicht.

Eine nicht vollständige Übersicht über diverse Software:

- EuroSDS, www.mmmgroup.com
- instacount plus, www.invitec.de
- Tracking-System Optim SPM, www.vanguard.de
- QM-System-Software, www.haendschke.de
- Endo-QM für die Endoskope, www.endoqm.de
- Software-Datenbank zur Risikoklassifizierung, www.qumedia.de
- Getinge T-DOC, www.t-doc.com
- Kenus-System, www.karlstorz.de
- BarCon, www.asanus.de
- Winlog.Med, www.ebro.de
- Software zur Personalbedarfberechnung, www.dgsv-ev.de

14. Aufbereitung und Aufbereitungsverfahren (Prozessqualität)

Auf den folgenden Seiten wird auf besonders zu Berücksichtigendes beim Aufbereitungskreislauf eingegangen. Bezüglich allgemeiner Anforderungen wird z.B. auf die „Rote Broschüre: Instrumenten-Aufbereitung richtig gemacht" sowie auf die „Gelbe Broschüre: Instrumenten-Aufbereitung in der Zahnarztpraxis" verwiesen.[191]

14.1. Hohe Anforderungen an die Aufbereitung

Prionen und koaguliertes Blut

Diese stellen gegenwärtig die größte Herausforderung an die Aufbereitung von Medizinprodukten. Ihre Resistenz übersteigt die von bakteriellen Sporen.[192]

Clostridium difficile – eine Herausforderung für die Zukunft?

Dieses weit verbreitete Bakterium gewinnt als Erreger nosokomialer Infektionen zunehmend an Bedeutung.[193]

Gerade durch die Antibiotikatherapien gewinnt dieser gegen die meisten Antibiotika resistente Erreger an Bedeutung. Er kann sich gerade durch Antibiotikagaben ungehemmt ausbreiten und zu schweren oder sogar tödlichen Darmerkrankungen führen.

Clostridium difficile wird zwar hauptsächlich über die Hände von Patienten und Pflegekräften übertragen, stellt aber auch an die Instrumenten- und Flächenhygiene höchste Anforderungen, da er resistente Sporen bildet. Geeignete Mittel sind z.B. Sauerstoffabspalter, Aldehyde und Chlorverbindungen.

Beachtenswert ist, dass Händedesinfektionsmittel aus Verträglichkeitsgründen keine sporiziden Wirkstoffe enthalten. Also können Sporen auch die Aufbereitung ´umgehen´.

14.2. Maschinell geht vor manuell

Eine sicher wirksame Desinfektion und Sterilisation erfolgt nur bei sauberen Medizinprodukten, deshalb kommt der **Reinigung** im Gesamtablauf der Aufbereitung eine besondere Bedeutung zu.

Es ist zwischen den manuellen und maschinellen Verfahren zu unterscheiden, wobei den **maschinellen Verfahren** grundsätzlich der Vorzug zu geben ist, da sie:

- eine zuverlässigere Wirksamkeit haben (siehe auch Nr. 2.2.1 RKI-Empfehlung)
- risikoärmer sind, auch aus Gründen des Arbeitsschutzes
- besser standardisierbar sind

Maschinelle Aufbereitung

Je nach Art der Medizinprodukte fordert deshalb die RKI-Empfehlung eine **vorzugsweise oder sogar grundsätzliche maschinelle Aufbereitung** Werden Kritisch-B-MP aufbereitet, soll grundsätzlich eine maschinelle thermische Reinigung/Desinfektion erfolgen.

Maschinelle Verfahren
Aufgrund der zuverlässigeren Wirksamkeit ist vorzugsweise maschinell aufzubereiten. Bei Verwendung von Kritisch-B MP ist grundsätzlich maschinell aufzubereiten.

Siehe 10. Validierung von Reinigungs- und Desinfektionsprozessen sowie 11. Validierung von Sterilisationsprozessen.

Stand der Technik
Es sollte jedem bewusst sein, dass eine ausschließlich manuelle Reinigung und Desinfektion von Kritisch-B MP nicht mehr dem Stand der Technik entspricht und deshalb nach Möglichkeit zu unterlassen ist.

Wenn eine Sterilisation folgt, ist wegen der fixierenden Wirkung von z.B. Aldehyden, wann immer möglich, eine thermische Desinfektion durchzuführen. Die Tabelle 1 der RKI-Empfehlung verlangt aber widersprüchlicherweise in jedem Falle eine maschinelle thermische Reinigung und Desinfektion bei Kritisch-B-Instrumenten.

Bei nur geringem Aufkommen dieser MP kann eine maschinelle Aufbereitung nicht gefordert werden, wenn ein gleichwertiges manuelles Arbeitsverfahren für diese MP vom Hersteller als wirksame Aufbereitungsverfahren nach DIN EN ISO 17664 angegeben wurde.

Manuelle Aufbereitung bei Zahnärzten

Manuell aufbereitete Semikritisch-A sowie Semikritisch-B Medizinprodukte sind abschließend unverpackt einer thermischen Behandlung (Desinfektion) vorzugsweise im Dampfsterilisator zu unterziehen.

14.3. Vorbehandlung nach Anwendung (Entsorgung)

Für alle Medizinprodukte bzw. Medizinproduktegruppen muss festgelegt werden, wie die Entsorgung erfolgen soll. Für den Gesamterfolg der Aufbereitung ist bereits die Vorbehandlung von herausragender Bedeutung und darf nicht isoliert betrachtet werden darf.

Deshalb müssen Maßnahmen für eine ggf. erforderliche Vorreinigung und Zwischenlagerung getroffen werden. Hierzu gehören z.B.:

- Entfernen von groben Verschmutzungen

14. Aufbereitung und Aufbereitungsverfahren

- Verwendung von auf die nachfolgenden Aufbereitungsverfahren abgestimmten Mitteln und Verfahren
- Spülung von Arbeitskanälen
- Vermeidung von Schädigungen z.b. durch ´Abwurf´ oder Transport
- Transport in geschlossenen Behältern

Vorbehandlung bei nicht zeitnaher Aufbereitung

Bei nicht zeitnaher Aufbereitung z.b. bei Wochenendstillstand gibt es keine allgemeingültigen Vorgaben. Wie die Vorbehandlung in der jeweiligen Einrichtung erfolgt, ist zu beschreiben und ausreichend zu begründen. Grundsätzlich ist die **Trockenentsorgung** – ggf. in Verbindung mit einer Ultraschallreinigung – auch bei zeitverzögerter Aufbereitung (über 8 Stunden) einer Nassentsorgung vorzuziehen. Wichtig ist hierbei, dass die Instrumente in geschlossenen Behältern bei Temperaturen unter 25°C gelagert werden, um ein Antrocknen z.B. von Blut- und Geweberesten zu vermeiden.

Eine **Nassentsorgung** ist allenfalls für gynäkologische Instrumente (aufgrund der Käseschmiere) von Vorteil, eventuell auch für Knochenraspeln. Dabei ist zu beachten, dass es bei der Nassentsorgung durch Salze zu Korrosion an den Instrumenten kommen kann. Wenn noch Desinfektionsmittelreste enthalten sind, kann es hierdurch verstärkt zu Anbackungen kommen.

Kochsalz
Nicht nur Wasser enthält Chloride. Blut enthält z.B. 0,9 % Kochsalz. Damit besteht erhöhte Lochkorrosionsgefahr bei Chirurgenstahl, insbesondere da er heute überwiegend in Südostasien mit entsprechenden Qualitätsschwankungen produziert wird. Ultraschall kann die Lochkorrosion noch verstärken.

Entsorgung am Wochenende

Zur Vermeidung zu langer Stillstandzeiten haben einige Krankenhäuser einen Notdienst eingerichtet oder setzen OP-Personal für die Aufbereitung an Wochenenden ein. Dabei kann es vorkommen, dass entgegen den Vorgaben der MPBetreibV das eingesetzte Personal eine geringere Qualifikation hat, sowie bei der Erstellung der Aufbereitungsschritte und bei Veränderungen nicht eingebunden wird.

Mittel bei Verzögerung der Aufbereitung

Es gibt z.B. ein Enzymschaumspray, mit dem die Instrumente zum Schutz vor Antrocknung bereits im OP eingeschäumt werden können, falls die Aufbereitung nicht im Anschluss erfolgt, z.B.: www.medisafeuk.co.uk

Dabei ist zu beachten, dass das eingesetzte Mittel mit den nachfolgenden Aufbereitungsschritten kombiniert werden kann und es nicht zu unerwünschten Reaktionen oder übermäßiger Schaumbildung im RDG kommen kann.

Grundsätzlich sollen Verzögerungen vermieden werden und zumindest unverzüglich eine Reinigung erfolgen.

14.4. *Allgemeines zur Keimverschleppung*

Nicht nur zum Schutz des Personals sind Maßnahmen zu treffen, um u.a. ein Verschleppen von pathogenen Keimen (z.B. HCV) aus dem unreinen Bereich zu verhindern. Es sind weitere Schutzmaßnahmen notwendig, da in Abhängigkeit vom Einsatz der Medizinprodukte auch Keime bei Patienten Schaden anrichten können, die normalerweise nicht humanpathogen sind.

Kontamination der Finger

Es kann immer eine zumindest geringfügige Kontamination der Finger (auch der behandschuhten) auftreten, durch Kratzen mit dem Finger im Gesicht, Reiben an der immer stark keimbesiedelten Nase, Husten, Niesen etc. Kein Mensch ist perfekt, deshalb kann das anschließend notwendige Desinfizieren der Hände vergessen werden, wenn die ´Handlung´ überhaupt bewusst wahrgenommen wurde.

Das ist keine ´graue´ Theorie, sondern das, was immer wieder vorgefunden wird!

Damit wird deutlich, dass das Personal einen entscheidenden Einfluss auf eine mögliche Keimverschleppung hat. Es macht keinen Sinn, ´mühevoll´ eine Keimreduktion mit validierten Prozessen vorzunehmen, um anschließend das Risiko wieder unnötig zu erhöhen.

Zur Verringerung des Risikos sind deshalb neben psychologisch wirkenden farblich gekennzeichneten ´Barrieren´ sowie geeigneter Schutzkleidung noch weitere Maßnahmen notwendig, um die individuell verschiedene Disziplin auf ein hohes Niveau zu heben.

14.5. *Manuelle Vorreinigung, Reinigung*

Unter Reinigung versteht man die Entfernung unerwünschter Substanzen.[194]

Ziel der Reinigungsverfahren muss deshalb eine rückstandsfreie Reinigung sein (Blut-, Sekret-, Gewebereste), um die anschließenden Schritte der Desinfektion und ggf. Sterilisation nicht zu beeinträchtigen und auch nachhaltige, für die Anwendungssicherheit des Medizinprodukts relevante Kreuzkontaminationen zu vermeiden.[195]

Grundsätzlich müssen alle äußeren und inneren Oberflächen für die eingesetzten Reinigungs- und Desinfektionsmittel zugänglich sein. Deshalb müssen Ventile, Hähne, Gelenkinstrumente geöffnet und komplexe Medizinprodukte ggf. zerlegt werden.

14.5.1.   Vorreinigung

Entfernen von Rückständen

Die manuelle **Reinigung** bzw. Vorreinigung ist von herausragender Bedeutung für die nachfolgenden Aufbereitungsschritte, auch um eine Beeinträchtigung der hygienischen Sicherheit und Funktionsfähigkeit des aufzubereitenden MP auszuschließen.

Bohrer, Schrauben, Knochenraspeln usw. mit Knochenzement- oder Knochenmehlrückständen müssen vor dem Einlegen in das RDG soweit vorgereinigt werden, dass die Reste nicht z.B. die Düsen der Dreharme verstopfen.

Unmittelbar nach Gebrauch sind insbesondere Semikritisch-B und Kritisch-B Instrumente mit Wasser (kein NaCl) und ggf. mit geeignetem, nicht fixierendem und ggf. aus Arbeitsschutzgründen desinfizierend wirkendem, Reinigungsmittel vorzureinigen.

Dabei ist folgendes zu beachten:

- keine Anwendung von Alkoholen oder Aldehyden, wegen Gefahr der Fixierung von Blut, Sekreten, Geweberesten, Proteinen

- MP im Tauchverfahren in ausreichend großem und tiefem Becken reinigen, wegen zusätzlicher Kontamination von Boden und Schutzkleidung nicht unter fließendem Wasser

- Reiniger mit hoher Reinigungsleistung verwenden, insbesondere zur Lösung von Protein- und Fettrückständen,
  da eine sicher wirksame Desinfektion und Sterilisation nur bei sauberen Medizinprodukten erfolgt

Die Reinigungslösung sollte täglich, jedoch **mindestens** bei sichtbaren Verunreinigungen der Lösung, gewechselt werden. Längere Standzeiten, auch wenn dies laut Hersteller möglich ist, sind kritisch zu betrachten, da sich z.B. das Mittel aufkonzentrieren und empfindliche Instrumente angreifen kann.

Nicht desinfizierend wirkende Reiniger sind insbesondere bei Bakterienverschmutzung (z.B. durch Endoskope) häufiger, wenn nicht jedesmal zu verwerfen.

Besonderheiten

In Zahnarztpraxen werden häufig entgegen den Vorgaben bereits beim ´Abwurf´ im Behandlungszimmer aldehydhaltige und somit fixierende Mittel wie das sogenannte ´Bohrerbad´ verwendet.

Reduzierung des Aufwands

Bei optimierten RDG (z.B. im Rahmen der Validierung) können ggf. Vorreinigungsschritte bei verschiedenen Instrumenten entfallen.

14.5.2.   Reinigung

Ausschließlich manuelle Reinigung

Eine ausschließlich manuelle Reinigung sollte sich nach Möglichkeit nur auf maximal Semikritisch-A Instrumente aufgrund der genannten Wirkungsgrenzen beschränken. Siehe auch 9.3 Qualitätssicherung des Instrumentenkreislaufs, Tabelle 8 sowie 14.2 Maschinell geht vor manuell.

Es ist bei der manuellen Reinigung (unter Berücksichtigung von 14.5.1. Vorreinigung) folgendes zu beachten:

- Verwendung eines geeigneten, nicht fixierendem Reinigungsmittels, genaue Dosierung entsprechend Herstellerangaben
- Anwendung alkalischer bzw. hochalkalischer Reiniger, wegen hoher Wirksamkeit beim Lösen von Proteinen und Fettrückständen sowie antimikrobieller Wirksamkeit (Eignung für Medizinprodukte beachten)
- Verwendung geeigneter Reinigungsgeräte, Wechsel bei Beschädigung/Abnutzung
- Beachtung der Standzeit der Reinigungslösung, Wechsel bei sichtbarer Verschmutzung oder mindestens arbeitstäglich
- Zusätzliche Verwendung von Ultraschallreinigungsbädern, vorzugsweise mit motorischer Durchspülpumpe bei Lumen
- Ausreichende Spülung mit Wasser zum sicheren Entfernen von Reinigungsmitteln und ausreichende Trocknung, um Desinfektionsmittelbad nicht zu verdünnen

Überprüfen der Reinigungsleistung bei schwer aufbereitbaren Instrumenten

Wird auch bei schwer aufbereitbaren Instrumenten z.B. mit Lumen nur eine manuelle Reinigung durchgeführt, sind die Instrumente vorzugsweise täglich mit einer geeigneten Spüllösung auf Sauberkeit zu prüfen.

Für diese semiquantitative Prüfung der Reinigungsleistung sind gereinigte (aber noch nicht desinfizierte) Instrumente stichprobenweise auszuwählen und auf Blut- bzw. Proteinrückstände zu untersuchen. Die Ergebnisse incl. Bezeichnung und ggf. Seriennummer des Instrumentes sind zu dokumentieren. Hierbei sind geeignete Prüfmethoden zur Verwendung in Lumen, ggf. mit entsprechendem Zubehör unter Berücksichtigung der jeweiligen Einschränkungen zu verwenden, siehe 10.5.3.a Proteinnachweismethoden.

Wird das Reinigungsbad länger als einen Tag verwendet, ist dieses zusätzlich täglich vor bzw. nach Gebrauch z.B. durch Einlegen von geeigneten Klemmen mit Testanschmutzung zu überprüfen.

14.5.3.   Reinigung mit Ultraschall

Ultraschall kann unter bestimmten Voraussetzungen die Reinigungsleistung erhöhen. Dabei müssen zumindest folgende Bedingungen eingehalten werden:

- vollständiger Kontakt der Instrumente an allen (äußeren und inneren) Oberflächen mit der Reinigungslösung
- bei Instrumenten mit Lumen, die nicht sicher blasenfrei eingelegt werden können:
  Verwendung z.B. einer **Durchspülpumpe** im Ultraschallbad
- Einhalten der Beschallungszeit und Dosierungsvorgabe des Ultraschall-getesteten Reinigungsmittels
- Vermeidung von Schallschatten durch die Beladung:
  Verwendung geeigneter Siebe für die Ultraschallanwendung, z.B. Draht-siebschalen
- Kontrolle der Betriebstemperatur (über 45°C Protein-Fixierung möglich), da Ultraschall zu Temperaturerhöhung führen kann
- Ultraschallbad wegen Aerosolbildung abdecken, vorgeschrieben nach TRBA 250
- Wechsel der Lösung arbeitstäglich oder sofort bei sichtbaren Verunreinigungen mit Reinigung des Beckens
- keine Überladung, Herstellerangaben beachten
- keine Aldehyde oder andere Desinfektionsmittel verwenden

Eignung

Die Ultraschall-Vorreinigung ist wichtig z.B. bei Gelenkinstrumenten aus der Chirurgie, sowie für Nadelhalter und Stanzen. Typische Ultraschall-Reinigungswerte liegen bei 3 bis 5 min und 40 bis 45°C.

Durchspülpumpen
Um Hohlrauminstrumente blasenfrei automatisch in einem Ultraschallgerät durchspülen zu können, gibt es Durchspülpumpen, z.B. www.medisafeuk.co.uk

Problematisch ist der Ultraschalleinsatz bei Klebungen, Beschichtungen, elastischen Werkstoffen, sowie wegen mangelhafter Schallübertragung bei weichen oder luftgefüllten MP.

Routinekontrollen

Regelmäßige Überprüfung (je nach Benutzungshäufigkeit alle 4 Wochen bis 3 Monate):
- Temperatur mittels Thermometer (max. 45°C)
- 'Stärke' des Ultraschallbades z.B. mit Haushaltsaluminiumfolie oder

Sono Check, www.bag-germany.com *)

*) Um eine ausreichende Wirkung zu erkennen, sollte z.B. erstmalig mit Sono Check und gleichzeitiger Verwendung von Alufolie geprüft werden. Wegen Kontamination mit Aluminium unmittelbar vor Wechsel der Reinigungslösung Alu-Streifen in das Bad halten. Bei mehreren Ultraschallköpfen (siehe Gebrauchsanweisung, wenn beschrieben, oder anhand von Mulden im Badboden, die über den Ultraschallköpfen entstehen) über alle Köpfe ein paar Sekunden in das Bad eintauchen. Wenn sich innerhalb kürzester Zeit winzige Löcher in der Aluminiumfolie bilden, dann ist die Wirkung in Ordnung.

Ultraschall und Reinigungswirkung

Es gibt Versuche zur Verbesserung der Reinigungswirkung durch Ultraschall, die teilweise sogar kontroverse Ergebnisse brachten.

Bei einem Versuch verbesserte die Anwendung von Ultraschall die Reinigungswirkung nicht wesentlich, was eventuell an der Auswertung lag. Bei einem anderen Versuch mit erhöhter Temperatur im Ultraschallbad ließen sich auch die nicht wasserlöslichen Bestandteile zu fast 100 % entfernen. Auf der anderen Seite wird über eine unsichere Wirkung von Ultraschall bei Rohrschaftinstrumenten und starren Endoskopen berichtet.[196]

Ultraschall und Desinfektionsmittel

Die Desinfektion setzt eine ordnungsgemäße Reinigung voraus. Eine gleichzeitige Reinigung und Desinfektion im Ultraschallbad deshalb nicht möglich. Hierzu sei auch auf Thema ´Zweifelhafte Gutachten´ unter 14.6 Manuelle Desinfektion verwiesen.

Zukunftsvision: Da Ultraschall zu den maschinellen Verfahren zählt, lässt sich der Prozess bei entsprechend ausgestatteten Ultraschallbädern ggf. für bestimmte Instrumente validieren.

14.5.4.   Sonstiges

Wasserqualität

Für die Reinigung muss Wasser von ausreichender Qualität verwendet werden. Das Wasser muss mindestens Trinkwasserqualität haben. Je nach Vorgaben der Medizinprodukte-Hersteller muss es auch entionisiert oder voll entsalzt (VE-Wasser) sein.

Die Wasserqualität ist von ent-

Reinigungsergebnis
Je höher die Wasserqualität, desto besser ist das Reinigungsergebnis. Das gilt für alle Aufbereitungsschritte. Für eine höhere Wasserqualität spricht auch, dass die Korrosion von MP umso geringer ist, je weniger Salze im Wasser enthalten sind.

scheidender Bedeutung für die Aufbereitung. Z.B. können durch im Wasser enthaltene Silikate Anbackungen insbesondere an nicht zugänglichen Stellen der Instrumente entstehen. Es können sich die Oberflächen der Instrumente verändern, Lochkorrosionen auftreten und toxische Reaktionsprodukte entstehen.

Arbeitsplatz aufräumen

Häufig liegen die Reinigungsbürsten, Messbecher usw. direkt am Spülplatz. Ein sinnvoll angebrachtes Regal, oberhalb oder neben der Spüle, ist ohne großen Aufwand machbar und verbessert die Situation wesentlich. Besonders ungünstig ist es, wenn Mittel (z.b. Pflegesprays), die zwar im 'Reinen' benötigt werden, im 'Unreinen' aufbewahrt werden.

14.6. Manuelle Desinfektion

Unter Desinfektion versteht man die Abtötung bzw. irreversible Inaktivierung von Krankheitserregenden Keimen an und in kontaminierten Objekten. Sie dient der Unterbrechung der Infektionsketten.[197]

Begrenzte Wirkung

Aufgrund der nur begrenzten und nicht jederzeit nachweisbaren Wirkung chemischer Desinfektionsmittel fordert die RKI-Empfehlung je nach Instrument vorzugsweise bzw. grundsätzlich eine maschinelle Aufbereitung.

Deshalb soll sich die manuelle Desinfektion z.B. in einem Tauchbad nur auf maximal Semikritisch-A Instrumente beschränken.

Ausschließlich manuelle Desinfektion

Bei ausschließlich manueller Desinfektion müssen die verwendeten Desinfektionsmittel nachweislich bakterizid, fungizid und viruzid wirken (Wirkungsbereich AB gemäß der Definition der Wirkungsbereiche der Liste der geprüften Desinfektionsmittel und -verfahren des RKI), damit keine Infektionsgefahr bei Haut- und Schleimhautkontakt mehr besteht.

Bei Verwendung von Instrumenten mit Lumina (z.B. MIC-Instrumente) ist z.B. eine Blasenbildung im Innern nicht sichtbar und somit eine mangelhafte Desinfektion nicht erkennbar.

Instrumente mit Lumina

Bei einer anschließenden Sterilisation muss zudem auf fixierende Mittel verzichtet werden. In der Regel kann deshalb auf eine thermische Desinfektion nicht verzichtet werden. Siehe auch 9.3 Qualitätssicherung des Instrumentenkreislaufs.

Bei der manuellen Desinfektion ist u.a. das folgende zu beachten:

- Verwendung eines geeigneten Desinfektionsmittels,
  mit Wirkungsbereich A für Abtötung von Pilzen und Sporen sowie Wirkungsbereich B für Abtötung von Viren
- genaue Dosierung entsprechend Herstellerangaben
- Beachtung der Standzeit,
  Wechsel bei sichtbarer Verschmutzung oder mindestens arbeitstäglich
- sachgemäßes Einlegen der Instrumente und vollständige Bedeckung mit Desinfektionslösung
- Beachtung der Einwirkzeit, dabei geeigneten Kurzzeitwecker verwenden
- blasenfreie Durchspülung aller Innenlumen bei Semikritisch-B und Kritisch-B Instrumenten,
  z.B. mit Spülvorrichtung oder Pumpe *)
- ausreichende Spülung mit Wasser zum sicheren Entfernen von Desinfektionsmitteln
- ausreichende Trocknung der Instrumente

*) Falls nicht möglich, ist eine thermische Desinfektion mit einem Dampfsterilisator durchzuführen!

Wirksamkeit von Desinfektionsmitteln

Bei Desinfektionsmitteln für die Aufbereitung haben hauptsächlich die Wirkungsbereiche A und B praktische Bedeutung. Dabei ist zu berücksichtigen, dass Hersteller die Wirkungsbereiche einschränken können. Solche Mittel sind dann als alleiniges Instrumentendesinfektionsmittel ggf. nicht mehr geeignet.

Die Auftrennung in Wirkungsbereiche nach RKI ist zur Beurteilung eines Desinfektionsmittels hilfreich, letztendlich muss die RKI-Liste aber nur im Seuchenfall oder bei behördlicher Anordnung angewandt werden.

> **Begrenzt viruzid**
>
> Wenn das Mittel **begrenzt viruzid** wirkt (eingeschränkter Wirkungsbereich B), kann es zwar sein, dass viele Viren abgetötet werden, aber z.B. die für alle Bereiche bedeutenden Hepatitis-B Viren (HBV) oder die für die Gynäkologie bedeutenden Papovaviren (speziell: Papillomaviren) dagegen beständig sind. Es gibt nur wenige Desinfektionsmittel, die auch gegen das Polio-Virus wirken und somit das Prädikat ´viruzid´ erhalten.

Geeignete Desinfektionsmittel

Für die manuelle Aufbereitung sind chemische Desinfektionsverfahren anzuwenden, die geprüft und für wirksam befunden wurden. Prüfungen wurden früher nach den Richtlinien der Deutschen Gesellschaft für Hygiene und Mikrobiologie

14. Aufbereitung und Aufbereitungsverfahren

(DGHM)[198] durchgeführt. Diese Aufgabe wurde an die Desinfektionsmittelkommission des Verbundes für Angewandte Hygiene (VAH) übergeben. Die kostenpflichtige Liste wird über den mhp-Verlag herausgegeben (www.mhp-verlag.de) oder über die Internetseite des VAH-Verlags (www.vah-online.de).[199] Mittlerweile gibt es vom Industrieverband Hygiene und Oberflächenschutz (IHO) eine im Internet kostenlos zugängliche Liste. Siehe www.iho.de/viruzidieliste

Nicht gelistete Desinfektionsmittel

Bei der Verwendung anderer Produkte kann von einer stabilen und gesicherten antimikrobiellen Wirksamkeit nicht unbedingt ausgegangen werden. Es kommt vor, dass in Sachgutachten ungeeignete Surrogatparameter (z.B. Sporen oder Antigene als Ersatzmessgrößen) verwendet werden. Der Beweis liegt im Zweifelsfall beim Anwender, da er für seine Desinfektionsverfahren die antimikrobielle Wirksamkeit belegen muss.

Dosierung

Nur bei genauer Dosierung ist eine wirksame Desinfektion gegeben. Deshalb sollen für die Dosierung automatische dezentrale Desinfektionsmitteldosiergeräte verwendet werden. Alternativ müssen genaue manuelle Dosierhilfen vorhanden sein.

Dezentrale Dosiergeräte gibt es z.B. von: www.merz-hygiene.de, www.hartmann-mlt.de

---

Standzeiten

Auch wenn die Hersteller von Desinfektionslösungen je nach Mittel Standzeiten bis zu 7 Tagen ermöglichen, ist ein Wechsel seltener als alle 2 Tage kritisch zu betrachten. Bei einer längeren Standzeit verändert sich die Badkonzentration durch Verdampfen. Somit kann die Wirkung eingeschränkt und der Nachweis einer ordnungsgemäßen Desinfektion nicht mehr gegeben sein. Auch die Wirkung der Konzentrate kann nachlassen, wenn bereits geöffnet wurden und man sie länger stehen lässt. [200]

Proteinfixierung und Desinfektionsmittel

Desinfektionsmittel oder auch Kaltsterilisationsmittel haben nur eine begrenzte Wirkung, insbesondere, wenn durch diese Mittel eine Proteinfixierung begünstigt wird. Die Proteinfixierung ist je nach Anschmutzung unterschiedlich. Bei einer Untersuchung mit Hirngewebe in Zusammenhang mit CJK wurde festgestellt, dass eine biologische Testanschmutzung mit Natriumhypochlorid sehr gut entfernt wurde (aber erst bei einer langen Einwirkzeit von 60 min bei 2 %), dagegen gab es mit Peressigsäure keine Abreicherung. Glutaraldehyd schaffte eine Abreicherung auf 30 %, Natriumhydroxid nur auf etwas über 50 % Restproteingehalt.

Bedenklich ist, dass bei Trokaren nur noch Natriumhypochlorid bei 2 % und 60 min Einwirkzeit sehr gute Ergebnisse brachte. Die drei anderen genannten Mittel versagten auch bei langen Einwirkzeiten (Abreicherung max. 50 %). Damit wurde auch gezeigt, wie wichtig eine ausreichende Vorreinigung ist.[201]

Einwirkzeiten

Die Einwirkzeiten sind unbedingt zu beachten. Die Zeiten hängen sehr stark von der gewählten Konzentration ab (z.B.: 1%iger-Ansatz: 60 min; 3%iger-Ansatz: 15 min).

Überprüfen der Desinfektionsleistung

Wird auch bei **schwer aufbereitbaren Instrumenten** z.B. mit Lumen **nur** eine manuelle Desinfektion durchgeführt, sind die Instrumente vorzugsweise wöchentlich, stichprobenweise mit einer geeigneten Methode auf ausreichende Sauberkeit und Desinfektion zu prüfen.

Fehlende Prozesssicherheit

Es ist zu berücksichtigen, dass die üblicherweise für die Messung der Desinfektion verwendeten Testmethoden nur die gröbsten Mängel aufzeigen können. Damit ist eine Prozesssicherheit für Lumeninstrumente nicht gegeben.

Somit wird der Nachweis, dass der Prozess einwandfrei abläuft, auch gegenüber der Behörde nicht möglich sein.

Die Prüfung der Desinfektionsleistung mit Standardtestmethoden ist wie bei der Reinigung aufgrund der Unzulänglichkeiten oder des hohen Aufwandes der Testmethoden ein großes Problem. Siehe auch 10.5.3. Methoden zur Prüfung der Reinigungsleistung.

Am ehesten sind zur Prüfung der Desinfektionsleistung Bioindikatoren geeignet, die in einem geeigneten Labor ausgewertet werden müssen. Die höchste Aussagekraft hätte ein geeigneter Bioindikator an einem verwendeten Instrument. Ggf. sind auch „Schrauben" mit Bioindikatoren geeignet.

Für grundsätzliche Feststellungen könnte ggf. nach Abklärung mit dem Hersteller z.B. das Bioindikator-Testsystem EN (EN-DUO) für Endoskopwaschmaschinen (www.simicon.de) in modifizierter Form verwendet werden.

Wirkungsgrenzen von Bioindikatoren

Es ist zu berücksichtigen, dass Bioindikatoren, wie beim BAG-DEWA Test Staphylococcus aureus 10 (www.bag-germany.com) in der Regel für die thermische Desinfektion entwickelt wurden. Der Staphylococcus aureus lässt bereits bei der chemothermischen Desinfektion im RDG-E (Endoskopwaschmaschine) nur noch eine Aussage über den Wirkungsbereich A zu. Eine Wirksamkeitsprüfung gegenüber Viren ist damit nicht möglich.

Wirksamkeitsprüfung von Desinfektionsmitteln

Für Instrumentendesinfektionsmittel gibt es zwar mittlerweile harmonisierte Normen für die Wirksamkeitsprüfung. Aber die Prüfung erfolgt mit einem Glasplättchen und gibt deshalb keinerlei Auskunft darüber, ob das Desinfektionsmittel z.B. in Spalten eindringt. Die Wirkung der Mittel ist nur für sorgfältig gereinigte Oberflächen nachgewiesen.[202] Deshalb fordert die RKI-Empfehlung zurecht eine (vorzugsweise) maschinelle Aufbereitung.

Gleichzeitige Reinigung und Desinfektion
Die Kombination von manueller Reinigung und Desinfektion ist wegen der Unzulänglichkeiten strikt abzulehnen. Für eine ausreichende Desinfektion ist eine gute Reinigung notwendig. Eine Desinfektion ohne vorherige Sichtkontrolle führt auch häufig zu Fixierung und mangelhafter Desinfektionswirkung.

Zweifelhafte Gutachten

In letzter Zeit mehren sich Beschwerden wegen zweifelhafter (Gefälligkeits-) Gutachten. Als Beispiel sei ein alkoholisches Desinfektionsmittelspray zur Reinigung und Desinfektion von Hohlräumen in Instrumenten angesprochen. Bei dem Gutachten wurde die Wirksamkeit mit einem dafür ungeeigneten Enterococcus (wird zu den Milchsäurebakterien gerechnet) durchgeführt. Es fand keine Begutachtung mit Viren statt, die bekanntlich nicht mit alkoholischen Desinfektionsmitteln ausreichend abgetötet werden können.

Manuelle Desinfektion von Endoskopen

Glutaraldehyd ist in der Endoskopie immer noch **das** Desinfektionsmittel für die manuelle Aufbereitung. Sporen werden aber durch dieses Desinfektionsmittel nicht inaktiviert. Dies ist ein weiterer Grund, warum eine gute Reinigung so wichtig ist.

Mangelhafte Desinfektion von Anästhesiezubehör

Anästhesiezubehör wird häufig **nicht** in der ZSVA aufbereitet. Insbesondere in ambulanten OP-Praxen bringen die Anästhesisten ihre Trachealtuben oft selber mit. Dabei kommt es dann vor, dass diese Instrumente nicht ordnungsgemäß aufbereitet werden und z.B. nur mit Wasser gespült werden.

14.7. Manuelle Spülung, Trocknung

Reinigungs- und Desinfektionsmittellösungen müssen durch intensives Nachspülen (nicht nur wenige Sekunden!) sorgfältig entfernt werden. Insbesondere um Gesundheitsbeeinträchtigungen, z.B. chem. Irritationen oder allergische Reaktionen durch die Bildung von Reaktionsprodukten und Rückständen zu verhindern.

Folgende Bedingungen müssen eingehalten werden:
- geeignetes Wasser verwenden, z.B. entmineralisiert, ggf. auch steril *)
- Zeitvorgaben des MP-Herstellers für Spülung beachten
- ggf. eine höhere Wasserqualität verwenden, z.b. Aqua purificata oder -iniectabilia bei MP mit erhöhten od. besonders hohen Anforderungen an Aufbereitung (Materialeigenschaften, lange und enge Lumina usw.)

*) Leitungswasser od. unsteriles Aqua dest. ist für die Spülung nicht ausreichend, da es häufig mikrobiell kontaminiert ist. Ggf. sind Sterilwasserfilter zu verwenden. Wegen Kristallbildung, die den anschließenden Sterilisationsprozess stören kann, ist mindestens entmineralisiertes Wasser zu verwenden.

Spülzeiten

Es kommt vor, dass Augeninstrumente nur wenige Sekunden gespült werden, obwohl die Hersteller unverhältnismäßig lange Zeiten bis zu 15 min vorschreiben.

Praxisgerecht dürften Spülzeiten von mehreren Minuten sein. Es kann keine allgemeingültige Empfehlung gegeben werden, da dies im Einzelfall vom verwendeten Instrument, vom Einsatz und von den verwendeten Reinigungs- und Desinfektionsmitteln abhängig ist.

Endoskopie

Nach RKI-Empfehlung für die Endoskopie[204] kann bei manueller und teilmaschineller Aufbereitung vor Trocknung der Kanäle eine zusätzliche Spülung mit Isopropanol 70% durchgeführt werden, um eine zusätzliche Desinfektion und verbesserte Trocknung der Endoskopkanäle zu erreichen.

Besondere Anforderungen

Für die Aufbereitung von Endoskopen, dem endoskopischen Zusatzinstrumentarium sowie den dazugehörigen Räumlichkeiten gelten besondere Anforderungen.
Siehe auch: www.kvb.de[203]

Optikspülflaschen

Bei der Aufbereitung der Endoskope dürfen die so genannten Endo-Washer zum Freispülen der Optiken nicht vergessen werden, da häufig eine zu hohe Keimbelastung, z.B. mit Candida oder Staphylococcus aureus auftritt.

Sicherheit

Die maschinelle Aufbereitung ist auch bezüglich der mikrobiologischen Wasserqualität des zur Schlussspülung verwendeten Wassers sicherer und deshalb der manuellen (od. teilmaschinellen) Aufbereitung vorzuziehen. Die maschinelle Aufbereitung in Geräten, die das zur Schlussspülung verwendete Wasser durch Erhitzen desinfizieren, gilt als sicherstes Verfahren und ist zu bevorzugen. Es ist auch durch UV-Strahlung desinfiziertes od. steril-filtriertes Wasser möglich.

Trocknung

Eine Trocknung ist insbesondere bei Instrumenten notwendig, deren Aufbereitung mit der Desinfektion endet (z.B. flexible Endoskope). Zu viel Feuchte kann aber auch bei der Sterilisation zu Feuchtigkeitsproblemen oder Keimwachstum führen.

Bedeutung der Trocknung
Bei längerer Lagerung können sich die im Wasser enthaltenen Keime vermehren und sogar Sporen bilden.

Die Verwendung von geeigneter, ölfreier (medizinischer) Druckluft zur Trocknung wird aufgrund ihrer guten und raschen Wirkung empfohlen.

Je nach Instrument sind die immer in der Luft enthaltenen (Staub-)Partikel durch Einsatz eines entsprechenden Filters zu reduzieren.

Wird kein ölfreier Kompressoren verwendet, darf der Ölgehalt der komprimierten Luft einen Wert von 0.1 mg/m³ nicht überschreiten.

14.8. Prüfung, Pflege und Instandsetzung

Für die Prüfung auf Sauberkeit, Pflege und Instandsetzung ist eine ausreichende räumliche und technischer Ausstattung notwendig, wie z.B.:

- Arbeitsflächen in ausreichender Größe
- geeignete Beleuchtung *)
- Lichtlupe
- Anleitungen für die jeweiligen MP
- geeignete Pflegemittel

*) Reicht die Raumhelligkeit (unter 1000 Lux) nicht aus, sind Arbeitsplatzleuchten an den Beurteilungsplätzen anzubringen.

Prüfung auf Verschmutzung

Für den Erfolg der Reinigung stehen gegenwärtig noch keine objektiven Methoden zur Verfügung. Deshalb ist die visuelle Begutachtung nach wie vor äußerst wichtig. Es dürfen nach der Reinigung/Desinfektion an allen Teilen des MP keine Verschmutzungen (z.B.: Beläge, Verkrustungen) mehr erkennbar sein.

Für schwer erkennbare Verschmutzungen ist eine Lichtlupe zu verwenden.

Bei der Aufbereitung von Kritisch-C-Medizinprodukten ist der Einsatz von optischen Vergrößerungshilfen oder anderen geeigneten Methoden (z.B. chemisch, physikalisch) erforderlich.

Verfahrenstechnische Sicherheit

Ist der Erfolg der Reinigung durch Inspektion nicht beurteilbar (z.B. aufgrund langer, enger Lumina, Hohlräumen wie bei Medizinprodukten Kritisch-B und Kritisch-C), muss die Reinigung verfahrenstechnisch sichergestellt (z.B. durch validierte, maschinelle Reinigungsverfahren) und ggf. parametrisch überwacht werden.

Prüfung auf Korrosion

Rost kann durch ausreichende Sicht- und Funktionskontrolle, ggf. mit Lichtlupe erkannt werden. Es darf nicht sein, dass z.B. durch Bruch eines Instrumentes der Patient Schaden erleidet.

Rost entsteht oft durch Chloride, wie sie Blut, Tinkturen zur Blutstillung oder ´NaCl´ enthalten. Hier hilft nur ausreichendes Spülen mit Wasser. Ansonsten entsteht:

- Lochkorrosion, also unter der Oberfläche ein größeres Loch als sichtbar
- Spannungsrisskorrosion in Verbindung mit hohen Temperaturen und Materialspannung an Nieten, Schrauben sowie geschweißten Stellen
- Spaltkorrosion, z.B. am Pinzettenspalt

Technisch-funktionelle Prüfung

Zur Sicherstellung der technisch-funktionellen Sicherheit ist die Prüfung (aller beweglichen Teile) noch vor der Sterilisation durchzuführen.

Umfang und Art der Prüfungen, sowie Regelungen für Reparatur oder Entsorgung, sind vom MP abhängig und sind in einer Standardarbeitsanweisung zu beschreiben.

Verwendung von Pflegemitteln

Für das jeweilige Sterilisationsverfahren müssen geeignete **medizinisch geprüfte** Pflegemittel verwendet werden, damit der Erfolg der Sterilisation hierdurch nicht beeinträchtigt wird.

Pflegesprays

Reines Weiß-, Knochen-, Paraffin- oder Instrumentenöl (alles die gleiche Qualität nur unterschiedliche Benennungen) ist nicht **dampfdurchlässig**, da kein Emulgator zugesetzt ist.

Es ist deshalb durch wässrige Emulsionen zu ersetzen.

Dabei sind zu beachten:

- die Angaben des Pflegemittelherstellers

- keine gesundheitsschädlichen der allergisierenden Inhaltsstoffe

- gezielt ölen (über Tropfflasche, Pinsel oder Spray):
  Soviel wie nötig, so wenig wie möglich!

Das gleiche gilt für reines Silikonöl, welches zusätzlich aufgrund allergisierender Stoffe noch problematischer ist.

Nachreinigung

Sind Medizinprodukte nach Durchlauf der Desinfektion nicht sauber, müssen diese zur Nachbehandlung/ -reinigung auf die unreine Seite gebracht werden und durchlaufen wieder den gesamten Aufbereitungsprozess. Eine Nachbehandlung auf der reinen Seite und anschließendem Fortsetzen des Aufbereitungsprozesses ist auch aufgrund möglicher Kontamination anderer Medizinprodukte grundsätzlich nicht zulässig.

Hygiene

Die Ergebnisqualität wird durch die Hygiene nach der Entnahme der Medizinprodukte aus dem RDG bzw. Desinfektionsbad entscheidend beeinflusst. Deshalb sollten hier, am Pflege- und am Packplatz möglichst optimale Hygienebedingungen vorliegen.

Folgendes ist zu beachten:

- geeignete saubere Kleidung

- regelmäßige und bedarfsgerechte Durchführung der hygienischen Händedesinfektion

- Tragen von Haarnetzen

- Vermeidung von Partikel- oder Staubbelastung der Raumluft (z.B. durch Straße, Baustelle)

- gereinigte und desinfizierte, sowie vom unreinen Bereich räumlich getrennte Arbeitsflächen

14.9. Freigabe

Alle Medizinprodukte dürfen erst freigegeben werden, wenn zumindest folgende Bedingungen erfüllt sind:

- Prüfung auf Sauberkeit und Mängelfreiheit (Sichtkontrolle) durch eine dazu berechtigte Person

- Aussonderung der Instrumente bei zahlenmäßig festgelegter Begrenzung der Aufbereitungszyklen

- Reparatur von Mängeln bzw. Aussonderung der Instrumente bei nicht beseitigbaren Mängeln
- Sperrlager oder Sperretikettierung für nicht freigegebene Instrumente

Falls der Bearbeitungsstatus verwechselbar ist, müssen die Medizinprodukte entsprechend gekennzeichnet werden.

Für die Freigabe sind folgende Unterlagen zu erstellen:
- nachvollziehbare schriftliche Regelung
- geeignete Anleitung für die Dokumentation der Einzel- und Gesamtprozessfreigabe
- Liste aller Personen, die Freigaben durchführen dürfen; nur entsprechend qualifizierte, verantwortungsbewusste Personen, siehe auch Nr. 2.2.6 RKI-Empfehlung

Wenn vom Ablauf her möglich (z.B. mittels Einscannen), sollte die Freigabe für die MP, Siebe oder Chargen entsprechend dokumentiert werden. [205]

14.10. Verpackung

Die Sterilgutverpackung muss eine Sterilisation ermöglichen und die Sterilität bei entsprechender Lagerung der Medizinprodukte bis zur Anwendung gewährleisten.

Packlisten

Es müssen Packlisten, ggf. mit Bildern von Mustersieben vorhanden sein. Diese müssen Anleitungen, bei Bedarf mit Hinweisen zu den kritischen Punkten der Verpackung enthalten, sowie:
- Kontrolle der Sterilisierbehälter (Ventilfilter, Einmalfilter, Zuordnung Deckel-Wanne, Dichtungen)
- Dichtheit und Festigkeit von Siegelschweißnähten

Verpackung

Die Verpackung besteht aus einem Sterilbarrieresystem und ggf. aus einer Schutzverpackung.

Das Sterilbarrieresystem ist die Mindestverpackung, die das Eintreten von Mikroorganismen sicher verhindert und die keimfreie (aseptische) Bereitstellung der Medizinprodukte ermöglicht.

Sterilbarrieresystem

Die neue Verpackungsnorm DIN EN ISO 11607 verwendet leider nicht mehr die üblichen Begriffe. Aus der Einfach-, Zweifach- und Transportverpackung wurde:

Sterilbarrieresystem = Mindestverpackung

Verpackungssystem = Sterilbarrieresystem und Schutzverpackung[206]

14. Aufbereitung und Aufbereitungsverfahren

Die Schutzverpackung dient dazu, das Sterilbarrieresystem vor Beschädigung durch Medizinprodukte mit schärferen Kanten oder spitzen Teilen zu schützen. Eine ggf. notwendige Umverpackung dient als Lager- und Transportverpackung.

Die Verpackung muss abgestimmt sein auf:

- das zur Anwendung kommende Sterilisationsverfahren (Dampf, EO, Formaldehyd, Plasma)
- die Eigenschaften des zu sterilisierenden Medizinproduktes zur Erhaltung seiner Funktionsfähigkeit (z.B. Schutz von empfindlichen Teilen)
- die vorgesehene Lagerung und den Transport

Hierbei wird nach Verpackungsarten unterschieden:

- Einfach- oder Zweifachverpackung mit Folie-Papier
- Steril-Container (Metall, Kunststoff)
- Siebe mit Umschlagverpackung
- Zusätzliche Umverpackung als mechanischer Schutz

Zusätzliche kann eine Umverpackung als Staubschutz notwendig sein, die vor dem Transport in den OP entfernt wird, falls die Lagerung nicht in geschlossenen staubdichten Schränken erfolgt.

Siehe auch Empfehlung des AK „Qualität" Nr. 34.[207]

Einfach- oder Zweifachverpackung?

Eine Zweifachverpackung wird häufig dann verwendet, wenn eine erhöhte Gefahr besteht, dass die Instrumente die Sterilgutverpackung beschädigen können. Hierbei umschließt die Primärverpackung das Medizinprodukt keimdicht, wobei die Sekundärverpackung ein oder mehrere verpackte Medizinprodukte enthalten kann.

Der Vorteil bei einem zweilagigen Sterilbarrieresystem ist außerdem, dass die Innenverpackung, falls notwendig, aseptisch entnommen werden kann. Zudem führen Beschädigungen einer Verpackungen z.B. durch schwere Teile wie Rettungsspießer nicht sofort zu unsterilen Produkten.[208]

Nur eine Verpackung

Dies stellt auch ein Risiko dar, wenn die Instrumente in Schubläden gelagert werden. Durch Putzen der Schubläden oder auch der Außenflächen können sie unsteril werden, da Wasser, Alkohol und Desinfektionsmittel auf die Nassleimung des Papiers zerstörend wirkt.

Die Umverpackung muss keine Sterilverpackung sein. Hier genügen Flies-, Folien- oder Papierverpackungen, die nur umgeschlagen werden oder mit einem Klebestreifen versehen sind. Dabei ist zu beachten, dass diese Verpackungen (z.B. Papierbeutel mit Klebestreifen zum Umschlagen) nicht als

Sterilbarrieresystem verwendet werden dürfen. Auch darf die Umverpackung nicht den Sterilisiermittelzutritt behindern (validiertes Verfahren!).

Zusätzliche Anforderungen

Für eine sichere Sterilisation müssen folgende Bedingungen erfüllt sein:
- Die Instrumente müssen trocken und sauber verpackt sein,
- Ventile oder Hähne müssen geöffnet sein,
- zerlegte Instrumente müssen wieder zusammengebaut werden, da sich enge Lumina besser sterilisieren lassen,
- Dichtungen, die Hohlräume verschließen und somit den Dampfzutritt verhindern, dürfen nicht eingebaut sterilisiert werden.

Die Verpackung muss vor der Sterilisation kontrolliert werden:
- Sie darf nicht beschädigt sein,
- die Schweißnaht muss einen ausreichenden Abstand zum Rand haben (in der Regel 2 cm) und darf nicht beschädigt sein,
- Folie muss auf Folie bei Zweifachverpackung gelegt werden,

damit der Inhalt noch sichtbar und ein ausreichender Sterilisiermittelzutritt (z.B. Dampf) gewährleistet ist,
- eine Beschriftung darf nur auf dem Rand erfolgen.

Beschriftung der Verpackung
Falls keine Beschriftungen außerhalb der Schweißnaht möglich ist, darf nur ein dafür geeigneter lösemittelfreier Stift verwendet werden, da Lösemittel z.B. von Folienstiften die Folie oder das Papier angreifen und durchlässig machen können.

Kennzeichnung

Die Kennzeichnung auf der Verpackung soll aus folgenden Elementen bestehen:
- Zeitpunkt der Sterilisation
- Art des verwendeten Sterilisationsverfahrens, falls mehrere möglich sind
- Angaben zur Lagerfrist oder dem Verfallsdatum; abhängig von der Regelung der Sterilgutlagerfrist
- ggf. Chargenkennzeichnung
- Kennzeichnung mit Personalkürzel oder Nummer (nach Empfehlung der DGSV)
- Bezeichnung des Medizinproduktes (z.B. Modell, Größe), falls dies für eine sichere Anwendung notwendig ist
- Name und Anschrift des Unternehmens bei Aufbereitung durch Dritte
- Kennzeichnung bei Begrenzung der Zyklenzahl, falls nicht auf Medizinprodukt oder in Kartei erfasst

Daneben sind je nach Bedarf noch weitere Angaben anzubringen, z.B. Sicherheits- und Warnhinweise, Angaben zur Rückverfolgbarkeit sowie Serien-/Chargennummer des Herstellers bei Kritisch-C MP

Container

Weichverpackungen haben zwar den Vorteil, dass sie individuell angepasst werden können, dafür ist bei Containern ein geringerer Zeitaufwand beim Packen der Siebe erforderlich.

Es gibt verschiedene Containersysteme, wobei die Lebenserwartung bei bis zu 20 Jahren liegt (je nach Hersteller und Beanspruchung). Für die Container gibt es auch unterschiedliche Filter. Papierfilter sind zwar billiger, müssen aber jedes Mal gewechselt werden. Dagegen können Teflonfilter sehr lange in den Containern verbleiben und sind ggf. auch waschbar.

Trocknungsprobleme
Es werden gerne Baumwolltücher im Container bei Trocknungsproblemen verwendet.
Dies widerspricht der Validierung, deshalb muss hier zuerst der Sterilisationsprozess verbessert werden.

Ob Container mit Staubdeckel Sinn machen, muss im Einzelfall geprüft werden. Bei Kunststoffcontainern kann es Trocknungsprobleme geben, was aber im Rahmen der Validierung geprüft werden muss. Innenverpackungen im Container führen zu Flusenproblemen. Ungeeignet sind die noch relativ häufig im ambulanten Bereich anzutreffenden Container mit Schraubverschluss, da sie keine Dichtung enthalten.

Folienschweißgeräte

Für einen sicheren Betrieb von Folienschweißgeräten sind je nach Ausstattung Routinekontrollen festzulegen, wie Siegelnahtreißtest oder Temperaturkontrolle.

Eventuell ist es sinnvoll, die eingestellte Temperatur zu fixieren, da bei Reinigungsarbeiten gern der Temperaturregler verstellt wird.

Folienschweißgeräte werden in unterschiedlichen Ausführungen hergestellt, wobei es auch validierbare Einschweißgeräte mit eingebauten Kontrollsystemen gibt, z.B. www.hawo.com, www.kopp-online.de

Siegelnahtfestigkeit

Die Siegelfestigkeit soll über 1,5 N, aber nicht mehr als 4,5 N betragen, um die Peelfähigkeit zu gewährleisten. Zur Überprüfung gibt es Siegelnahttests, z.B. Seal Check. Zur Validierung des Siegelprozesses ist außerdem eine CD erhältlich, www.hawo.com.[209]

14.11. Sterilisation

Dieses Thema wird unter 11. Validierung von Sterilisationsprozessen ausführlich behandelt. Deshalb wird an dieser Stelle nicht weiter darauf eingegangen.

14.12. Freigabe

Die erfolgte Durchführung der Prozesse muss für den Anwender erkennbar sein. Falls nötig, muss im Anschluss an die Sterilisation eine Freigabekennzeichnung erfolgen.

Hierbei wird unterschieden zwischen Freigabe und Sperrung von Medizinprodukten, die den Gesamtprozess oder Teile davon erfolgreich bzw. fehlerhaft durchlaufen haben.

Mund-Nase-Schutz

Muss man in der Abkühlzone sowie im Sterilgutlager einen geeigneten Mund-Nase-Schutz tragen? Diese Frage wird auch durch Hygieniker oder Hygieneinstitute unterschiedlich beurteilt.

Das eine 'Lager' ist der Meinung, solange nicht bewiesen ist, dass hierdurch eine mögliche Kontaminationen der Medizinprodukte auftritt, muss kein Mund-Nase-Schutz getragen werden. Das Personal ist zudem geschult. Der Sinn eines Mund-Nasen-Schutzes ist, Keime des Nasen- und Rachenraums auf ihrem Weg z.B. in eine offene Wunde zu hindern. Deshalb ist ein Mund-Nasenschutz immer zu fordern, wenn dieser direkte Weg möglich ist, also direkt am OP-Tisch oder beim Verbinden großflächiger Wunden, z.B. bei schweren Brandverletzungen. In allen anderen Bereichen wäre dieser Schutz nicht sinnvoll. Zudem sind die Medizinprodukte doppelt verpackt und werden aus dem Sterilbereich der ZSVA über einen Flur mit normaler Umgebungsflora getragen.

Das andere 'Lager' - zu dem ich auch mich zähle – sagt: Kein Mitarbeiter ist unfehlbar. Häufig sieht man immer noch (obwohl der 'Erfinder' des Koch-Bazillus bereits seit 1910 tot ist!), dass sich irgendjemand mit dem Finger an der Nase reibt. Dies kommt leider auch häufig vor, wenn der Betreffende z.B. Handschuhe anhat, oder sich kurz zuvor die Hände desinfizierte. Gerade der Nasenbereich ist stark keimbesiedelt. Wenn auch „nur" die Außenverpackung verkeimt, irgendjemand muss diese Verpackung doch wieder in die Hand nehmen.

Warum soll man vorher die Instrumente mit großen Aufwand sterilisieren, wenn man anschließend das Risiko wieder unnötig erhöht.

Vergleich

Ich stelle mir das Ganze so vor, wie bei den ´industriell´ hergestellten Orangen, bei denen die Schale mit einem Pilzhemmenden Wachs überzogen wird. Da dieses Wachs gesundheitsschädlich ist, darf man die Schale nicht mitessen (leider fehlt häufig der vorgeschriebene Warnhinweis!).

Beim Abschälen der Orange werden die Finger von dem Wachs teilweise ganz weiß. Sobald man aber mehr als die Hälfte abgeschält hat, kommt man – falls man keine geeigneten Gegenmaßnahmen trifft – mit den kontaminierten Fingern unweigerlich an das Fruchtfleisch und „überträgt" das ungesunde Wachs.

Ich glaube nicht, dass Viren und Bakterien sich anders verhalten.

Aber je besser das Personal geschult ist, desto geringer ist die Gefahr auch bei geringeren Hygieneanforderungen (nur kann man nicht immer davon ausgehen, dass alle im betreffenden Bereich Tätigen gleich gut geschult sind).

14.13. Lagerung

Die Sterilgüter sind trocken, staubarm und UV-geschützt zu lagern. Dabei ist Folgendes zu beachten:

-   Abkühlzone (Bereich nach der Sterilisation):
    vorzugsweise raumlufttechnische Anlage (kontrollierte Be- und Entlüftung), keine Fensterlüftung
-   vorzugsweise geschlossene, staubgeschützte Lagerung
-   bei offener Lagerung der Sterilgüter in Regalen bei langen Lagerzeiten:
    endständige Schwebstofffiltration, um die Rekontaminationsgefahr durch sedimentierende Staub- und Bioaerosolpartikel zu verringern
-   Lagerung in einem trockenen, dunklen und kühlen Raum

Lagerfristen

Die Sterilgutlagerzeit ist extrem von den Umgebungsbedingungen abhängig.

Im folgenden werden Beispiele für Lagerfristen gezeigt. Die Entscheidung hängt aber vom Einzelfall ab. Ggf. sind kürzere Lagerfristen festzulegen.

Tabelle 24

Lagerung	Lagerdauer
in geschlossenen Schränken im Sterilgutlager mit endständigen Schwebstofffiltern und geeigneter raumlufttechnischer Anlage	5 Jahre in Lagerverpackung*) In der Regel wird eine Lagerzeit von 6 Monaten in Analogie zur DIN 58953 T7-9 festgelegt.
geschützte Lagerung in staubdichten Schränken oder Schubladen, Mehrfachverpackungen, Metallcontainern	In der Regel 6 Monate
in offenen Regalen im Sterilgutlager mit endständigen Schwebstofffiltern und geeigneter raumlufttechnischer Anlage	In der Regel 6 Monate Da sich trotz Filter immer etwas Staub absetzen kann, ist bei offener Lagerung eine Schutzverpackung notwendig.**)
in offenen Regalen im Sterilgutlager	Lagerzeit je nach Bedingungen auf z.B. 6 Wochen begrenzen. Da sich Staub absetzt, ist eine Schutzverpackung notwendig. **) Ansonsten (nur Einfachverpackung): 2 Tage*)

*) Laut Empf. „AK-Qualität" Nr. 39: Empfehlung zur Lagerdauer für sterile MP.[210]

**) Die Schutzverpackung ist z.B. vor dem Transport in den OP zu entfernen.

Lagerung z.B. in Zahnarztpraxen

Tabelle 25

Lagerung	Lagerdauer
in geschlossenen Schränken, z.B. im zahnärztlichen Eingriffsraum	Auch wenn eine Lagerzeit bei Einfachverpackung von 6 Wochen und bei Zweifach 6 Monate von zahnärztlichen Verbänden „empfohlen" wird, können diese Werte nur bei optimaler Lagerung gelten. Im Eingriffsraum sind immer Desinfektionsmitteldämpfe sowie Aerosole durch die Eingriffe vorhanden. Die Lagerzeit ist deshalb ggf. zu verringern.
offen, z.B. im zahnärztlichen Eingriffsraum	Eine offene Lagerung ist trotz „Empfehlung" von zahnärztlichen Verbänden auch bei Zweifachverpackung nur kurzfristig möglich und sollte grundsätzlich unterbleiben, da z.B. bereits ein Spritzer Desinfektionsmittel genügt, dass die Verpackung undicht wird. Ansonsten wird eine Unwägbarkeit geschaffen, die nicht für chirurgische Eingriffe geeignet ist.

Transport

Geeignete Transportsysteme sind anhand der Wege, Entfernungen und Art des Transports auszuwählen. Geschlossene und staubdichte Transportsysteme sind insbesondere bei Transport außerhalb der Aufbereitungs- und OP-Abteilung zu verwenden. Eine Beschädigung der Instrumente und auch der Verpackungen (insbesondere durch Knicken der Folienbeutel und Risse in den Papierverpackungen) muss vermieden werden. Falls eine Kontamination ausgeschlossen ist, genügt in der Regel eine tägliche Wischdesinfektion.

Werden die Transportsysteme auch für den Transport benutzter Instrumente verwendet, müssen sie nach jedem Gebrauch gereinigt und desinfiziert werden.

Der Transport der Instrumente aus dem OP in die ZSVA muss aus Gründen des Arbeitsschutzes und zur Vermeidung von Kreuzkontaminationen in geschlossenen Behältern oder zumindest vollständig abgedeckt erfolgen. Geeignet sind dafür z.B. kleine geschlossene Wägen oder auch leicht handhabbare Container mit Griff.

14.14. Arbeitsschutz bei der Aufbereitung

Aus arbeitsmedizinischer Sicht besteht vor allem auf der „unreinen Seite" der ZSVA eine potentielle Infektionsgefährdung für die Beschäftigten. Deshalb müssen für die manuellen Tätigkeiten im unreinen Bereich (z.B. für die Reinigung) ausreichende persönliche Schutzausrüstungen getragen werden.[211]

> **Keimverschleppung**
>
> Es kommt immer wieder vor, dass gebrauchtes Instrumentarium offen, teilweise am Körper getragen, in die Aufbereitung gebracht wird. Damit ist einer Keimverschleppung Tür und Tor geöffnet.

Verletzungsgefahr

Bei der manuellen Vorbereitung (Vorreinigung, Sammlung, Zwischenlagerung und Transport) sowie der manuellen Reinigung/Desinfektion besteht immer die Gefahr durch Verletzungen an kontaminierten spitzen, schneidenden und stechenden Instrumenten.

Es ist deshalb ein Notfallplan für das Vorgehen nach Nadelstichverletzungen (NSV) inklusive Beratungsmöglichkeit zur Postexpositionsprophylaxe zu erstellen, siehe auch: ´Erstellung eines Notfallplanes für Nadelstichverletzungen´ sowie ´Vermeidung von Nadelstichverletzungen´.[212]

Beim Reinigen mit Wasserstrahl, beim Trocknen mit Druckluft und bei nicht abgedeckten Ultraschallbädern besteht eine Infektionsgefahr über die Schleimhaut von Mund, Nase, Auge und Atemwege durch infektiöse Aerosole.

Durch geeignete Schutzkleidung, geeignete Handschuhe sowie Gesichts-, Mund- und ggf. Atemschutz beim Auftreten potentiell infektiöser Aerosole u. ggf. durch Absaugung der Raumluft ist das Infektionsrisiko zu minimieren.

Aufgrund der Belastung sind die Mitarbeiter müssen gegen Hepatitis B geimpft sein und sind arbeitsmedizinisch zu untersuchen (Vorsorgeuntersuchung nach G 42).

Betriebsanweisung

Die Aufbewahrung/Entsorgung gebrauchter Schutzkleidung ist in einer Betriebsanweisung (Hygieneplan) zu regeln, inklusive Schutzmaßnahmen, Verhaltensregeln sowie Erste Hilfe.

Das Putz- und Reinigungspersonal ist ggf. einzubinden.

Räumliche und technisch/apparative Ausstattung

Rechtliche Grundlage ist das ArbSchG und die BioStoffV. Nur in einer angemessen räumlich und technisch und apparativ ausgestatteten Aufbereitungsabteilung kann ein ausreichender Schutz der Beschäftigten vor Unfällen bei den Tätigkeiten erreicht werden. Technische Schutzmaßnahmen (z.B. Spritzschutz am Aufbereitungsplatz) haben grundsätzlich Vorrang vor organisatorischen oder persönlichen. Die manuelle Aufbereitung sollte daher nur in begründeten Fällen die Standardaufbereitungsmethode sein.

Außerdem muss eine geeignete Umkleidemöglichkeit sowie ein Aufenthaltsraum vorhanden sein.

15. Sonstiges

15.1. Transport von gebrauchten Instrumenten

Zum Schutz von Umwelt, Rettungskräften (z.B. Feuerwehr, Rettungsdienst) sowie sonstigen Personen ist der Transport von gefährlichen Gütern auf öffentlichen Straßen streng geregelt. Dies gilt auch für Transporte von gebrauchten, möglicherweise mit Infektionserregern behafteten Instrumenten, die auch für gesunde Menschen gefährlich sein können.

Da auch von einem einzigen infizierten Instrument eine Gefahr ausgeht, gibt es keine untere Freigrenze. Aus diesem Grund gibt es z.B. für Blutproben, die von Arztpraxen verschickt werden, zugelassene entsprechend gekennzeichnete Transportverpackungen.

Grundsätzlich kann man nicht ausschließen, dass gebrauchte Instrumente mit ansteckungsgefährlichen Erregern wie HBV oder HCV verseucht sind. Einrichtungen, die dies behaupten, dürften sich auf rechtlichem Glatteis bewegen.

Transport zum Leidwesen des Versenders

Der Transport von gebrauchten Instrumenten kann zum Leidwesen des Versenders (z.B. Krankenhaus oder Praxis) nicht abschließend geklärt werden. Deshalb kann derzeit nicht verhindert werden, dass ein Versender z.B. durch einen Verkehrsunfall mit gebrauchten Instrumenten zum ´Präzedenzfall´ der mit hohen Bußgeldern belegten und streng kontrollierten Transporten von Gefahrgütern wird.

Kennzeichnung als Abfall

Instrumente können der Einfachheit halber als klinischer Abfall gekennzeichnet werden, auch wenn sie danach aufbereitet werden.

Man braucht hierfür aber **zugelassene Verpackungen** oder man muss die jeweilige Verpackungsvorschrift einhalten (z.B. P650 fordert **dreistufige** Verpackung). Hierbei ist eine Obergrenze von 333 kg zu beachten (nach Abfallrecht die höchstzulässige Beförderungseinheit).

Der Betreiber muss die Einstufung selber vornehmen, somit ist ausreichende Fachkunde notwendig. Grundsätzlich braucht man deshalb einen Gefahrgutbeauftragten. Die Entscheidung liegt aber bei der Einrichtung. Zusätzlich müssen ggf. die Vorschriften des Transporteurs beachtet werden. Es muss Wissen für die Kennzeichnung, Beförderungspapiere usw. vorhanden sein sowie bei eigenem Personal eine Fahrerschulung nach ADR.

Einstufung

Abfälle aus der Geburtshilfe, Diagnose, Behandlung oder Vorbeugung von Krankheiten beim Menschen sind nach der „BGW-Broschüre – Abfallentsorgung"[213] nach ADR (Europäisches Übereinkommen über die internationale Beförderung gefährlicher Güter auf der Straße) wie folgt definiert:

Tabelle 26

ADR-Nummer	Beschreibung
18 01 01	spitze oder scharfe Gegenstände (außer 18 01 03*) Desinfektion notwendig! *Ehemalige Kategorie B*
18 01 03*	Abfälle, an deren Sammlung und Entsorgung aus infektionspräventiver Sicht besondere Anforderungen gestellt werden; hierzu gehören beispielsweise Abfälle, die mit infektiösen Sekreten und/oder Exkreten verunreinigt sind (meldepflichtige Infektionskrankheiten gemäß § 6 Infektionsschutzgesetz) *Ehemalige Kategorie C*
18 01 04	Abfälle, an deren Sammlung und Entsorgung aus infektionspräventiver Sicht keine besonderen Anforderungen gestellt werden (z. B. Wund- und Gipsverbände, Wäsche, Einwegkleidung, Windeln) *Ehemalige Kategorie B*

Für den Transport von gebrauchten (nicht desinfizierten) Medizinprodukten gibt es z.B. folgende Möglichkeiten:

Tabelle 27

Einstufung Kategorie nach ADR	Beschreibung	Bemerkung
Kein Gefahrgut	Es dürfen keine für den Menschen gefährlichen Infektionserreger (z.B. HBV, HCV, HIV) vorhanden sein.	In der Regel kann nicht sichergestellt werden, dass keine (auch unerkannte) Infektionserreger an den Medizinprodukten haften oder sogar in flüssiger Form z.B. in den Transportcontainern vorhanden sind

Einstufung	Beschreibung	Bemerkung
Gefahrgut mit **geringer Wahrscheinlichkeit** für das Vorhandensein **ansteckungsgefährlicher Stoffe** **Kategorie B**	Transport von mit nach § 17 IfSG meldepflichtigen Krankheitserregern kontaminierte Instrumente (z.B.: AIDS/HIV, Virushepatitis, TSE, CJK, vCJK) sowie spitze oder scharfe Gegenstände	Einstufung, wenn Abfälle **ausreichend trocken** sind
Gefahrgut mit **hoher Wahrscheinlichkeit** für das Vorhandensein **ansteckungsgefährlicher Stoffe** **Kategorie C**	Transport von mit nach § 17 IfSG meldepflichtigen Krankheitserregern kontaminierte Instrumente (z.B.: AIDS/HIV, Virushepatitis, TSE, CJK, vCJK)	Einstufung immer notwendig, wenn Abfälle nicht ausreichend trocken sind Es dürfen nur bauartzugelassene Behälter verwendet werden.

Die Regel dürfte somit eine Einstufung in Kategorie B sein.

Weitere Informationen

Detaillierte Informationen zum Europäischen Übereinkommen über die internationale Beförderung gefährlicher Güter auf der Straße (ADR) sowie der Umsetzung der Gefahrgutrichtlinien in deutsches Recht (GGVSE) siehe: Bundesministerium für Verkehr, Bau und Stadtentwicklung, www.bmvbs.de[214]

Lösungsmöglichkeiten

Man kann nie ausschließen, dass meldepflichtige Infektionskrankheiten auftreten. Für diesen Fall wäre es aufgrund des transportrechtlichen Aufwandes vermutlich günstiger, die Instrumente entweder zu vernichten oder ein validiertes 'Desinfektionsgerät' vorzuhalten, um ggf. eine Desinfektion der Instrumente, der kontaminierten Siebe und eventuell auch der Container im Hause durchführen zu können, bevor man die Instrumente transportiert.

Höhere Sicherheitsstufe

Es gibt Einrichtungen, die eine Sicherheitsstufe höher gehen (Kategorie C), um auch noch auf der sicheren Seite zu sein, wenn etwas schief läuft.

Dies ist aber mit hohen Kosten verbunden.

Ausnahme

Es gibt seit 2010 die Multilaterale Vereinbarung M232, die Erleichterungen beim Transport ungereinigter Medizinprodukte zulässt, wenn diese nicht mit anstekkungsgefährlichen Stoffen der Kategorie A (UN2814 oder UN 2900) kontaminiert sind.[215]

Folgende Bedingungen müssen hierbei erfüllt werden:

- Die Medizinprodukte müssen in Verpackungen verpackt sein, die so ausgelegt und gebaut sind, dass unter normalen Beförderungsbedingungen ein Zubruchgehen, Durchstoßen oder Austreten von Inhalt verhindert wird und die Verpackungen müssen so ausgelegt sein, dass sie den Vorschriften in den Abschnitten 6.1.4 oder 6.6.4 des ADR erfüllen.

- Die Verpackungen müssen den allgemeinen Verpackungsvorschriften der Unterabschnitte 4.1.1.1 und 4.1.1.2 entsprechen und in der Lage sein, nach einem Fall aus einer Höhe von 1,2 m die Medizinprodukte oder medizinischen Ausrüstungen zurückzuhalten.

- Die Verpackungen müssen mit der Aufschrift „Gebrauchtes Medizinprodukt" versehen sein. Bei Verwendung von Umverpackungen müssen diese, sofern die Aufschrift nicht sichtbar ist, ebenfalls gekennzeichnet sein.

Andernfalls müssen zugelassene Transportverpackungen wie es sie z.B. für Blutproben aus Arztpraxen gibt, verwendet werden oder es ist eine 3-fach-Verpackung zu verwenden (obwohl diese nicht für den Instrumententransport tauglich sind – mir ist derzeit keine Firma bekannt, die hierfür geeignete Transportverpackungen liefert).

Empfehlung

Den Einrichtungen kann deshalb nur geraten werden, sich ausführlich mit dieser Thematik auseinander zu setzen, bevor ein Transport auf der Straße erfolgt.

Grundsätzlich müssen bei der Entsorgung von gefährlichen Abfällen immer alle Maßnahmen zum Schutz der Mitarbeiter und der Umwelt peinlichst genau eingehalten werden. Vor allem die Auswahl des Entsorgers bzw. Beförderers muss sehr sorgfältig erfolgen, um im Streitfall belegen zu können, dass die Entscheidung nach bestem Wissen und Gewissen erfolgte und nicht alleine wirtschaftliche Gründe für die Beauftragung maßgeblich waren. Die benutzten Instrumente sind unter Berücksichtigung der von ihnen ausgehenden Gefahren bestimmten Abfallarten und diese bestimmten Abfallbehältnissen zuzuordnen. Die hieraus abzuleitenden Maßnahmen sind im Hygieneplan schriftlich festzulegen.

15.2. Sonstiges Wissenswerte

Übergangslösungen für Umbau einer ZSVA

Eine mögliche Hilfe bei Umbauten in einer ZSVA sind mobile Aufbereitungseinheiten. Beispielsweise gibt es eine komplette validierbare Aufbereitung in Zeltbauweise, die innerhalb weniger Stunden aufgebaut werden kann,

Konsequenzen durch eine mangelhafte Aufbereitung

Es gibt relativ wenige Veröffentlichungen, die Konsequenzen, also Infektionen durch eine mangelhafte Aufbereitung, enthalten. Dies wird häufig damit gleichgesetzt, dass keine Infektionen auftreten.

Eine Infektion ist schwer zurückzuverfolgen, vor allem, wenn die Ursache schon länger zurückliegt oder vielfältige Infektionsmöglichkeiten vorliegen. Insbesondere durch die immer kürzeren Liegezeiten wird eine Zuordnung von Infektionen erschwert. Die Ausnahme sind Untersuchungen mit Endoskopen. Hier sind einige Fälle bekannt geworden, die eindeutig zugeordnet werden konnten.

Unvermeidbare Infektionen?

Welcher Patient beschreitet den ihm unbekannten Weg, welche Ursache eine Infektion haben könnte, wenn er tagtäglich hören muss, wie viele Infektionen angeblich unvermeidbar sind. Hierzu gibt es Veröffentlichungen von Fachleuten, bei denen (unbewusst?) nur Teilaspekte berücksichtigt wurden, z.B. die Übertragung von Infektionserregern von einem Patienten

Mangelhafte Hygiene
Es dürfte einige Praxen geben, bei denen sich die Hygiene in den letzten Jahren sogar noch verschlechtert hat:
- vermehrt 'sprachunkundiges' Personal
- Sparen, koste es was es wolle
- Klagedruck durch Patienten derzeit noch zu gering
- fehlende logische Abfolge der Maßnahmen

auf den anderen, um damit auszusagen, dass alle anderen Infektionen (persönliche Anmerkung: durch unsaubere Instrumente, durch mangelnde Händehygiene usw.) unvermeidbar sind.

Hier sind auch die Krankenkassen gefordert, die aufgrund der häufig verursachten hohen Folgekosten ein Interesse daran haben (sollten!), der Sache auf den Grund zu gehen.

Evidenz-Basiert

Bei der Chirurgie spielen viel mehr Faktoren für eine nosokomiale Infektion eine Rolle, deshalb kann im Gegensatz zur Endoskopie die Ursache häufig nicht ermittelt werden. Oft wird dies damit verwechselt, dass dann die nosokomial erworbenen Infektionen unvermeidbar wären.

Bei der Vielzahl an Mängeln, die man bei Begehungen immer wieder festgestellt, muss man sich wundern, wie forsch das Wort „evidenz-basiert" verwendet wird, wenn z.B. in einer „isolierten" Studie festgestellt wird, dass man auf einen Mund-Nase-Schutz verzichten kann oder die Übertragung von Krankheiten durch Medizinprodukte unwahrscheinlich ist.

Schwächen von Studien

Viele dieser Studien zeigen ihre Schwächen in der Alltagsroutine, wenn der nicht perfekte Mitarbeiter seine tägliche Arbeit unter teilweise schlechten Rahmenbedingungen erfüllen muss. Siehe Straßenverkehr: Hier passieren auch die meisten Fehler, wenn der Fahrer übermüdet ist, unter Termindruck steht oder mit einem nicht mehr ´validierbaren´ Fahrzeug unterwegs ist.

Wem soll man noch trauen?

Es kommt immer wieder vor, dass auch Hygieneinstitute einseitige und somit fehlerhafte Untersuchungen durchführen und veröffentlichen (hoffentlich nicht, um die Hygieneausgaben für den ´Brötchengeber´ möglichst niedrig zu halten).

Als Beispiel sei eine Untersuchung genannt, die darstellte, dass auf Intensivstationen 70 % der Infektionen unvermeidbar sind, weil nur 30 % von einem Patienten auf den anderen übertragen wurden. Dabei zeigte sich offensichtlich, dass andere Übertragungswege (z.B. Arzt – Patient oder Pflegepersonal – Patient nicht untersucht wurden. Auch die verwendeten Medizinprodukte (z.B. Instrumente oder Überwachungsmonitor) waren genauso wenig Bestandteil der Untersuchung wie eine eventuell mangelhafte Hygiene (Schmierinfektion) einer nicht eingewiesenen Putzfrau.

15.3. Internet-Links

Diese unbewertete Liste ist nicht vollständig. Sie dient allein der Information.

Allgemeines

Arbeitskreis Instrumentenaufbereitung: www.a-k-i.org

AWMF-Arbeitskreis ´Krankenhaus und Praxishygiene´: Leitlinien für die Aufbereitung: www.uni-duesseldorf.de/awmf

Brandenburgisches Bildungswerk: Internet-Links: www.bbwev.de

Bundesverband Medizintechnologie: www.bvmed.de

Deutsche Gesellschaft für Krankenhaushygiene (DGKH): www.dgkh.de

Deutsches Medizinforum: www.medizin-forum.de

Fachzeitschrift aseptica: www.aseptica.com

Gesundheitsämter in Bayern: www.oegd-bayern.de/html/bayerische_gas.html

Gewerbeaufsichtsämter in Bayern: www.lgl.bayern.de > Arbeitsschutz

Krankenhaus-Suche: www.hospital-abc.de

Medizintechnikportal vom AMD/TÜV-Rheinland: www.medizintechnikportal.de

PreSys BAD-Fachportal: www.presys.de

Wissenswertes rund um die Endoskopie: www.endoline.de, www.thieme-connect.de > Endo-Praxis

Fachfirmen

BAG Biol. Analysensystem GmbH, Lich: Produkte für das Hygienemonitoring, www.bag-germany.com

Frank GmbH, Laupheim: Validierung RDG, www.frank-med.de

gke-mbH, Waldems-Esch: Indikatoren, Validierung, www.gke.de

Hartmann GmbH, Hainichen: Validierung, QM, www.hartmann-gmbh.eu

Instruclean GmbH, Duisburg: Dienstleistungen zur Sterilgutversorgung, www.instruclean.de

IWEG Datacom, Soest: Software, Verfahrenshilfen, www.iweg-datacom.de

Löwe-Ärzteservice, Waltenhofen: Dienstleistungen zur Sterilgutversorgung, www.loewe-med.de

MMM Münchener Medizin Mechanik GmbH:Validierungen, QM, www.mmmgroup.com

Simicon GmbH, München: Indikatoren, QM, Validierung, www.simicon.de

SMP GmbH, Tübingen: Prüfen, Validieren, Service für MP, www.smpgroup.com

SteriLog GmbH, Tuttlingen: Dienstleistungen zur Aufbereitung, www.sterilog.de

Webeco Hygiene in Medizin und Labor GmbH, Bad Schwartau: Validierung, www.webeco.de

Witherm Elektronik GmbH, Arnsberg: Validierung, Messdatenerfassung, www.witherm-elektronik.de

15.4. Abkürzungsverzeichnis:

ArbSchG: Arbeitsschutzgesetz

BioStoffV: Biostoffverordung

DGSV: Deutsche Gesellschaft für Sterilgutversorgung e.V.,
siehe auch www.dgsv-ev.de

MP: Medizinprodukt, Definition siehe unter 2. Rechtliches

MPG: Medizinproduktegesetz, siehe unter 2. Rechtliches

MPBetreibV:
Medizinproduktebetreiberverordung, siehe unter 2. Rechtliches

NKG: Nicht kondensierbare Gase, z.B. Luft, die in einem Dampfsterilisationsprozess die Sterilisation behindern können

PCD: Process Challenge Device, ein Prüfkörper, der die am schwersten zu
reinigende, desinfizierende oder insbesondere sterilisierende
Beladung repräsentieren soll. Die kann z.B. ein Helixprüfkörper sein.

Projektgruppe ´RKI-Empfehlung´:
Diese bundesweite Arbeitsgruppe der zuständigen Behörden hatte
zum Ziel, Fragen insbesondere zum Vollzug bezüglich der Aufbereitung zu klären sowie den Vollzug der einzelnen Länder anzugleichen.
Sie wurde von der Arbeitsgruppe Medizinprodukte (AGMP) der zuständigen Landesministerien gegründet.

RDG: Reinigungs- und Desinfektionsgerät

RKI-Empfehlung:
Gemeinsame Empfehlung der Kommission für Krankenhaushygiene
und Infektionsprävention beim Robert Koch-Institut (RKI) und des
Bundesinstitutes für Arzneimittel und Medizinprodukte (BfArM)
´Anforderungen an die Hygiene bei der Aufbereitung von Medizin-
produkten´ vom 25.08.2001

RKI-Empfehlung Zahn:
Richtlinie des Robert-Koch-Instituts „Infektionsprävention in der Zahnheilkunde - Anforderungen an die Hygiene"

ZSVA: Zentrale Sterilgutversorgungsabteilung, also Aufbereitungsabteilung
im Krankenhaus

15.5. *Stichworte*

15. Sonstiges

15.6. Quellenverzeichnis

Verwendete Abkürzungen:

ZS: Zentralsterilisation, www.mhp-verlag.de

AS: Aseptica, www.aseptica.com

---

[1] Jahrestagung der amerikanischen Fachgesellschaft ASHCSP, ZS 1 2007

[2] Die Kommission für Krankenhaushygiene und Infektionsprävention besteht Mitgliedern z.B. von Hygieneinstituten von Krankenhäusern sowie auch aus beratenden Vertretern z.b. des Bundesministeriums für Gesundheit oder des RKI, www.rki.de > Infektionsschutz > Krankenhaushygiene

[3] Bundesinstitut für Arzneimittel und Medizinprodukte (BfArM), www.bfarm.de

[4] Medizinproduktebetreiberverordnung (MPBetreibV), www.bmg.bund.de > Gesetze und Verordnungen > zur Gesundheit > zu Medizinprodukten

[5] www.uni-duesseldorf.de/WWW/AWMF

[6] www.rki.de, 08/2000, BGBl 43/2000

[7] Empfehlung 'Infektionsprävention in der Zahnheilkunde – Anforderungen an die Hygiene in der Zahnheilkunde', Mitteilung der Kommission für Krankenhaushygiene und Infektionsprävention beim Robert Koch-Institut (RKI), 04/2006, BGBl 49/2006

[8] Hygieneleitfaden, Deutscher Arbeitskreis für Hygiene in der Zahnmedizin (DAHZ), www.dahz.org

[9] 'Anforderungen an die Hygiene bei der Aufbereitung flexibler Endoskope und endoskopischen Zusatzinstrumentariums', Empfehlung der Kommission für Krankenhaushygiene und Infektionsprävention beim Robert Koch-Institut (RKI), 04,2002, BGBl 45/2002

[10] www.dimdi.de > Medizinprodukten > Medizinprodukterecht

[11] Arbeitsgruppe zur Planung und Durchführung von Schwerpunktprüfungen, gegründet 2005 bei der bayerischen Gewerbeaufsicht, durch das Bayerische Staatsministerium für Umwelt, Gesundheit und Verbraucherschutz

[12] z.B. Kremmel, Wagner, Sextl, Langenbucher, Fembacher, Erläuterungen zur Prüfliste 'Hygienische Aufbereitung von Medizinprodukten in Krankenhäusern' der bayerischen Gewerbeaufsicht, 2006 (unveröffentlicht)

[13] 'Anforderungen an die Hygiene bei der Aufbereitung von Medizinprodukten', Gemeinsame Empfehlung der Kommission für Krankenhaushygiene und Infektionsprävention beim Robert Koch-Institut (RKI) und des Bundesinstitutes für Arzneimittel und Medizinprodukte (BfArM), vom 25.08.2001, veröffentlicht im BGBl 44/2001, www.rki.de

[14] Richtlinie über Medizinprodukte (93/42 EWG), www.zls-muenchen.de > Zuständigkeitsbereich > EG-Richtlinien

[15] Projektgruppe 'RKI-Empfehlung', gegründet von der AGMP, unter Vorsitz vom Bundesland Sachsen wurden Mindestanforderungen für eine einheitliche länderübergreifende Überwachung formuliert, www.arbeitsschutz-sachsen.de > Suche

[16] Feststellung der Projektgruppe 'RKI-Empfehlung' von 2007.

[17] Empfehlung 'Infektionsprävention in der Zahnheilkunde – Anforderungen an die Hygiene in der Zahnheilkunde', www.rki.de

[18] Erklärung des Arbeitskreises Instrumentenaufbereitung (AKI) zur RKI-Empfehlung der Hygiene in der Zahnheilkunde, www.a-k-i.org

[19] RA Schneider, 10 Jahre DGSV, ZS 5 2006, S. 324

[20] www.bgw-online.de > download > TRBA 250

[21] Schneider, Die neue Technische Regel 'Biologische Arbeitsstoffe im Gesundheitswesen und in

---

der Wohlfahrtspflege´ TRBA 250 – Bedeutung für die Zentralsterilisation, ZS 1 2005, S. 9, mhp-Verlag

[22] Verordnung über Zuständigkeiten auf dem Gebiet des Arbeitsschutzes, der Sicherheitstechnik, des Chemikalien- und Medizinprodukterechts (ASiMPV).

[23] Diese Meinung wird sogar im Internet öffentlich, z.B. durch die Firma MelaG vertreten; siehe auch www.melag.de

[24] Siehe auch: Graeber, 6. Internationales Forum ´Medizinprodukteaufbereitung´, ZS 2 2005, S. 92

[25] Siehe auch Schmatz/Nöthlichs Abschn. 9614

[26] Verordnung über das datenbankgestützte Informationssystem über Medizinprodukte des Deutschen Instituts für Medizinische Dokumentation und Information (vom 4. Dez. 2002 - Verordnung über das datenbankgestützte Informationssystem über Medizinprodukte des Deutschen Instituts für Medizinische Dokumentation und Information)

[27] ZLG: Zentralstelle der Länder für Gesundheitsschutz bei Arzneimitteln und Medizinprodukten, siehe auch: www.zlg.de

[28] www.zlg.de > Download > Antworten und Beschlüsse des Erfahrungsaustauschkreises der nach dem Medizinproduktegesetz benannten Stellen (EK-Med) > 3.16 Errichten, Betreiben und Anwenden

[29] Hinweis: Die Empfehlungen der Projektgruppe ´RKI-BfArM-Empfehlung´ wurden bisher von den einzelnen Bundesländern über die AGMP noch nicht abschließend übernommen. Ungeachtet davon hat z.B. das Bundesland Bayern diese Empfehlungen bereits übernommen.

[30] www.endoline.de > Service > Weiterbildung

[31] Aussage DGKH, HygMed, 10 2003, mhp-Verlag

[32] „Was müssen Ärzte über die Aufbereitung von Medizinprodukten wissen?", Prof. Heeg, Editorial, ZS 1 2007

[33] Fengler, Pahlke, Umstrukturierung von ZSVA – wohin geht die Reise, AS 3 2006, S. 19,

[34] www.rki.de > Infektionsschutz > Krankenhaushygiene

[35] www.dimdi.de > Medizinprodukten > Medizinprodukterecht

[36] Richtlinie über Medizinprodukte, 93/42 EWG, www.zls-muenchen.de > Zuständigkeitsbereich > EG-Richtlinien

[37] Sterilisation von Medizinprodukten – Vom Hersteller bereitzustellende Informationen für die Aufbereitung von resterilisierbaren Medizinprodukten, DIN EN ISO 17664, www.beuth.de

[38] Roth, Erstellung einer Aufbereitungsanleitung nach ISO 17664, ZS, Supp. 1 2007, S. 15

[39] www.bfarm.de > Medizinprodukte > Vigilanzsystem oder www.dimdi.de > Medizinprodukte > Informationssystem

[40] DIMDI = Deutsches Institut für medizinische Dokumentation und Information, www.dimdi.de

[41] Weitergabe durch die DGSV, www.dgsv-ev.de

[42] Drongelen, Bruijn, Angaben zur Wiederverwendung: Caveat emptor!, ZS 1/2006 S. 30

[43] Attenberger, Vortrag, DGSV-Kongress 2005

[44] Empfehlungen des AK „Qualität" (46): Herstellerangaben zur Aufbereitung, www.dgsv-ev.de

[45] Albrecht, Anwältin und ehem. Richterin, ZS 2 2006, S. 80

[46] Strack, ZSVA/Hygiene-Forum Schleswig-Holstein, ZS 6 2006, S. 416

[47] Empfehlungen des AK „Qualität", www.dgsv-ev.de

[48] Hygieneplan, Kreiskrankenhaus Waldbröl, www.typo3-oberberg.de/kkh-waldbroel-de

[49] Michels, Beständigkeit von Nitrid-beschichtetem Edelstahl gegenüber Reinigungs-/ Desinfektionsprozessen, AS 3 2006, S. 9

15. Sonstiges

[50] Gauer, Roth, Farbveränderungen bei Instrumenten und Implantaten aus dem Werkstoff Titan, AS, 3 2005, S. 10

[51] Pahlke, Fengler, Aufbereitung von Leih-Instrumenten und Implantaten, AS, 2 2005, S. 8

[52] Bijl, Leihinstrumente: Der niederländische Ansatz, ZS, Suppl. 1 2007, S. 27

[53] Peißker, Umgang mit Leihinstrumenten, ZS 5 2005, S. 317

[54] Ethische, hygienische und juristische Gesichtspunkte der Aufbereitung von Medizinprodukten, Mitteilungen des Vorstands der DGKH, HygMed 31 2006, S. 466, mhp-Verlag

[55] Schröer, Vortrag, Aufbereitung von Medizinprodukten - Die Sicht der Hersteller, www.sachsen-anhalt.de/lpsa > Gesundheit > Startseite Gesundheit > Fachtagung Medizinprodukte

[56] Wiederaufbereitung hinterlässt augenfällige Spuren, Deutsches Ärzteblatt, 25 2007, S. A1798, www.deutsches-aerzteblatt.de > archiv

[57] Koller, Ist die Wiederaufbereitung von Einmalartikeln hygienisch vertretbar?, www.oegsv.com > guidelines

[58] Haindl, Untersuchungen an aufbereiteten Einmalprodukten, Forum 2007, S. 16, mhp-Verlag

[59] Heeg, Editorial, ZS 4 2006, S. 249

[60] International Expert Group for Medical Device Reprocessing nimmt Arbeit auf, ZS 2 2007, S. 72, mhp-Verlag

[61] Der Arzt haftet!, HygCen Impulse, Mai 2006, S. 1, www.hygcen.de

[62] EAMDR-Forum, Wiederaufbereitung von Medizinprodukten auf der europäischen Tagesordnung noch immer ganz oben, ZS 6 2006, S. 411

[63] Kulp, Greiner, von Schulenberg, Bewertung der Möglichkeiten und Verfahren zur Aufbereitung medizinischer Einwegprodukte, Band 5, DAHTA@DIMDI, 2003, www.dimdi.de

[64] Oelrich, Fuchs, Meßmer, Qualitätsmangement in der ZSVA, Rechtliche Grundlagen, ZS 5 2006, S. 376

[65] Renders, Editorial, ZS 3 2007, S. 156

[66] Renders, Editorial, ZS 6 2006, S. 405

[67] Rörup, Aschenbrenner, Conrad, Pem, Schmid, Qualitätsmanagement-System in der Zentralen Sterilgutversorgungsabteilung, ZS 6 2006, S. 438

[68] MMM, Der Sterilgutkreislauf wiederaufbereitbarer Medizinprodukte, www.mmmgroup.com

[69] Die Empfehlungen der Projektgruppe ´RKI-BfArM-Empfehlung´ wurden bisher von den einzelnen Bundesländern über die AGMP noch nicht abschließend übernommen. Ungeachtet davon hat z.B. das Bundesland Bayern diese Empfehlungen bereits übernommen.

[70] Knoll, Richter, Kaetzke, Weilepp, Horn, Borneff-Lipp, Qualitätsmanagement in einer Zentralen Sterilgutversorgung, ZS 6 2006, S. 427

[71] ZLG, Zentralstelle der Länder für das Gesundheitswesen, www.zlg.de

[72] HS System- und Prozesstechnik GmbH, www.hs-technik.de

[73] Empfehlung des RKI: „Infektionsprävention in der Zahnheilkunde - Anforderungen an die Hygiene", www.rki.de

[74] Witte, Bewertung von Sterilisationsverfahren, Antwort des Autors, ZS 4 2006, S. 291

[75] Michels, Schulz-Fincke, Untersuchungen zum Ausmaß der Kontamination zahnärztlicher Übertragungsinstrumente in der Praxis, ZS, Suppl. 1 2007, S. 86

[76] Held, Validierungskurs „Validieren in der Praxis", ZS 1/2006 S. 68

[77] Schappler-Scheele, Krüger, Hübner, Validieren im Team – Prozessvalidierung an Reinigungs- und Desinfektionsgeräten in der ZSVA durch qualifiziertes Betreiberpersonal, AS 1 2007, S. 6

[78] Dekontaminationswirtschaft, Ergebnise des Kongresses 2005 in London, ZS 2 2005

[79] Melag informiert, Einige Anmerkungen zu relvanten Gesetzen, Verordnungen, Richtlinien, Normen und Begriffen, 11.2005, www.melag.de > download > InfoPraxisbeg.pdf

[80] Roth, Gauer, Hoshyar, Barsan, Umsetzung der gemeinsamen Leitlinie der DGKH, des DGSV und des AKI zur Validierung von RDGs: Ein Rückblick über das erste Jahr, Forum 2006, S. 41, mph-Verlag

[81] Miorini, Gruber, Maierl, Faber, Buchrieser, Vortrag vom 7. Ulmer Symposium 'Krankenhausinfektionen', 2007

[82] de Bruijn, van Drongelen, EN ISO 15883: Norm prima, Testanschmutzungen eher nicht, ZS 5 2005, S. 330

[83] Herausgeber des Leitfadens: Deutscher Industrieverband für optische, medizinische und mechatronische Technologien e.v. Fachbereich Großsterilisatoren (SPECTARIS), 1. Auflage November 2003, www.spectaris.de

[84] Leitlinie von DGKH, DGSV und AKI für die Validierung und Routineüberwachung maschineller Reinigungs- und Desinfektionsprozesse, www.a-k-i.org

[85] Vorwort, ZS Suppl. 2 2006, S. 1

[86] Kremmel, Reinigung und Desinfektion von Medizinprodukten – grundsätzliche Aspekte, Krankenhaushygiene up2date, 2 2007, S. 37, www.thieme.de

[87] Mohr, Einfluss der Wasserqualität auf die Reinigungsleistung, Forum 2005, S. 24, mhp-Verlag

[88] Empfehlungen des AK-Qualität, www.dgsv-ev.de

[89] Silva, Sinn oder Unsinn der Validierung – Eine Anregung zum Nachdenken und Diskutieren, Forum 2006, mhp-Verlag, S. 33

[90] Roth, Was heißt alkalisch?, ZS 3 2005, S. 210

[91] Ringversuch zur Prüfung der Mindestreinigungsleistung nach der Leitlinie von DGKH, DGSV und AKI, Roth, Michels, ZS 2 2005

[92] Rosenberg, Effiziente Reinigungsprozesse und 'Prionen-Wirksamkeit', ZS 5/2005 S. 244 ff. sowie 6/2005 S. 415 ff.

[93] Stingl, Vortrag vom 7. Ulmer Symposium 'Krankenhausinfektionen', 2007

[94] 6. Internationales Forum „Medizinprodukte-Aufbereitung": Instrumenten-Management, Berlin, 2005, ZS 1 2005

[95] Gauer, Michels, Roth, Bedeutung der Spüldruckmessung in RDGs, Medizintechnik 2006/2007, ebro

[96] Enko, Validierung von Sterilisations- und RD-Verfahren, Gemeinsamer Kongress der ÖGSV und des WFHSS in Baden bei Wien, ZS 3 2007, S. 163

[97] Empfehlungen des AK-Qualität, www.dgsv-ev.de

[98] Leitlinie von DGKH, DGSV und AKI für die Validierung und Routineüberwachung maschineller Reinigungs- und Desinfektionsprozess für thermostabilie Medizinprodukte und zu Grundsätzen der Geräteauswahl, www.dgsv-ev.de

[99] Edouard, Bassin, Corvaisier, Kontrolle der Reinigungsleistung in Reinigungs- Desinfektionsautomaten, ZS 3 2006, S. 197

[100] In Anlehnung an die 'Anforderung an die hygienische Aufbereitung von Medizinprodukten in Nordrhein-Westfalen', siehe www.brms.nrw.de > Aufgaben > Organisation > Dezernate > Dezernat 24 > Medizinprodukte

[101] Empfehlung des AK-Qualität, www.dgsv-ev.de

[102] de Bruijn, van Dongelen, Leserbriefe, ZS 1/2006 S. 47

[103] Pfeifer, Untersuchung der Reinigungsleistung, ZS 2 2005, S. 130

[104] Roth, Untersuchung der Reinigungsleistung, ZS 2 2005, S. 131

[105] Eluat ist die Lösung (in der Regel SDS), mit der das zu prüfende Agens (z.B. Hämoglobin) von

15. Sonstiges

den Instrumenten abgewaschen wird.

[106] Sensitivität von Nachweismethoden zur Beurteilung der Restkontamination chirurgischer Instrumente nach der Aufbereitung, ausführlicher Bericht von Friedrich, Roth, Gauer, Heeg, ZS 1 2007.

[107] Faber, Vergleichende Untersuchungen zum Proteinnachweis, ZS, Suppl. 1 2007, S. 29

[108] Faber, Gemeinsamer Kongress der ÖGSV und des WFHSS in Baden bei Wien, ZS 3 2007, S. 162

[109] Untersuchungen zur Recovery-Rate von Restkontaminationen bei der Validierung von Reinigungs-Desinfektionsgeräten nach EN DIN 15883 Teil 1, Bericht von Friedrich, Roth, Gauer, Heeg, ZS 2 2007

[110] Pfeifer, Leserbrief, ´Reinigungseffizienz – quantitative Proteinmessungen zum Nachweis von Restanschmutzung´, ZS 2 2006, S. 131

[111] Empfehlungen des AK „Qualität" (20): Reinigung (Teil 2) – Überprüfung der reinigenden Wirkung, www.dgsv-ev.de

[112] Friedrich, Roth, Gauer, Heeg, Bindungsverhalten und weitere wichtige Voraussetzungen bei der Interpretation von Ergebnissen mit der Radionuklid-Methode, ZS 3 2007, S. 191

[113] Untersuchungen zur Recovery-Rate von Restkontaminationen bei der Validierung von Reinigungs-Desinfektionsgeräten nach EN DIN 15883 Teil 1, Bericht von Friedrich, Roth, Gauer, Heeg, ZS 2 2007

[114] Rosenberg, Effiziente Reinigungsprozesse und ´Prionen-Wirksamkeit´, ZS 5/2005 S. 244 ff. sowie 6/2005 S. 415 ff.

[115] siehe auch: Michels, Reinigungseffizienz, Leserbrief, ZS 1/2006 S. 49

[116] de Bruijn, van Dongelen, ZS 5 2005 S. 330

[117] Edouard, Bassin, Corvaisier, Kontrolle der Reinigungsleistung in Reinigungs- Desinfektionsautomaten, ZS 3 2006, S. 197

[118] Arbeitskreis Instrumentenaufbereitung, www.a-k-i.org

[119] AKI, Erneute Leistungsqualifikation von validierten Reinigungs-Desinfektions-Prozessen bei Wechsel der Prozesschemikalien, ZS 3 2007, S. 172, siehe auch www.a-k-i.org > Instrumentenaufbereitung aktuell

[120] Bader, Study on Quality of Reprocessing Flexible Endoscopes in Hospital and in the Practice Setting, Gastroenterol 40, 2002

[121] Martiny, Endoskop-Aufbereitung, Gemeinsamer Kongress der ÖGSV und des WFHSS in Baden bei Wien, ZS 3 2007, S. 164

[122] Klein, Auswirkungen der EN ISO 15883 auf RDG-Hersteller, ZS 4 2006, S. 295

[123] Prüfert-Freese, Endoskop-Aufbereitung, Gemeinsamer Kongress der ÖGSV und des WFHSS in Baden bei Wien, ZS 3 2007, S. 164

[124] Miorini, Gruber, Maierl, Faber, Buchrieser, Vortrag vom 7. Ulmer Symposium ´Krankenhausinfektionen´, 2007

[125] Qualifizierung und Routineüberwachung maschineller Reinigungs- und Desinfektionsprozesse in der Dentalpraxis, www.miele-professional.de > Produkte > Reinigung und Desinfektion > Lösungen > Dentalpraxis

[126] Empfehlung des AK „Qualität", www.dgsv-ev.de

[127] EAMDR-Forum, Wiederaufbereitung von Medizinprodukten auf der europäischen Tagesordnung noch immer ganz oben, ZS 6 2006, S. 411

[128] Pahlke, Fengler, Datenlogger: Ja, aber welcher Datenlogger ist der richtige für meinen Einsatzzweck?, AS 2004-1.pdf S. 18

[129] www.medisafeuk.co.uk

[130] Empfehlung des AK-Qualität, www.dgsv-ev.de

[131] Michels, Reinigungseffizienz, Leserbrief, ZS 1 2006, S. 49

[132] Hygieneleitfaden für die zahnärztliche Praxis, Zahnärztlicher Bezirksverband München Stadt und Land, 07/2007

[133] Dennhöfer, Aus dem Normenwerk - Trockene Hitze, ZS 1 2006 S. 6

[134] Dennhöfer, Verfahren mit Formaldehyd, ZS 6 2005 S. 381

[135] Smith, Aktuelles zur Niedertemperatursterilisation, ZS 3 2007, S. 166

[136] Koller, Wasserstoffperoxid-Sterilisation, Gemeinsamer Kongress der ÖGSV und des WFHSS in Baden bei Wien, ZS 3 2007, S. 160 f.

[137] Koller, Welcher Stellenwert hat die Wasserstoff-Peroxidsterilisation in der Sterilgutversorgung im Krankenhaus?, ZS, Suppl. 1 2007, S. 18

[138] Borneff-Lipp, Aktuelles zur Niedertemperatursterilisation, ZS 3 2007, S. 166

[139] Aus dem Normenwerk ´Hohlkörper´, Dennhöfer, ZS 1 2007

[140] Kremmel, Laudner et al, Leistungstest von Prüfkörpern (PCD) zur Kontrolle der Entlüftung von Hohlkörpern und der Wirksamkeit der Sterilisation in Dampfsterilisationsprozessen, ZS 2 2011, S. 95 ff., mhp-Verlag

[141] Metzing, „Überwachungspraxis von Dampfsterilisationsprozessen in niedergelassenen Arztpraxen", 09/2007, www.gke.de

[142] Dennhöfer, Aus dem Normenwerk, Wo ist der Prozessprüfort?, ZS 2 2007, S. 70, mhp-Verlag

[143] Kober, Graf, Physikalische Validierung von Kleinsterilisatoren am Einsatzort – ja oder nein?, ZS, Suppl. 1 2006, S. 15

[144] z.B.: www.melag.com > download > Mustervaldierung-Dental

[145] Achterberg, Fleischhack, Getreuer, Hicker, Kaiser, Kober, Scheel, Zur Problematik nicht kondensierbarer Gase (NKG) in Dampf-Sterilisationsprozessen mit fraktioniertem Vakuum, ZS 6 2002, S. 400

[146] SMP GmbH, Validierung von Sterilisatoren mit Thermodruckloggern als Alternative zu Thermoelementen, ZS 6/2005 S. 403

[147] Kaiser, Leserbrief, Nachweis von NKG, ZS 3 2006, S. 227

[148] Kaiser, Auswirkungen von nicht-kondensierbaren Gasen (NKG) in Dampfsterilisationsprozessen, ZS 1 2005, S. 45, mhp-Verlag

[149] Grenzen der Anwendbarkeit von NKG-Detektoren, gke – Technische Information, 730-084-DE, 05.2007, www.gke.de

[150] Brusa, Zur Notwendigkeit einer Norm für die Sterilisation von Instrumenten mit Lumen, ZS 6 2006, S. 452

[151] Dekontaminationswissenschaft weltweit, Kongress in London, Westermann, ZS 2 2005 sowie Beurteilung der Leistung von Krankenhaus-Dampfsterilisatoren, de Bruijn, van Drongelen, ZS 1 2007

[152] Die Bedeutung der Dampfqualität, hygiene monitor, 18 2006, www.bag-germany.com

[153] Siehe auch www.gke.de > Technische Informationen > Chemische Indikatoren > Klassifizierung Chemo-Indikatoren

[154] Welche chemischen Indikatoren sollten in einem Prüfkörper-System (PCD) verwendet werden?, Kaiser, ZS 1 2007

[155] Kaiser, Nachweis von NKG, Leserbrief, ZS 4 2006, S. 289

[156] Kaiser, Sterilisationsüberwachung mit hohlen Prüfkörpern, ZS 6 2005 S. 417

[157] Browne, Sterilisationsüberwachung mit hohlen Prüfkörpern, ZS 5 2005, S. 360

[158] Manhart, ´Nicht kondensierbare Gase im Dampf´, ZS 2 2006, S. 121

15. Sonstiges

[159] Kaiser, Leserbrief, Nachweis von NKG, ZS 3 2006, S. 227

[160] Bruijn, Drongelen, Beurteilung der Leistung von Krankenhaus-Dampfsterilisatoren mit dem europäischen Helixtest, ZS 1 2005, S. 17, mhp-Verlag

[161] Brusa, Zur Notwendigkeit einer Norm für die Sterilisation von Instrumenten mit Lumen, ZS 6 2006, S. 452

[162] Kaiser, Metzing, Vortrag vom 7. Ulmer Symposium ´Krankenhausinfektionen´, 2007

[163] Empfindlichkeit von Helix-Prüfkörpern in Abhängigkeit von Materialeigenschaften und Bauart, gke – Technische Information, 730-076-DE, 21.09.2007, www.gke.de

[164] Welchen Stellenwert haben Chemoindikatoren und Prüfkörper für die Überwachung von Dampf-Sterilisationsprozessen?, 22.12.2006, www.rki.de > Krankenhaushygiene > Häufig gestellte Fragen

[165] Kremmel, Laudner et al, Leistungstest von Prüfkörpern (PCD) zur Kontrolle der Entlüftung von Hohlkörpern und der Wirksamkeit der Sterilisation in Dampfsterilisationsprozessen, ZS 2 2011, S. 95 ff., mhp-Verlag

[166] Antwort der Autoren (Beurteilung der Leistung von Krankenhaus-Dampfsterilisatoren, de Bruijn, van Drongelen) auf den Leserbrief ´Helix- oder BD-Test?, Manhardt, ZS 2 2005

[167] Kaiser, Leserbrief, Nachweis von NKG, ZS 3 2006, S. 227

[168] Pahlke, Fengler, Aufbereitung von Leih-Instrumenten und Implantaten, AS, 2 2005, S. 8

[169] Aus Forschung und Entwicklung, Die Bedeutung der Dampfqualität, hygiene monitor, 18 2006, www.bag-germany.com

[170] EAMDR-Forum, Wiederaufbereitung von Medizinprodukten auf der europäischen Tagesordnung noch immer ganz oben, ZS 6 2006, S. 411

[171] Kober, Bedeutung der Endotoxine für die Sterilisation von Operationsinstrumenten, ZS 5 2006, S. 370

[172] Roth, Schuler, Gauer, Maschinelle Aufbereitung chirurgischer Instrumente, ambulant operieren, 3 2005, S. 114

[173] Empfehlung des AK-Qualität, Nr. 40, Maschinelle Aufbereitung ophthalmologischer Instrumente, www.dgsv-ev.de

[174] Erklärung des Arbeitskreises Instrumentenaufbereitung (AKI) zur RKI-Empfehlung der Hygiene in der Zahnheilkunde, ZS 2 2007, S. 122, mhp-Verlag

[175] Vorträge von Poldrack sowie Drehsen, Thomse, Englert, außerdem auch Bader, 7. Ulmer Symposium ´Krankenhausinfektionen´, 2007

[176] Schmidt-Rades, Anforderungen an die Hygiene bei der Aufbereitung von Medizinprodukten, AS, 1 2007, S. 3

[177] Bloß, Darbord, Steinmann, Zschaler, Vortrag vom 7. Ulmer Symposium ´Krankenhausinfektionen´, 2007

[178] Cronmiller, Kim, Cuminale, Antloga, McDonnell, Wirksamkeit der manuellen Reinigung von Endoskopen, ZS 5 2006, S. 345

[179] Pfeifer, Leserbrief, ´Reinigungseffizienz – quantitative Proteinmessungen zum Nachweis von Restanschmutzung´, ZS 2 2006, S. 131

[180] Alfa, DeGagne, Olson, Validierung der künstlichen Testanschmutzung zur Ermittlung der Reinigungs- und Sterilisationswirkung bei Instrumenten mit engem Lumen, ZS 6/2005 S. 387

[181] Hohe Unsicherheiten bei derzeit praktizierten Nachweismethoden für die Reinigung und Desinfektion von Endoskopen, HygCen Impulse, Mai 2006, S. 2, www.hygcen.de

[182] Brandt, Vortrag vom 7. Ulmer Symposium ´Krankenhausinfektionen´, 2007

[183] Zur Aufbereitung von transvaginalen Ultraschallsonden, Epidemiologisches Bulletin, 21 2005, www.rki.de > Infektionsschutz > Epidemiologisches Bulletin > Archiv > 2005

[184] Steeves, Endotoxine und die Wiederaufbereitung von Medizinprodukten, ZS 5 2006, S. 358

[185] Empfehlung des AK-Qualität, www.dgsv-ev.de

[186] Kremmel, Wagner, Sextl, Langenbucher, Fembacher, Erläuterungen zur Prüfliste 'Hygienische Aufbereitung von Medizinprodukten in Krankenhäusern' der bayerischen Gewerbeaufsicht, 2006

[187] Empfehlung der CCG-Fachgruppe 'Die Kennzeichnung von Medizinprodukten und Arzneimitteln mit EAN-Strichcodes', www.gs1-germany.de

[188] Singer, 'Instrumentenmanagement – ein Erfahrungsbericht aus der Praxis aus dem Klinikum am Plattenwald Bad Friedrichshall, ZS 2 2006, S. 127

[189] Weiss, Qualität hat ihren Preis, Forum 2007, S. 31, mhp-Verlag

[190] Michels, Aufbereitung von Medizinprodukten – Die Kompetenz der ZSVA, ZS, Suppl. 1 2006, S. 6

[191] www.a-k-i.org > Veröffentlichungen

[192] Mielke, 7. ZSVA/Hygiene-Forum Schleswig-Hollstein, ZS 6 2006, S. 416

[193] Käberich, Rheinbaben, Clostridium difficile – ein weiterer ernst zu nehmender nosokomilaer Erreger, AS, 3 2006, S. 3

[194] Definition: Reinigung, www.merz-hygiene.de > Sortiment > Instrumente > Manuell

[195] Johnscher, Kremmel, Aufbereitung von Medizinprodukten, Krankenhaushygiene up2date 1 2006, S. 53, www.thieme.de

[196] Untersuchungen zur Recovery-Rate von Restkontaminationen bei der Validierung von Reinigungs-Desinfektionsgeräten nach EN DIN 15883 Teil 1, Bericht von Friedrich, Roth, Gauer, Heeg, ZS 2 2007

[197] Definition: Desinfektion, www.merz-hygiene.de > Sortiment > Instrumente > Manuell

[198] Deutsche Gesellschaft für Hygiene und Mikrobiologie e.V., www.dghm.org

[199] siehe auch Verbund für angewandte Hygiene e.V., www.vah-online.de

[200] EAMDR-Forum, Wiederaufbereitung von Medizinprodukten auf der europäischen Tagesordnung noch immer ganz oben, ZS 6 2006, S. 411

[201] Vadrot, Branchu, Vermillard, Sinège, Darbord, Einfluss von chemischen Desinfektionsmitteln auf die Fixierung von Nervengewebe an wiederverwendbar Medizinprodukte, ZS 1/2006 S. 22

[202] Dennhöfer, Aus dem Normenwerk 'Instrumenten-Desinfektionsmittel', ZS 3 2007, S. 158

[203] Hygienische Anforderungen für die Aufbereitung von Endoskopen und endoskopischen Zusatzinstrumenten, www.kvb.de > Praxisinformation > Qualitätssicherung > Koloskopie > Normative Grundlagen

[204] Anforderungen an die Hygiene bei der Aufbereitung flexibler Endoskope und endoskopischen Zusatzinstrumentariums, Empfehlung der Kommission für Krankenhaushygiene und Infektionsprävention, www.rki.de

[205] Kremmel, Laudner, Sextl, Langenbucher, Wagner, Erläuterungen zur Prüfliste 'Hygienische Aufbereitung in ambulanten OP-Praxen' der bayerischen Gewerbeaufsicht, 2007

[206] Manhart, Die neue Verpackungsnorm DIN EN ISO 11607-1, Forum 2007, S. 22, mhp-Verlag

[207] AK-Qualität Nr. 33: Verpackung Teil 3: Zusammenfassung, www.dgsv-ev.de

[208] Galekop, Packungsintegrität, ZS 5 2005, S. 349

[209] Wolf, Validierung des Siegelprozesses nach DIN EN ISO 11607-2, Forum 2007, S. 24, mhp-Verlag

[210] Empfehlung des AK-Qualität, www.dgsv-ev.de

[211] Kremmel, Wagner, Sextl, Langenbucher, Fembacher, Erläuterungen zur Prüfliste 'Hygienische Aufbereitung von Medizinprodukten in Krankenhäusern' der bayerischen Gewerbeaufsicht, 2006 (unveröffentlicht)

15. Sonstiges

[212] www.regierung.schwaben.bayern.de > Gewerbeaufsichtsamt > Informationen/Formulare > Gesundheitswesen

[213] Abfallentsorgung - Information zur sicheren Entsorgung von Abfällen im Gesundheitsdienst, bgwthemen, 2007, Berufsgenossenschaft für Gesundheit und Wohlfahrtspflege, www.bgw-online.de

[214] Bundesministerium für Verkehr, Bau und Stadtentwicklung, www.bmvbs.de > Verkehr > Gefahrgut > Recht & Vorschriften > Straße

[215] www.bkg-online.de

15. Sonstiges